鍼灸治療

内経気象学入門

～ 現代に甦る黄帝内経による気象医学 ～

橋本 浩一

緑書房

八風と雲・気象

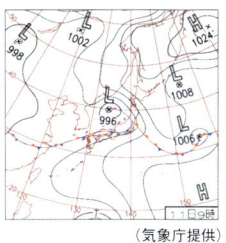

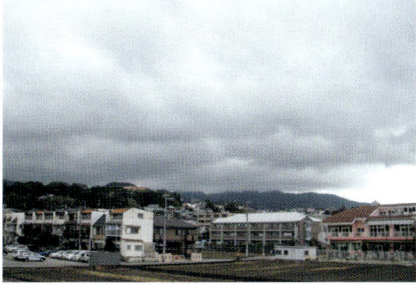

（気象庁提供）

低く垂れ込める梅雨前線による乱層雲

神戸では北東風で気温が下がり逆風の寒湿の気象だった。風寒感受・寒湿痹が発病しやすい。外湿により脾の病証が多発。気温が高いと湿温病・熱中症を発病しやすい。

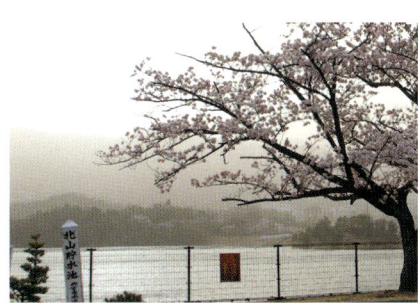

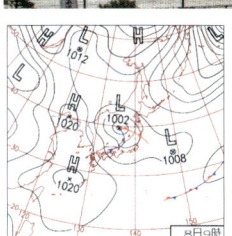

菜種梅雨

（気象庁提供）

黄砂で霞む六甲山

春の温帯低気圧に向けて中国から黄砂が吹き込む。低気圧通過後、大陸の乾燥した空気により湿度14％と乾燥。濁気の黄砂と逆風の燥邪により肺気不宣を起こし喘息が発症しやすい。低気圧接近時の南東風が「嬰児風」となる。

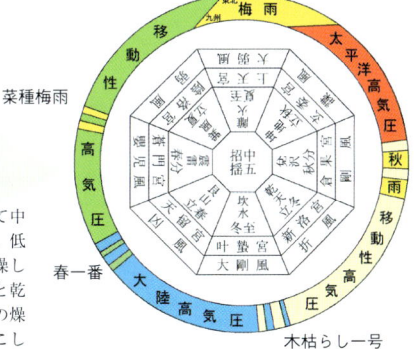

八風図と日本の気候推移

脊梁山脈にある谷川岳付近の降雪

ここはスノーベルトの南端で日本海の水蒸気が雪として降り寒湿の気象となる。太平洋側では乾燥した寒風となる。卒中風・心疾患・寒痹が発病しやすい（大剛風）。

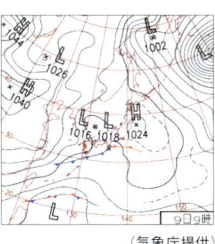

（気象庁提供）

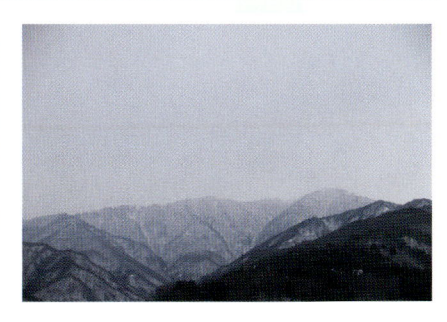

3

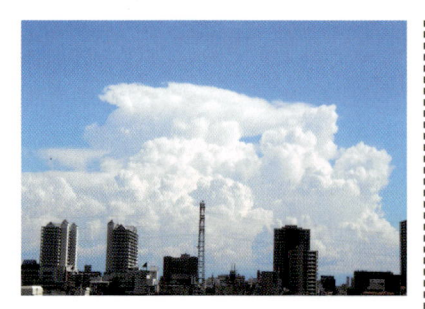

盛夏の気温上昇により発達した雄大積雲

2008年8月10日。堺では34.5℃まで気温が上昇する。海風によって山地の強制上昇が起こり、強い上昇気流が生じる。熱中症・暑温病が多発しやすい（大弱風）。

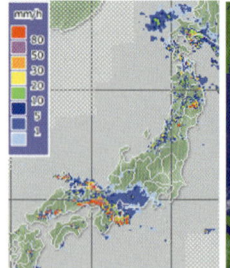

盛夏の短時間強雨

2008年7月28日、停滞前線に南からの暖湿な気流が入り、北側から強い寒気が入って発達した積乱雲を生じ1時間80mmを越える猛烈な降雨となる。前線北側は寒湿、南側は風湿熱の気象。

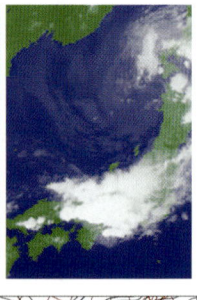

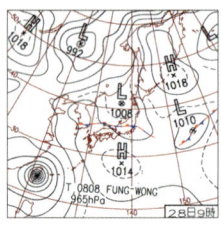

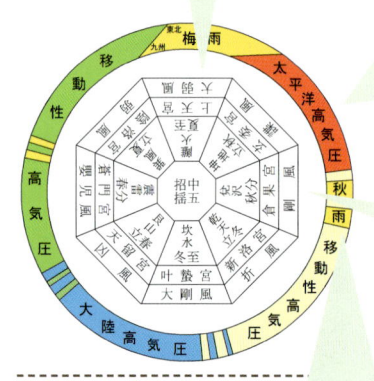

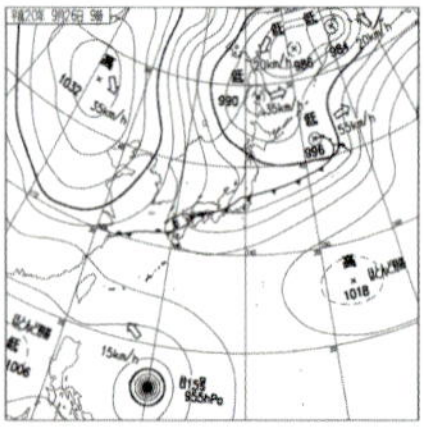

（気象庁提供）

秋雨前線による発達した乱層雲

前線通過前は、低気圧により気温が上昇したが通過と共に気温が下がり寒湿の気象となる。喘息発症・風寒感受しやすい。

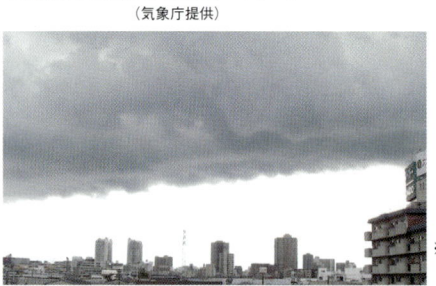

（気象庁提供）

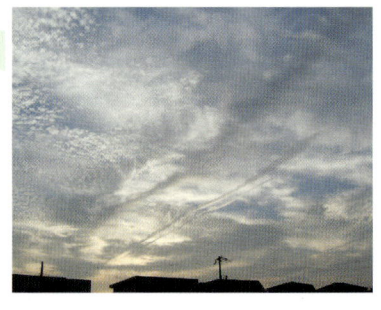

夕刻のうろこ雲（巻積雲）

北西の風で気温やや低い。うろこ雲は秋の到来。白露以降は気虚や脾気下陥が起こりやすくなる（諌風・剛風）。

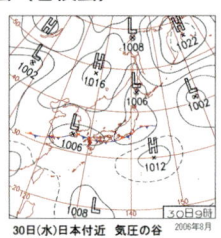

30日(水)日本付近 気圧の谷 2006年8月

（気象庁提供）

※九宮八風において湿土の気候は記載がない。因地制宜に基づく蔵気法時により湿土の時期を考える。

温帯低気圧・移動性高気圧と六淫の関係

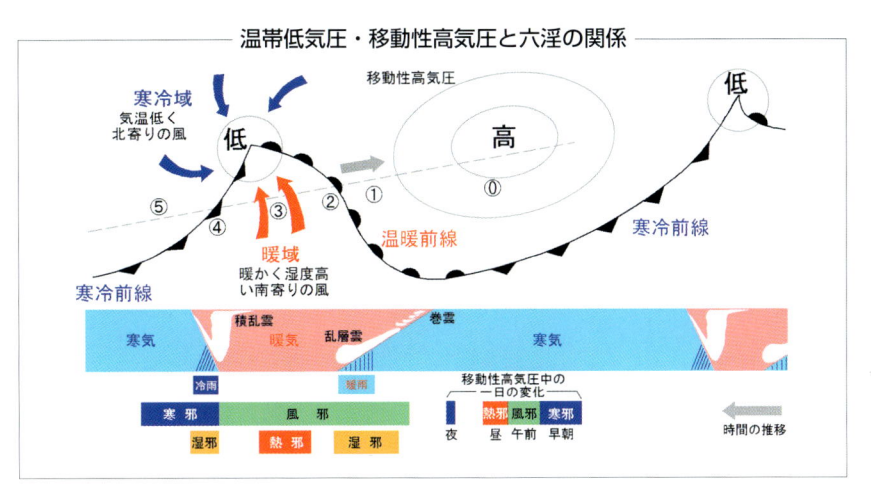

寒冷域
気温低く
北寄りの風

移動性高気圧

低

暖域
暖かく湿度高い南寄りの風

温暖前線　　寒冷前線

寒冷前線

寒気　　積乱雲　暖気　乱層雲　巻雲　寒気

冷雨　　暖雨　　移動性高気圧中の一日の変化

寒邪　　風邪　　　熱邪 風邪 寒邪

湿邪　熱邪　湿邪　夜　昼 午前 早朝　　時間の推移

盛夏によく見られる病因病理

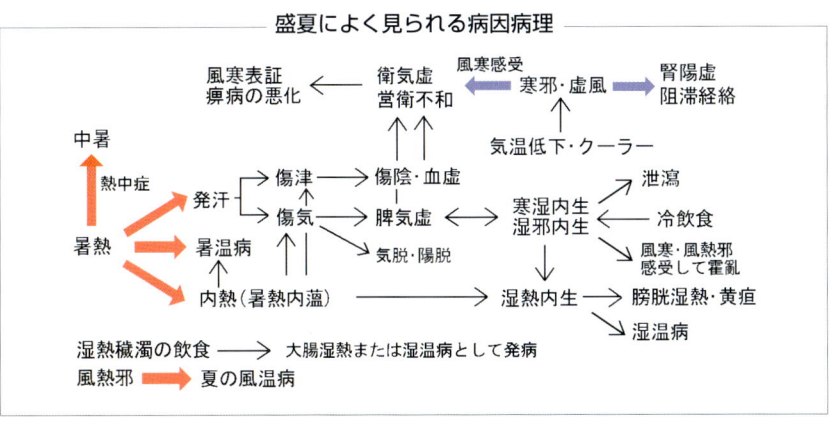

```
                            風寒感受
         風寒表証  ← 衛気虚 ← 寒邪・虚風 → 腎陽虚
         痺病の悪化   営衛不和              阻滞経絡
                      ↑ ↑      気温低下・クーラー
 中暑                                             → 泄瀉
  ↑     発汗 → 傷津 → 傷陰・血虚   寒湿内生  ← 冷飲食
 熱中症  ↗    → 傷気 → 脾気虚 ↔  湿邪内生
  ↑    →  暑温病       ↓                → 風寒・風熱邪
 暑熱                気脱・陽脱              感受して霍乱
     ↘  内熱（暑熱内蘊）    → 湿熱内生 → 膀胱湿熱・黄疸
                                            ↘ 湿温病

 湿熱穢濁の飲食 → 大腸湿熱または湿温病として発病
 風熱邪 ⇒ 夏の風温病
```

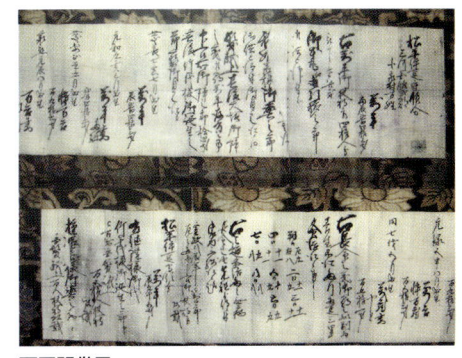

万平記巻子
三河の百姓万平は新月から八日間の足三里の灸で長寿であったという。

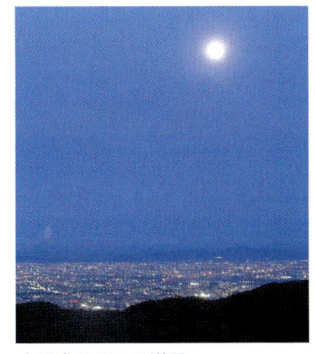

六甲山からみる満月
満月には気血は充実する。

気候推移一覧

五季	月建	陽暦	24節	五気	八風	風性	五蔵	蔵気法事	臨床の生理	多い病理	六淫病邪	風	日本の気候（月は陽暦）	気候特徴
春	一月		立春		東北	凶風					寒邪 風寒邪・温邪	北西	2月寒さ厳しい 日本海側大雪	立春より気温上昇
	二月	3月	雨水						東風 →肝木上昇 腎水吸い上がる	風寒邪（逆風） 温病多い 肝気上逆 木剋土 腎虚 肝火→心火 心火で神乱るる 逆風の北西風で風寒邪受けやすい 寒湿（逆風）	温邪	南東 北西	3月天気変化激しい 一雨一度で上昇	春一番
	三月	4月	春分 晴明	風	東	湿風 嬰児風 弱風	肝	肝起心持脾慰腎癒			風寒邪（逆風）	逆風多い	菜種梅雨は西日本中心 4月春の長雨・突発低気圧通過後の寒の戻り（逆風） 日中暑く朝晩寒い（逆風）	移動性高気圧 ナタネ梅雨
	四月	5月	穀雨 立夏			内舎於肝外在於肌気主体（弱風）			肝気上昇落ちつく 心陽盛ん		風寒邪（逆風）		5月気候穏やか 時に5月の嵐 日中暑く朝晩寒い（逆風） 乾燥した気候	天気この頃より安定 沖縄奄美梅雨入り
夏	五月	6月	小満 芒種 夏至	暑	南東 南	熱（大弱風）	心	肝癒心起脾持肺慰	心陽盛ん 外湿多く脾土運化盛ん 湿盛脾虚	朝晩の放射冷却で寒邪・風寒邪 寒湿邪傷腎 湿困脾土	風寒邪 寒湿（逆風） 湿邪 湿熱	北西風	九州南部梅雨入り 九州北部～関東 甲信越梅雨入り 東北陸奥梅雨入り 7月前半梅雨候期後半多く、雷多い 梅雨明けと共に真夏日	九州 東北 梅雨 九州 東北
長夏	六月	7月	小暑 大暑	湿			脾	心慰脾起肺持腎癒	暑邪傷気		湿熱 暑邪	南風	8月前半高温多湿	梅雨明け後気温急上昇
秋	七月	8月	立秋 処暑		西南	内舎於脾外於肌気主弱為（謀風）			発汗により陽熱浅らす 暑気が去り脾気充実 （陽気衰退で気虚が顕在化する事あり）	立秋を過ぎると、気虚により外邪受け易い 暑気が脾土に乗じて肝実 （秋雨で）	暑邪		9月残暑、朝夕涼しい 中旬より1ヶ月間 秋雨は東日本中心	立秋より気温下がり始める 南高北低 台風
	八月	9月	白露 秋分	燥	西	燥（剛風）	肺	肝慰心癒脾持肺起腎持		肝木が脾土に乗じて肝実 （秋雨で） 湿困脾土 逆風の南風のあと北西風吹き風寒邪侵入	寒邪	南風 逆風	10月中旬より秋晴れ	残暑真夏日気温下がる 秋雨前期 豪雨
	九月	10月	寒露 霜降								寒邪 風寒邪		高気圧と低気圧に伴う前線の通過で天気が周期的に変る	秋雨終わると天気周期的に変り始める 移動性高気圧
冬	十月	11月	立冬 小雪		北西	脈則結不善喜死（折風）			心火弱る 腎陰盛ん 腎陽衰退		燥邪 風寒邪	逆風多い 南風	11月立冬頃寒波到来 北西の季節風→小春日和→低気圧のリズム	天気がほぼ安定する
	十一月	12月	大雪 冬至	寒	北	寒（大剛風）	腎	肝持心慰肺癒腎起	寒邪外包→肝陽上亢 （卒中風） 寒邪強く傷寒病 心陽弱→心病		寒邪（日本海側） 燥邪（太平洋側） 寒邪	北西	12月太平洋側乾燥晴 日本海側大雪 一年で最も寒い	冬至の頃より気温急に下がる 西高東低
	十二月	1月 2月	小寒 大寒											

「内経気象学リアルタイム」より

衛星画像(赤外線)と天気図で見る内経気象学

◆春の温帯低気圧

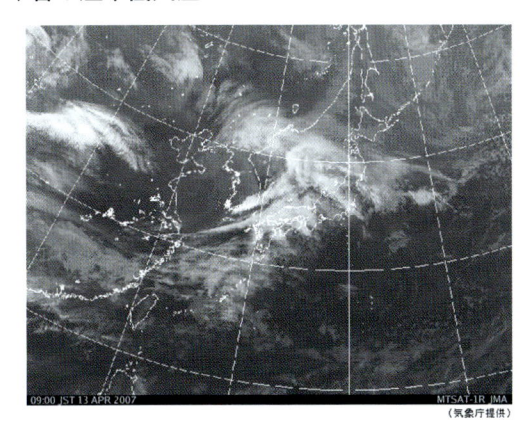

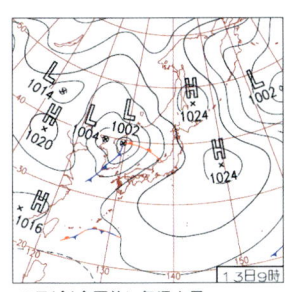

13日(金)全国的に気温上昇　2007年4月
低気圧が日本海を東進。暖かい南風が入って全国的に気温上昇。また、各地で強風を観測。金沢市で29.3m/sの最大瞬間風速。南極観測船「しらせ」東京港に帰港。

　2007年4月13日温帯低気圧の通過：低気圧の通過前後は六淫の外邪が時間単位で急速に変化してさまざまな病因病理を形成する。低気圧暖域での風熱の南東風が入り込んだ気象状況である。急速な気温上昇は風邪・熱邪であり、肝気を盛んにして上昇させ内熱を盛んにする。肝気上昇によって眩暈・頭痛を生じ、アトピー性皮膚炎などを悪化させる。寒冷前線通過後は、虚風の寒邪が盛んで寒痺や腰腿痛は悪化し、風寒表証などを発病しやすい。

◆立夏

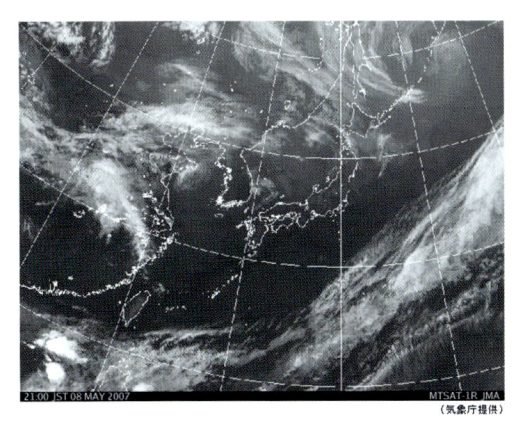

8日(火)九州で光化学スモッグ　2007年5月
朝、関東地方南部に海上から霧が流れ込む。日中は全国的に晴れや曇り。東海地方～西日本は気温が上がる。岡山県高梁市の32.4℃など所々で30℃を超える陽気。帰港。

　2007年5月8日立夏頃：立夏より夏となり日中は汗ばむ季節である。春風木の気候による肝木上昇はやみ、夏の暑火と六淫の暑邪・熱邪が主役となってくる。

◆梅雨

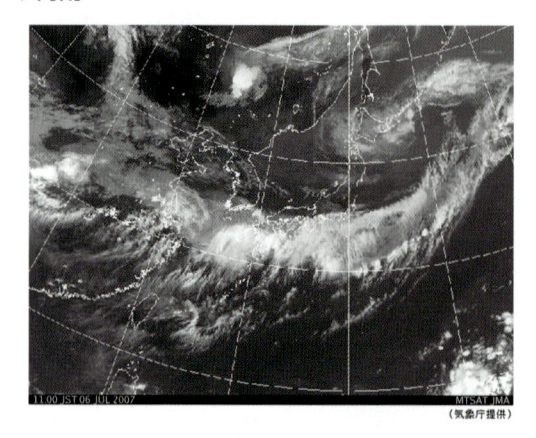

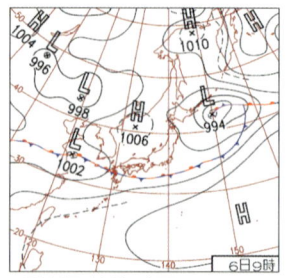

6日(金)再び九州で大雨　2007年7月
前線活動、再び活発化。熊本県八代市大金峰で85mm/1hの猛烈な雨。同甲佐町で163mm/3hと観測史上1位を更新。熊本県や大分県を中心に土砂災害や洪水災害が続出。
（気象庁提供）

　2007年7月6日：日本では黄河流域と異なり、初夏のあと雨季に入り梅雨となる。湿土の気候であり、脾胃の病が増える。内湿は盛んとなり脾は困窮するので飲食においても湿邪が盛んなものは避ける必要がある。前線の北側は寒湿の気象で逆風であり、南側は湿熱の気象となる。

◆盛夏

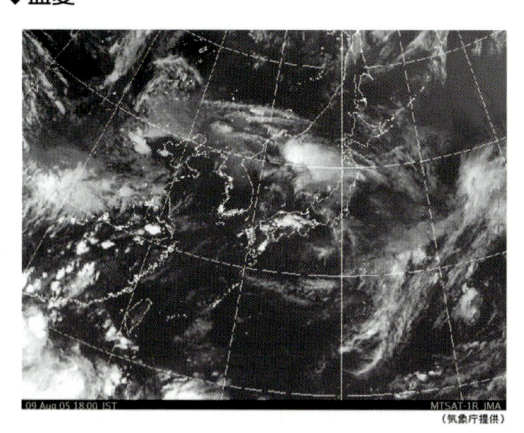

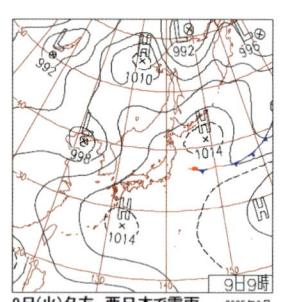

9日(火)夕方、西日本で雷雨　2005年8月
全国的に概ね晴れや曇り。夕方、西日本と関東北部で雷雨。兵庫県宍粟市で67.5mm/1hの非常に激しい雨。和歌山市で平年より37日早くヤマハギ開花。
（気象庁提供）

　2005年8月9日立秋頃、一年で最も気温が高い：南高北低の真夏の気圧配置である。炎熱の気象により強い上昇気流を生じて山陽方面で雷雲が発生している。陽気が最も強く六淫の暑邪・熱邪・火邪が盛んである。中暑による熱中症に十分な注意が必要となる。また盛夏は暑熱内藴・気虚傷津・水湿内停の病理を形成して疲労倦怠感・発熱・食欲不振・嘔吐下痢などの症状を起こしやすい。

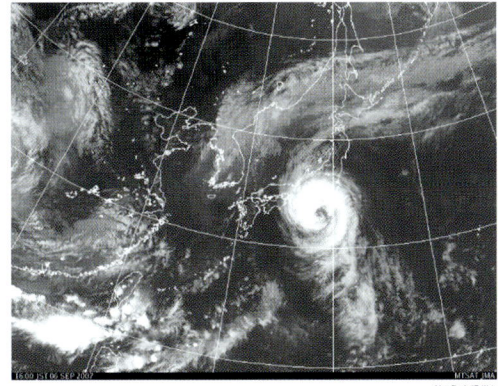

◆台風

6日(木)台風、関東沿岸に接近　2007年9月
台風第9号は、伊豆諸島の西海上を北上
静岡県南伊豆町石廊崎で最大瞬間風速
54.6m/sを観測し9月としての1位を更新
東京都調布市と埼玉県深谷市で竜巻。
（気象庁提供）

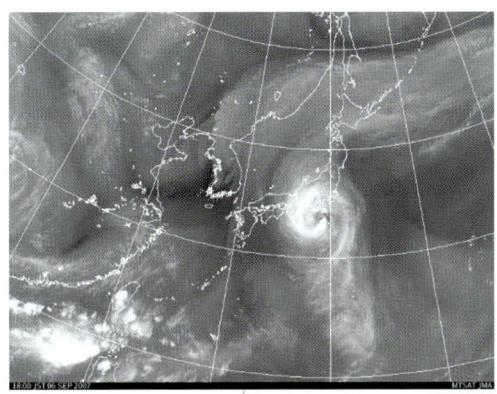

台風の水蒸気画像
（気象庁提供）

　2007年9月6日白露頃：この時期は秋燥金の季節であり、この台風は逆風となり湿熱の六淫邪である。水蒸気画像から大量の湿邪を持っていることが理解される。湿邪が湿熱となると熱邪の性質は強くなる。腠理は開いて台風通過後に風寒邪を非常に受けやすい。また台風接近時は急速に気温湿度が上昇するので、風湿熱邪が盛んで内熱は盛んとなり肝気も上逆しやすい。

9

◆秋の移動性高気圧

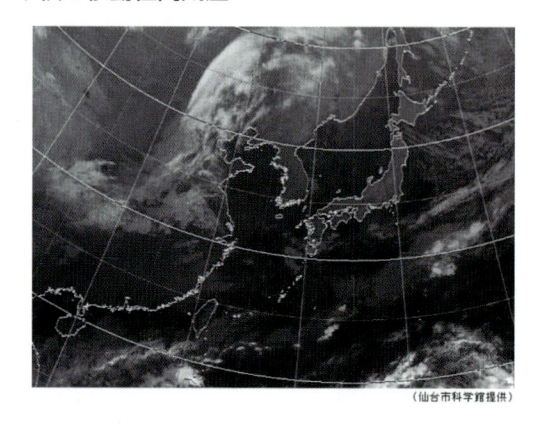

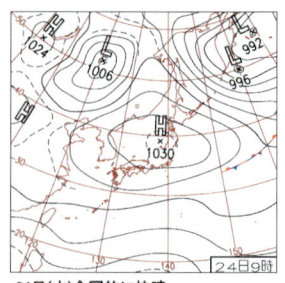

24日(水)全国的に快晴
日本付近は、移動性の高気圧に広く覆われ各地で快晴。放射冷却の影響で、朝方、盆地や川沿いの低地で霧が発生。札幌市で初氷、福島県会津若松市で初氷と初霜を観測。

　2007年10月24日の気圧配置：日本全体が高気圧に覆われて晴れている。早朝は放射冷却で気温が下がり、日中は気温が急上昇した。福島県白河では朝6時に2.7℃、午後3時に17.8℃で気温差が15.1℃もあった。日中は逆風で風邪が盛んであり早朝は寒邪となり開いた腠理に風寒邪が侵入しやすい気象である。秋全体としては燥金の気候で肺気不宣を起こしやすく喘息発作が多発する。

◆冬の西高東低の気圧配置

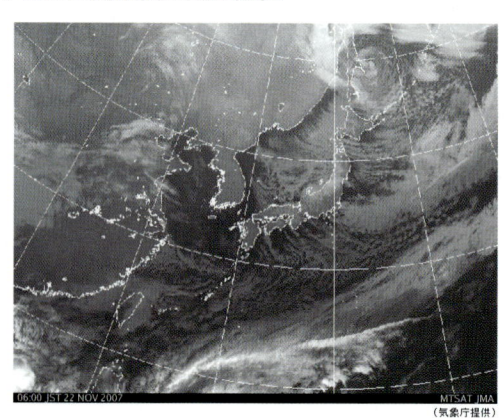

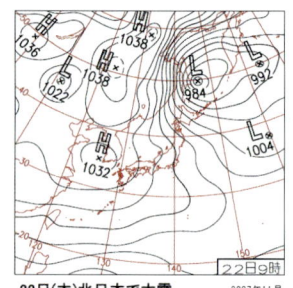

22日(木)北日本で大雪
北海道や東北北部の上空5,100m付近に－40℃以下の寒気が流入。北日本中心に大雪と強風。青森市酸ヶ湯では最深積雪126cm。関東、東海、九州は乾燥した晴れ。

　2007年11月22日小雪頃、西高東低の気圧配置：立冬後の天気図である。大陸からの非常に寒冷な風が日本に吹きだし、日本海側に降雪をもたらして寒湿邪となり、太平洋側では乾燥・寒冷な燥寒邪として到来する。実風であるが『霊枢』九宮八風での大剛風に相当して陽気を大きく傷ったり、肝陽上亢の陽気を閉鬱させて卒中風を引き起こしやすい。冬は寒水の気候で心陽・腎陽が傷られやすい。

推薦のことば

(社)北辰会代表　藤本傅四郎蓮風

　生体に及ぼす気象の影響を研究する学問を「生気象学」という。
　「生気象学」に関して医学の分野では古くから研究してきた。この医学の発祥は内経『素問』・『霊枢』にあり、人と自然は一体だという考え方が基本にある。大いなる自然の中に小さな自然として人は存在し、絶えず大いなるものに育まれ生を受けているのが人だとする。
　実際、鍼をもって人を癒す我々はこれを痛切に覚える日々がある。
　喘息、痹病・リュウマチ、その他比較的難病とされる病気において気象がさまざまに大きく影響する。鍼治療がかなり効を奏していても、秋の乾燥している気象でいきなり湿気が増す時、或いは冬期の急な気温の下降は悩みの種である。己の医療技術の限界に気づかされる。これを克服するには気象学の原理、法則を探る必要がある。『素問』陰陽応象大論はその答えを物語る。
　太極陰陽論では大宇宙の動きを察知し、これに従う道理を示す。その具体性が内経気象学である。
　内経気象学がより現実に沿うためには、中国のそれではなく、日本のしかも今の生気象学でなくてはならない。古代中国ではなく、現在の日本のものであることが大事だ。同じ東アジアでも地域差、時代の相違が気になる。いわば、古典に由来を尋ね、現実に生起する自然と人間のドラマに応じる学問の必然性がこのPRINCIPLEに求められる。
　五運六気学説も、迷信として蹴るのは容易い。しかし、悠久の時を経て伝えられた真実があり、しかも、近年、中国国医大師（中国における人間国宝）である広州中医薬大学終身教授・鄧鉄濤先生はかのＳＡＲＳ事件のおり中薬治療で素晴らしい効果をあげ世界に名を轟かせておられるが、治療背景には五運六気学説があったと聞く。
　我々も『東洋医学　鍼灸ジャーナル vol.9』（緑書房 2009年）で新型ウイルスによるインフルエンザの解析にこの学説を取り上げ、ほぼ正しいことを確認している。多少迂遠な理論ではあるが実際に活用できることを評価したい。
　かつて私は橋本浩一氏に生気象学の研究を要請した。応じて彼は素晴らしい内容を展開してくれた。本学問がより一層発展することを心から祈るものである。

緒 言

　著者と内経医学における気象学との出会いは，師匠である藤本蓮風先生の診療室での対話にあった。藤本漢祥院の窓から見える雲の動きや日々の気象をよく観察しなさいと度々ご指導いただき，よく分からないままに内経の関係諸篇を紐解いたり，現代気象学の書籍を渉猟していた。同時に気象変化や体表情報・症状の変化を日常の臨床で観察するうちに，気候・気象変化と病の発病・悪化・軽快の間に陰陽五行学説に基づく明確な因果関係があることが分かるようになり，以来内経の気象学説を一つずつ検証しながら現在に至っている。したがって藤本先生のご指導と啓示がなければ本書は存在しえなかったのであり，更に本書執筆の過程においても重要なご示唆やご意見をいただき，心より感謝申し上げたい。

　藤本先生の虚風概念の臨床への応用という着想は，日本と中国の誰もが遠い過去に忘却していた時のことであり，鍼灸臨床学上特筆に値する。そして，古典を臨床実践を通じて読み解くという先生の臨床古典学の観点から内経の気象学説を解釈・解説したのが本書の基本姿勢である。

　本書は『黄帝内経』の気象に関する内容を気象医学の観点よりまとめたものであり，今まで体系的には明確にされていなかった内経気象医学の内容を整理し枠組みを提示した。また，日本における地球温暖化の影響に関しても内経気象学の立場から見解を述べた。八風および虚風や運気論の帰納的運用方法については現代気象学の知見も取り入れながら解釈している。新しい試みであるので内容において認識不足・誤謬も少なからずあると思われる。率直に諸批判・御意見を賜りながら，鍼灸臨床において未開の分野であり近年の気候変動によって益々重要性が増している内経気象学の更なる発展のために，今後も研鑽努力を重ねて参りたい。

　21世紀が世界へ向けて鍼灸医学・内経医学復興の開幕の世紀となることを念じつつ。

橋本　浩一

凡　例

■内経原文は、小林健二：『黄帝内経・素問・霊枢』原典総覧CD-ROMを使用させていただいた。
■内経の語訳・読み下しには以下の図書を参考にさせていただいた。
　石田秀実他訳：『黄帝内経素問　現代語訳』東洋学術出版社，1999年
　石田秀実他訳：『黄帝内経霊枢　現代語訳』東洋学術出版社，2005年
　その他語訳・解釈等に参考にした内経関係書籍
　張介賓：『類経』，上海古籍出版社，1991年
　郭靄春主編：『黄帝内経素問語釈』，人民衛生出版社，1992年
　郭靄春編著：『黄帝内経霊枢校注語訳』，天津科学技術出版社，1999年
　馬蒔：『黄帝内経素問注証発微』，人民衛生出版社，1998年
　高士宗：『黄帝素問直解』，科学技術文献出版社，1998年
　張隠庵：『黄帝内経素問集注』，上海科学技術出版社，1991年
■中医学基礎理論は以下の図書を主に参考にした。
　神戸中医学研究会：『基礎中医学』，燎原，1995年
　中国中医研究院：『中医証候鑑別診断学』，人民衛生出版社，1987年
　神戸中医学研究会：『中医臨床のための方剤学』，医歯薬出版株式会社，1992年
■中医学用語について：五藏・気血津液・証などの概念は内経医学・中医学に基づいている。文中では煩雑なため解説を略している。初学者におかれては神戸中医学研究会の『基礎中医学』が最適なテキストであるのでご参照いただきたい。
■その他参考文献は章篇末ごとに掲載した。
■図版
　張介賓：『類経』，上海古籍出版社，1991年
　天気図・気象衛星画像は気象庁ホームページ（http://www.jma.go.jp/jma/）に表示及びアーカイブされている画像を掲載許可をいただき転載した。
　橋本浩一：『内経気象学リアルタイム』，CD-ROM媒体，1999年
　その他のグラフ・図は著者が作成した。

■藤本蓮風先生の気象医学関係の論述集
　藤本先生の気象医学に関する論文・論述は多方面にわたるが日中を通じて先駆的内容であり、本書の淵源でもある。ここに述作順に紹介したい。臨床に即した自在な運用方法を得るために是非読んでいただきたい。

○藤本蓮風：『弁釈鍼道秘訣集』，緑書房，初版1977年
　腹診に外湿，風寒感受，寒邪などの反応が出現する。
○「『傷寒広要』口述筆記・温病と傷寒病の鑑別」（ほくと第4号1989年）
○「歴史に学ぶ」（ほくと第5号1990年）1989年発表「鍼灸医学における実践から理論へPART1」谷口書店，にも収録
　金元四大家が，いかに運気論を実践の中で解釈し，新たな病因病理学説を構築していったかを詳述。大変に啓示・示唆に富む内容である。
○「喉痺の病機について-とくに表寒と表熱にかかわって-」（ほくと第6号1990年）1988年発表
　外感表証の生体側の要因による発病病理機転に関する論述
○「実践弁証論治トレーニング」（ほくと第8号1991年）1990年発表
　月齢と逆風（虚風）
○「初心者の為の陰陽論（九.陰陽理論の臨床応用）」（ほくと第9号1991年）1989年発表
　太極陰陽論と気象医学について。2009年に『鍼の力』（緑書房）が発刊された。これは口語体での論述であるが蓮風先生の太極陰陽論に基づく医学論・思想哲学が平易に説かれている。内経の気象医学を学ぶ上で必読の書である。是非読まれたい。
○「患者さんと共に　10.四時陰陽を聞く」（ほくと第10号1991年）1990年発表
○「北辰会カルテの解説」（ほくと第12号1992年）1991年発表
　季節，月齢，風向きの弁証論治における意義
○「初心者のための陰陽論　応用編。」（ほくと第13号1993年）1991年発表
　天地四時陰陽と人の陰陽五藏との相呼応する相関関係について
○「夏バテの病因病理」（ほくと第15号1993年）1992年発表
○藤本蓮風：『図解／簡明針灸脈診法－胃の気の脈診－』
　四時陰陽に従う脈・六淫病邪を感受した際の脈状など
○『臟腑経絡学ノート』藤本蓮風監修・主編：『臟腑経絡学』，アルテミシア，2003年
　上記2冊は，五藏と気象変化・十二経絡と気象変化について臨床実践に基づき非常に重要な知見が書かれている。
○「寒邪直中の症例」（ほくと第27号2000年）2000年発表
○「風邪の診断と治療」（ほくと第28号2000年）1999年発表
　外感病の詳細な弁証論治
○「インフルエンザについて」（ほくと第34号2003年）2003年発表
　インフルエンザの症例と弁証論治

- ■本書の鍼灸配穴について

  本書に提示している兪穴・配穴は藤本先生の弁証配穴理論に基づく。提示している兪穴は証に対しての一例であり、その他多くの配穴がある。藤本先生の配穴理論の詳細は、経穴に関する専書『藤本蓮風　経穴解説』や『臓腑経絡学』、気の偏在に基づく配穴理論の書『上下左右前後の法則』を読んでいただきたい。多くは1穴または2・3穴までの少数鍼配穴で、これは精緻な弁証論治の結果であり、生体の気の偏在を空間的に認識する方法によって可能となる独創的な配穴であると考える。また『弁釈鍼道秘訣集』（緑書房）の夢分流打鍼術も極めて独創的な日本由来の鍼術であり気候気象病にも大いに活用できる。尚配穴例についての文責は著者とする。

- ■「ほくと」各号は北辰会ホームページの「書籍販売」より入手可。
- ■『内経気象学リアルタイム』とは、Windowsパソコン上で二十四節気・八風表示・運気計算・五運太過不及・客主加臨気象病証一覧・一年の気候・虚風実風の判別などを表示する著者作成のプログラムで、ベクターよりデモ版が入手できる。ベクターのアドレス：http://www.vector.co.jp/
- ■本書掲載の天気図、作図・作表の気象データは衛星画像を除きすべて気象庁のホームページより入手できるのでご活用いただきたい。
- ■インフルエンザなど感染症の年毎の発病推移は、国立感染症センターで集計されホームページで公開されている。本書の発病推移の記載はこれに基づいている。

目 次

推薦のことば……………………………………………………………………… 11
緒 言 ……………………………………………………………………………… 13
凡 例 ……………………………………………………………………………… 14

序章　内経気象学とは　〜本書を読むにあたって

1．内経気象学とは ……………………………………………………………… 24
2．本書の特徴 …………………………………………………………………… 26
3．本書の構成と読み方について ……………………………………………… 27
4．気候・気象と弁証論治 ……………………………………………………… 28
5．内経気象学と運気論 ………………………………………………………… 28
6．「内経気象学」の「気象」という言葉について ………………………… 29
7．内経の気象医学に関する内容 ……………………………………………… 31
　（1）人は天地（自然界）の中で生きる存在である ……………………… 31
　（2）人応天地（人は常に自然界より影響を受けて生きている存在）…… 31
8．内経気象学の特徴　〜個体差医学と連続性 ……………………………… 32
9．現代と中国古代の気候・気象の違い ……………………………………… 32

第1章　内経気象学概論

1．気象生理学説 ………………………………………………………………… 36
　（1）陰陽と気象 ……………………………………………………………… 36
　（2）四時陰陽（五季・五化）……………………………………………… 37
　（3）日本の五気のめぐりと因地制宜 ……………………………………… 39

17

(4) 一年の気候変化(天地の陰陽・五気・六気)が五藏陰陽に及ぼす影響	43
(5) 衛気・営血・津液と気象	44

2．気象病因学説 … 53
(1) 内経の病因学説 … 53
(2) 内経気象学と病因論 … 54

3．気象発病学説 … 56
(1) 邪気の侵入と発病の条件 … 56
(2) 内経での発病様式 … 58
(3) 邪気の侵入経路 … 61

4．内経の時間区分法 … 64
(1) 紀年法 … 64
(2) 紀月法および季節区分 … 66
(3) 紀日法（干支紀日法） … 67
(4) 時間の表記 … 67
(5) 太陰太陽暦 … 70
(6) 二十四節気 … 71
(7) 七十二候 … 71

第2章 内経気象学各論

1．蔵気法時　五藏と季節・時刻の関係 … 74
(1) 五藏と季節 … 74
(2) 「起」に関する考察 … 82
(3) 春の気候の脾病への影響 … 83
(4) 蔵気法時の臨床活用 … 85
(5) 一日の蔵気法時　〜病の日内変動 … 86
(6) 「順気一日分爲四時」の日内変動 … 88
(7) 蔵気法時と不定時法 … 89

2．六淫と気象 …………………………………………………………… 90
- （1）風邪　〜風の概念は内経気象学において重要 ………………… 92
- （2）暑邪・火邪・熱邪 …………………………………………………… 95
- （3）湿邪 ………………………………………………………………… 100
- （4）燥邪 ………………………………………………………………… 102
- （5）寒邪 ………………………………………………………………… 104

3．標本中気学説 ………………………………………………………… 110
- （1）標本中気学説とは ………………………………………………… 110
- （2）五藏六府と三陰三陽の関係 ……………………………………… 110
- （3）従化関係 …………………………………………………………… 111
- （4）標本中気学説と藏府経絡学説 …………………………………… 112
- （5）標本中気学説まとめ ……………………………………………… 115

4．虚風の病因論　〜九宮八風と運気論 …………………………… 116
- （1）九宮八風とは＝虚風の病因論 …………………………………… 116
- （2）実風と虚風 ………………………………………………………… 116
- （3）虚風と三虚　〜虚風による発病条件と虚風の避け方 ………… 123
- （4）『内経』以降の九宮八風説の展開 ………………………………… 125
- （5）運気論の実風虚風の病因論 ……………………………………… 125

5．温帯低気圧と内経気象学 …………………………………………… 130

6．気候・気象の五気・六淫への変換 ………………………………… 135
- （1）気候の五気への変換 ……………………………………………… 135
- （2）六淫による気象の表現 …………………………………………… 136
- （3）気象の六淫への変換と虚風・実風の判別 ……………………… 137
- （4）気候五気と気象六淫の組み合わせ ……………………………… 138
- （5）気候変動と五気・六淫 …………………………………………… 138

7．気圧と内経気象学（試論） ………………………………………… 140

8．月の影響 ……………………………………………………………… 143
- （1）月と内経気象学 …………………………………………………… 143

    (2) 月と九宮八風 ……………………………………………………………… 145
    (3) 生気象学の月齢研究 ……………………………………………………… 146
    (4) 「百姓万平」と内経気象学 ……………………………………………… 146

9. 五運六気の運用方法 …………………………………………………………… 149
    (1) 運用原則 …………………………………………………………………… 149
    (2) 1995年，1996年の運気解説 …………………………………………… 150

10. 運気予測と結果からの帰納的運用 …………………………………………… 154
    (1) 2007年運気予測 ………………………………………………………… 154
    (2) 実際の気候推移（大阪） ……………………………………………… 156
    (3) 運気予測と結果からの解釈 …………………………………………… 157
    (4) 2007年の発病概況 ……………………………………………………… 158
    (5) まとめ …………………………………………………………………… 159

第3章 日本の気候と内経気象学の臨床

1. 日本の気候について …………………………………………………………… 164
    (1) 日本の気候の特徴 ……………………………………………………… 164
    (2) 春　〜五気・風木の気候 ……………………………………………… 174
    (3) 梅雨期　〜五気・湿土の気候　四季では夏 ………………………… 187
    (4) 北東気流　〜春から夏にかけて生じる逆風 ………………………… 192
    (5) 夏　〜五気・暑火の気候 ……………………………………………… 193
    (6) 秋　〜五気・燥金の気候 ……………………………………………… 202
    (7) 冬　〜五気・寒水の気候 ……………………………………………… 207
    (8) 気候・気象まとめ ……………………………………………………… 214

2. 気候・気象と病証の鑑別および症例 ………………………………………… 215
    (1) 気候・気象鑑別と鑑別の手順 ………………………………………… 215
    (2) 内経気象学の症例 ……………………………………………………… 219

第4章 内経気象学詳論

1. 内経以前の気象学説 …………………………………………………………… 252
   (1) 殷代の気象観察と病因論 …………………………………………………… 252
   (2) 春秋戦国時代から前漢の気象学説 ………………………………………… 254
   (3) 五行学説の形成について …………………………………………………… 261
2. 内経以降の気象学説 …………………………………………………………… 263
   (1) 傷寒論 ………………………………………………………………………… 263
   (2) 難経 …………………………………………………………………………… 266
   (3) 温病学説 ……………………………………………………………………… 268
   (4) 按時配穴法 …………………………………………………………………… 272
3. 五運六気学説 …………………………………………………………………… 278
   (1) はじめに ……………………………………………………………………… 278
   (2) 五運六気学説とは …………………………………………………………… 282
   (3) 内経と運気論篇の暦法 ……………………………………………………… 283
   (4) 干支紀年と五運六気配当 …………………………………………………… 285
   (5) 五運 …………………………………………………………………………… 292
   (6) 六気 …………………………………………………………………………… 300
   (7) 運気相合（運気同化，運気相臨）………………………………………… 306
   (8) 勝気と復気 …………………………………………………………………… 314
   (9) 五運六気の常と変について ………………………………………………… 318
   (10) 気候予測学としての五運六気への評価 ………………………………… 321
4. 内経気象学論集 ………………………………………………………………… 335
   (1) 六淫の成立の検証および風邪について …………………………………… 335
   (2) 五運六気と相火論 〜少陽相火から肝胆の働きを考察する ……………… 355

結語 ………………………………………………………………………………… 364
索引 ………………………………………………………………………………… 366

序章

内経気象学とは
本書を読むにあたって

1．内経気象学とは

　近年，地球温暖化や異常気象が多くのマスメディアで報じられ，気候変化が新たな疾患を生じさせるとの危惧や健康に悪影響を及ぼすのではないかとの不安から，人々の間で気象医学への関心が高まってきている。

　西洋においては生気象学[※1]として，気象変化の生体への影響を半世紀程前より本格的に研究し始めている。生気象学では各種疾患について，発症しやすい気象気候条件などを統計学的・疫学的・生化学的な手法により詳細に分析しているが，何故同じ疾患でも人によって異なる気象条件で発症したりしなかったりするのかを示すまでには至っていない。

　例えば，痺病（慢性関節リウマチ，変形性関節症，各種膠原病を含む病）は風寒湿（暑・熱）の外邪によって発病・悪化するとされる病で，気象変化の影響を大きく受ける。中国伝統医学では，行痺・著痺・痛痺・熱痺・陰虚痺[※2]などに分類するが，これらは証の相違によって感作する気象・気候が異なる。肝鬱気滞＋風邪による行痺では，[※2]低気圧接近時や春に症状は悪化し，著痺は湿度上昇や梅雨に，痛痺は寒冷前線通過後や気温降下時及び秋冬に，熱痺は気温上昇時や春夏に悪化することが多い。陰虚痺とは痺病が長期にわたり実邪が肝腎の陰血を傷って関節の変形が進んだもので，短期的な気象変化ではあまり反応しないが暑邪・熱邪などで次第に悪化していく。更に類型を問わず衛気の弱いものは気温変化によって風寒邪を容易に感受して痺病は悪化しやすい。

　このように，痺病に限らず内経気象医学では，西洋医学で同じ病名でも証の相違により気象に対する反応が異なることを認識している。内経医学は証（病因病理を含む）などの概念による個体差医学を特徴の一つとしており，これは西洋医学よりも非常に優れている観点である。しかし内経の気象学説は中国においても部分的・概念的にしか解説されておらず，実際の臨床への応用方法は体系的には語られていない。そこで本書では，『黄帝内経』の気象医学の内容を「内経気象学」として紹介し，臨床での運用方法を具体的に示すと共に，病因病理学，弁証論治の重要な一分野を占めるべき「内経気象学」を紹介・解説するものである。本書の内容を通じて病への理解は更に深まり，気候気象変化に対して先んじて予防的処置ができるようになり，また発症後の疾患について

は気象医学の観点を加えて的確な論治が可能になるだろう。

　ところで1990年代以降，世界的に平均気温が上昇しているとの明らかなデータが出ている。気候変動とも言えるような気温上昇は暑邪・火邪が強くなるということであり，日本でもプール熱・A群溶血性レンサ球菌咽頭炎[※3]など温病に属する疾患が近年増えてきている。また，サーズ（SARS）[※4]やO-157による出血性大腸菌感染症などの重篤な温病の流行は，平均気温上昇が一因と考えられる。このことより，六淫の暑邪・火邪の陰陽気血藏府[※5]への影響に関する認識を深めることや温病学説の重要性が増していると言えるし，異常な高温（温暖化）・低温（寒冷化）や大雨・旱魃などの異常気象の病証について詳しい運気論篇の研究が重要となるだろう。

日本の平均気温推移　1970年から2000年の平均気温を０とした気温変動

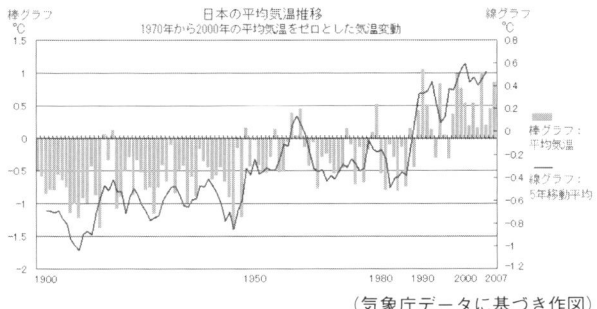

（気象庁データに基づき作図）

※1 生気象学：「大気の物理的，化学的環境条件が生体に及ぼす直接，間接の影響を研究する学問が生気象学である」。1955年国際生気象学会第１回大会での定義。
※2 詳細は「内経気象学の症例・痺病」を参照。行痺は風寒感受・風熱感受・熱痺などから起こるがベースに肝鬱気滞があることが多い。
※3 グラフが「内経気象学の症例」にあり。
※4 重症急性呼吸器症候群。新種のSARSコロナウイルスが原因。重症の肺炎を引き起こし高い死亡率であった。2002年11月に広東省に発生し，2002年11月〜2003年７月末までの累積患者報告数は8,098例（うち死亡者774例）である。広州中医薬大学の鄧鉄涛終身教授を中心として湿熱蘊毒を病因とする中医薬治療により，他の地域より死亡率が非常に少なく高い治癒率を実現し，内経医学の優位性を内外に示した。
※5 「臓腑」とせず「藏府」と表記する。西洋の内臓「organ」と明確に区別するためである。

2．本書の特徴

　内経気象学説を臨床に沿って研究する中で，以下の内容を明らかにし提示した。
①気候は五気で表し蔵気法時に従う。気象は六淫（六気）で表し標本中気に従う。
　内経気象学では気候と気象に分けて認識すべきことを示し，気候は藏府に，六淫は経絡に対応することを示した。更に虚風・実風概念を気候気象認識に導入する必要性を示した。

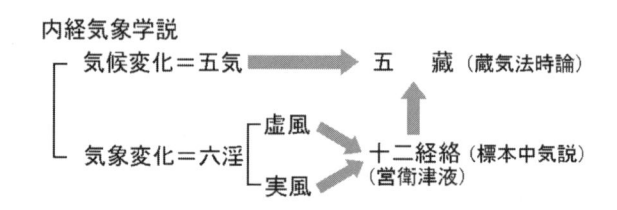

```
内経気象学説
  ┌─ 気候変化＝五気 ━━━▶ 五　　藏（蔵気法時論）
  │                              ▲
  │                  ┌─ 虚風      │
  └─ 気象変化＝六淫 ─┤        ━━▶ 十二経絡（標本中気説）
                    └─ 実風      （営衛津液）
```

②六淫風邪の意義を明確にしてあらゆる気象変化を六淫で表現できることを示した。

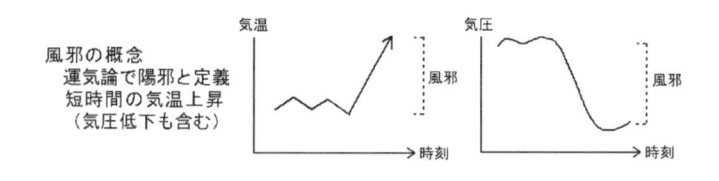

風邪の概念
　運気論で陽邪と定義
　短時間の気温上昇
　（気圧低下も含む）

③低気圧通過時の時間単位の気象変化を六淫と虚風の概念で説明し，人に与える影響を明確にした。
④九宮八風から運気論へつながる虚風（逆風）の病因論を示した。
⑤中国で成立した内経の気象医学を日本やその他の地域でも応用できることを示した。
⑥試論として運気論の帰納的運用方法を示した。

本書参照	①：「蔵気法時」「標本中気学説」「虚風の病因論」「気象鑑別・鑑別の手順」
	②：「六淫の成立の検証および風邪について」「六淫への変換」
	③：「温帯低気圧と内経気象学」
	④：「九宮八風と運気論」
	⑤：「日本の気候の特徴」「日本の五気のめぐりと因地制宜」
	⑥：「運気予測と結果からの帰納的運用」

3．本書の構成と読み方について

　「日本の気候と内経気象学の臨床」が本書の中心的な内容であり，最も理解しやすいと思われる。「内経気象学概論」は内経気象学の基礎的内容であり，「内経気象学各論」は臨床で用いる分析工具である。「五運六気学説」は初学者にはやや難しいと思われるが，気象医学の観点より重要な内容を含んでいるので是非読んでいただきたい。各章篇は互いに密接に関連しているので参照しながら読み進めていただければと思う。また内経気象学詳論の「六淫の成立の検証および風邪について」は，六淫風邪に関するものであり本書の核心部分の一つである。

　読者の方々におかれては本書を手元に置いていただき，季節の移り変わりの中で気候・気象変化を観ながら「日本の気候」「蔵気法時」「六淫」「虚風の病因論」などを参照して臨床に活用していただけたらと願っている。

　気候・気象変化は考えられている以上に，私たちの身体に大きな影響を及ぼしていることを内経気象学は示している。ただし，気象以外の病因により発症している場合も多く判別が重要となる。逆にその他の病因と思われて気候・気象が病因となっていることも多い。気候・気象に着眼した日々の臨床観察が重要だろう。

4．気候・気象と弁証論治

「およそ刺法は，必ず日月や星辰の動きを候い，季節の移り変わりと八風の状態を知り，天地の気の動きをはっきりと認識してから治療すべきである。」（『素問』八正神明論）※6

内経においては，気候・気象変化，月の満ち欠け，太陽の動き，風の向きに関しての記述が非常に多い。これは中国伝統医学において気候・気象を大変に重要視していることを示している。逆に気候・気象変化を認識せずに治療を行うと，治療効果が出ないだけでなく，誤治を招くこともある。このように「内経気象学」は本来内経において非常に重要視されていた気象・気候，月の満ち欠け，風向き，などがヒトの生理病理や病の病因病理にいかに深くかかわっているかを明らかにして，臨床に応用することを目的とするものである。

※6 「凡刺之法．必候日月星辰．四時八正之氣．氣定乃刺之．」

5．内経気象学と運気論

内経の内容は成立時期によって大きく2つに分けられる。すなわち，運気七篇を除く『素問』および『霊枢』と運気七篇である。運気七篇は王冰（おうひょう）の編入によるものとされているが，本書では運気論篇も内経思想の上に発展した中国伝統医学思想であるとの観点に立っている。運気論の気象予測の妥当性については今後の課題としているが，六淫を明確にして外邪と内生邪気の病因病邪論を確立したのは運気論篇であり，六淫病邪論は温病学説の形成発展に大いに貢献している。更に九宮八風の虚風の病因論は，運気論に継承され新たな発展を遂げたことが明らかになった。※7 本書では，運気論篇は原内経を更に発展拡充させるものとして，内経気象学の観点より非常に重視して展開している。そして，研究を通して現在感じていることは，運気論なくして体系的内経気象学はないということである。その理由は本書を読んでいただければご理解していただけるだろう。また，内経以降の歴代医家による気象医学に関する論述も内経

気象医学として取り扱う。

※7 「虚風の病因論〜九宮八風から運気論への継承と発展」日本伝統鍼灸学会2007年

6．「内経気象学」の「気象」という言葉について

　内経気象学の「気象」という言葉の意味をまず明確にする必要があるだろう。元京都国立博物館長の興膳宏氏は「気象」の語源について次のように述べている。

　「気象の『気』とは，この世界のありとあらゆるものごとを構成する元素であり，また『象』とは，人の目に見えない『気』が具体的な形をとって現れるさまを云う。……中国では，人は一種の小宇宙として意識されたから，人に天と同様の『気象』が備わるのも当然である。天の『気象』としての用法が主流になるのは，近代以後のことである。」（興膳宏「漢字コトバ散策」，日経新聞コラムより）

　このように「気象」とは，無形の「気」が有形の形となって現れたものを意味する。さて，「気象」という言葉は内経中では『素問』陰陽応象大論にある。**「暴氣象雷．逆氣象陽」**は，「暴氣は雷を象り逆氣は陽を象る」という意味で，無形の「気」が有形の事物や現象として「象った」ものであるということから，本来の「気象」と同じ使われ方をしている。タイトルに「気象」を冠する『素問』平人気象論篇では，身体の気が脈の性状として現れる，という意味で使われている。これも本来の意味での気象である。

　「天気」，「地気」という言葉が内経では随所に見られるが，「天気」とは①気候，②空気・清気，③運気，④天の陽気，⑤五運，⑥六気，⑦司天の気，⑧人の真気などの意味があり（『内経詩典』人民衛生出版社　1990年），現在の気象気候の意味が含まれる。

　「地気」は，①地表の気候物象，②地表水蒸気，③飲食五穀の気，④体内の陽気，⑤在泉の気などの意味があり，やはり気象気候の意味を持つ。

　「気」については，①雲気・空気，②気候，③天の陽気，④気味，⑤気候変化，⑥気象，⑦天地の気，⑧人体の気，など26項目の意味があるとされている。

「気」単独でもこのように気候・気象の意味がある。このように「気象」以外に気候・気象を意味する言葉として，「気」「天気」「地気」などがある。

【気象の事典（平凡社）での現代の気象用語の意味】
気象：大気の状態や大気中で起こるすべての現象
天気：ある時刻または時間帯の気象の状態。時間帯としては，数分からせいぜい2〜3日程度
天候：数日間以上にわたって，同じような天気状態の移り変わりが続く時
気候：通常は数十年間という大気の総合した状態の移り変わり

　現代気象学では，「気候」は非常に長いスパンでの気象変化を示し，ある地域における一年の季節の推移特性を示すものとして用いられる。したがって数日〜数週間の変化や変動は「天気」「天候」「気象」を用いるのが妥当である。本書では現代気象学における「天気」「天候」「気象」を基本的に「気象」として表記し用いる。

　また，内経気象学という場合の「気象」の意味は，現代の気候，気象，天気，天候，動植物などの物候[※8]の意味を含み，更に「気」が「象った」ものとしての事物として，日月も含まれるので，太陽や月の動き，月の満ち欠けも「気象」として扱われる。

　すなわち「**内経気象学**」とは自然界のあらゆる事物の現れた事象を扱い，それが人にどのように影響しているかを考察する学説である。

　別の言い方をすれば，自然現象は根源の構成要素としての「気」＝太極陰陽五行が，気化して（形象化されて）事物，現象（日月星辰，気象，気候，物候など）として現れたものであると考えるのが内経気象学である。したがって，眼前の気候気象物候変化から陰陽五行・六気の推移を読み解くのが内経気象学といえる（現象から本質へということである）。

　気候・気象変化を陰陽五行と六気六淫に正確に変換できれば，内経医学の臨床学説として応用が大きく広がる。

※8 物候：生物季節とも呼び，季節の移り変わりに応じた動植物の「開花」「紅（黄）葉」「初鳴」「初見」などを指す。

7．内経の気象医学に関する内容

内経中には至る所に人が天地陰陽の変化，すなわち自然界の気象気候変化に影響を受けて，生を育み，時にそれが病邪となり病を生じる原因となることが説かれている。ここでは内経の諸篇よりその内容のごく一部を紹介する。

(1) 人は天地（自然界）の中で生きる存在である

「人は天地の二気が合わさって，天地の間に生じ，生きている存在である。」（『素問』寶命全形論篇）[※9]

したがって，天地は人の父母なのであり，自然界の変化の影響を直接受けているのである。

「天は五気をもって人をやしない，地は五味をもって人を養う。」（『素問』六節藏象論篇）[※10]

天は風寒暑湿燥の五気によって生長化収蔵の働きを生ぜしめ，人の生命を守り，成長養育している。

以上の諸篇のように内経では，人は天地の自然の中で生じ，育まれ，生かされている存在であることを説いている。

※9 「夫人生於地．懸命於天．天地合氣．命之曰人．」
※10 「天食人以五氣．地食人以五味．」

---

(2) 人応天地（人は常に自然界より影響を受けて生きている存在）

「人と天地は相い参じるものであり，太陽や月の運行と相い応じている。」（『霊枢』歳露論）[※11]

人は天地陰陽の変化の影響を受け，また太陽の出入りや月の満ち欠けの影響を受けて生きている存在である。

「四時陰陽は，萬物の根本なり。聖人は春夏に陽を養い，秋冬に陰を養う。以って其の根に従い，故に萬物と共に生長の門に浮沈する。その根に逆らえば，本を傷り，真気を壊す。故に四時陰陽は，萬物の終始なり。死生の本なり。これに逆らえば災害生ず。これに従えば苛疾起らず。これを道を得たりと言う。」（『素問』四気調神大論篇）[※12]

万物は四時陰陽という根本の法則に従い、この法則に逆らえば災害（疾病）が生じる。四時陰陽の変化を知り、それにしたがった生活をすれば疾病は起こらない。四気調神大論篇には、四季それぞれの養生法が説かれている。

※11「人能應四時者．天地爲之父母．」
※12「夫四時陰陽者．萬物之根本也．所以聖人春夏養陽．秋冬養陰．以從其根．故與萬物沈浮於生長之門．逆其根．則伐其本．壞其眞矣．故陰陽四時者．萬物之終始也．死生之本也．逆之則災害生．從之則苛疾不起．是謂得道．」

8．内経気象学の特徴　〜個体差医学と連続性

①内経気象学の特徴は人の五藏陰陽の偏りと、特定の気象・気候が相関関係にあるとしていることである。陽虚のものは、秋冬に悪化しやすくて治し難く、春夏は調子が良く、この時期は治しやすい。陰虚や内熱傾向のものは、秋冬に調子良く春夏に悪化傾向である。肝気実のものは春に肝病は悪化しやすく、夏は治しやすい。脾病は春・雨季は悪化しやすく、秋冬は調子良く治しやすい。

　このように個人ごとの陰陽五行の傾向を知ることで、どのような気候気象で悪化・発病・軽快するかを知ることができ、また治療においても治しやすい時期と治しにくい時期を知ることができる。**病因病理および証を知ることで、悪化・軽快しやすい気候・気象条件を特定できる。**

②いわゆる気象病でなくても、あらゆる病は気候・気象の影響を受けている。内経医学の方法（病因病理と弁証）では、発病後でも未病の状態でも気候・気象の影響を連続的に勘案することができる。

9．現代と中国古代の気候・気象の違い

①大気汚染と逆転層
　大気汚染物質が移動性高気圧中の逆転層[※13]で停滞して発作が起こる、喘息様症状を呈するなどは、古代ではなかった発病形式である。

②地球温暖化

　天の陽気・暑邪が大変に強いということ。傷暑・中暑（熱中症のこと。中暑は意識昏迷・痙攣などを生じて重症）が多発したり，暑邪による鬱熱・気虚・陰虚の程度が強くなる。また温病の流行を招くだろう。

③都市の温暖化（ヒートアイランド現象）

　大都市などでは地面の舗装，樹木の減少，冷房装置や車の排出熱などにより，平均気温がかなり上昇してきている。また都市の上空で空気の逆転層ができて大気汚染が封じ込まれている。これは肺気に大きく影響する。

④住環境（クーラー）

　クーラーは寒邪・虚風として作用する。

⑤古代には冷却装置が当然なかったので，冷飲食を通じて現代人のほうが脾胃を冷やして起こる病が多いだろう。

⑥籾山政子氏が「季節病カレンダー」で明らかにしたように，先進国を中心に多くの国では衛生状況の改善，感染症に対する医療技術の向上，生活環境の変化により季節病の発症および死亡原因が大きく変化している。麻疹・脚気・腸チフス・赤痢など一部の感染症は発病自体が激減し，食中毒・インフルエンザなどは発病は多いが死亡率が激減している。逆に喘息・アトピー性皮膚炎・花粉症などのアレルギー疾患や冬季のロタウイルス・ノロウイルスによるウイルス性胃腸炎が激増している。

　以上のように現代の生活環境の変化や気候変動の影響などを考慮する必要がある。

※13 逆転層：汚染物質と関係する逆転層は，接地逆転層と沈降性逆転層であり，ある高度以上で下層よりも気温が高くて空気が上昇できず蓋をしたような状態となる。接地逆転層とは，秋冬の移動性高気圧の中での早朝に放射冷却により，地表近くの空気が冷やされて形成される層で，200-300m程度の高さに存在する。沈降性逆転層は盛夏の太平洋高気圧に覆われた風の弱い日中に起こりやすく，2000m程度の高さに存在し，光化学スモッグ発生の原因となる。

参考文献

河村武監他監修：『気象の事典』，平凡社，1999年
武長春，張登本主編：『内経詩典』，人民衛生出版社，1990年
籾山政子：『季節病カレンダー』，講談社，1963年

第1章 内経気象学概論

1 　気象生理学説

(1) 陰陽と気象

　一年の寒暑の移り変わりは，季節ごとの太陽の高度差によって生じる。同じく一日の気温の変化は太陽の高度と出没によって生じている。天地間の生き物はすべてこの影響を受けており，人も同じく一年の寒暑，一日の気温の変化を受けて生理活動を営んでいる。この気温の変化は天地の陰陽の反映であり，人においては体温の季節変動（変動幅は小さいが夏に高く冬に低い），1日では午前5時頃に最低となり午後9時頃に最高となるなど，日内変動としても現れる。

　夏は陽気が盛んで，体内の陽気も大いに盛んになり育まれる。秋になると気温は下降してきて，陽気は次第に衰え陰気が盛んとなってくる。人においても同様の変化が起こる。冬になると陽気は一層衰え陰気が最も盛んとなり，人においては陽気を守りながら陰気を育む時である。もし冷夏であると人の陽気は不足し，秋冬に冷えの病を生じやすい。暖冬であると陰気が不足し陽気過多に傾斜して春に温病や内熱の病を発病しやすい。このように天地の陰陽の変化が

春夏に陽気を養い，秋冬に陰気を養う

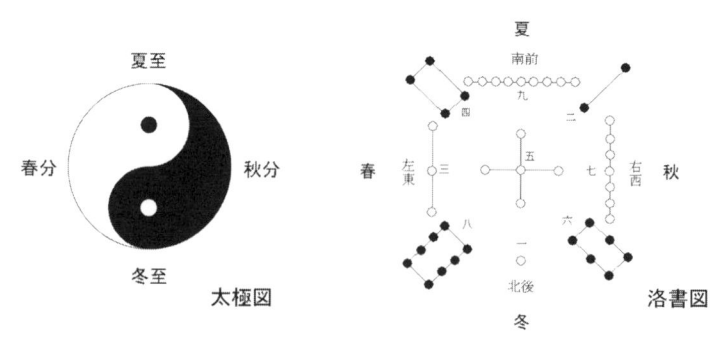

太極図　　　　　　　　　洛書図

人の陰陽に大きく影響する。この一年・一日の陰陽の変化は太極図によってよく理解できる。また、洛書は四季の陰陽の盛衰も表している。

「四時陰陽は、萬物の根本なり。聖人は春夏に陽を養い、秋冬に陰を養う。」（『素問』四気調神大論篇）

(2) 四時陰陽（五季・五化）

内経は、四季を5つに区分して五藏に対応させた。
一年は4つの季節に区分されるが、内経ではいくつかの分類方法が提示されている。
①四時で季節を分けるもの（四気調神大論、金匱真言論の一部）
②一年を五季とするもの（蔵気法時論、風論、平人氣象論、順氣一日分爲四時）
③一年を四季に分けて、各季節の最後に土を配当するもの（玉機真蔵論篇、太陰陽明論）

以上のように3種類の区分方法が提示されているが、素問・金匱真言論の「四時の勝」[※1]で実際には長夏(ちょうか)を含めているように、気象学上は②の一年を五分して五行に対応させる方法が用いられる。五季は春・夏・長夏・秋・冬であり、対応する五気は、素問・陰陽応象大論に「天有四時五行．以生長収藏．以生寒暑燥濕風．」とあるように、春風、夏暑、長夏湿、秋燥、冬寒となる。長夏は夏三月の最後の月（季夏、六月）であり、四季では夏に区分される。このように内経では四季を雨季である長夏を分別して五分し、五行と季節を対応させた。五行は五藏に連なるので、ここに季節と五藏との対応関係が明らかにされ、蔵気法時論の五藏の病と季節の関係へと展開されていく。

この五行と季節（五気）との対応関係が内経気象学の最も基本的な考え方である[※2]

春　＝　風　＝　木　＝　肝
夏　＝　暑　＝　火　＝　心
長夏＝　湿　＝　土　＝　脾
秋　＝　燥　＝　金　＝　肺
冬　＝　寒　＝　水　＝　腎

春の気候（風木）は肝気を盛んにする。ただし，気温上昇が著しいと肝気が高ぶりすぎて肝を病む。また元来肝鬱気滞の人は肝病となりやすい。

夏の気候（暑火）は心陽を盛んにする。夏の暑熱は陽気を大いに養う。夏が猛暑であると発汗が過ぎてかえって心陽を傷る。または，暑邪傷津傷陰で心陰を傷る。

長夏の気候（湿土）は，外湿により生じた内湿を化するために脾気は盛んになる。しかし脾が元来弱いものは，外湿で生じた内湿を化せずにかえって脾が弱る。

秋の気候（燥金）は肺気を盛んにする。涼燥の気候から守るため肺気は大いに働くが，邪気が強いと風寒邪や涼燥邪を感受して肺の病となる。または，気温下降で肺気不宣を起こし燥邪は肺津を傷る。

冬の気候（寒水）は腎陰を盛んにする。冬の寒気は陰気を大いに養う。寒邪が強すぎると腎陽は傷られ，また寒邪に伴う燥邪が強いと腎陰は傷られる。

③の季節の移り変わる時期に土気がきたるとは，一つは陰陽が交流して風雨が到来することを示している。雨は土気であるが，気候を動かす働きとして風が大きくかかわっている。もう一つは，この時期を四維といい，四季は土気の養いを受けて最も季節らしい気候となる。これが孟仲季での季にあたる。

五気・五蔵と易

この後天八卦図は陰陽の流れ，循環を示している。一年四季，一日の陰陽の変化を示す。この図では八卦が五行と結合して配置され，五行の循環と陰陽の循環が示されている。したがって五行と五蔵の関係より，四季と五蔵の関係も

五行と後天八卦図

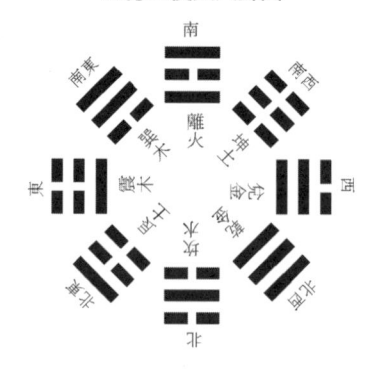

理解できる。後天八卦を洛書と重ねて用いられたのが九宮八風説である。

　例えば，木が震雷・巽風に配されている。これは春木の性質は動きが速く，春の風気は陽性で事物を大きく動かす働きがあることを示している。離火は夏の暑気をあらわし，坎水は冬の寒気をあらわす。このように一年の五気・五行の働きは易の影響を受けて，その性質が更に詳しく意義付けられている。五藏の藏象と医易の詳細については『臓腑経絡学』を参照していただきたい。

※1「春勝長夏．長夏勝冬．冬勝夏．夏勝秋．秋勝春．所謂四時之勝也．」(『素問』金匱真言論)
※2 季節と五藏の対応については，「淮南子・墜形訓」「白虎通」は『素問』とほぼ同じであるが，「管子」(脾木・肝火・心土・腎金・肺水)や「礼記・月令」(脾木・肺火・心土・肝金・腎水)では大きく異なる。内経は実学の書であるため，臨床経験を通じて季節と五藏の関係を見ることで現在の配当に至ったと考えている。

(3) 日本の五気のめぐりと因地制宜

　ところで，内経思想の基礎をなした春秋時代の諸子百家が活躍した地域は，洛陽を中心とする黄河流域南側の内陸部であると考えられる(ただし，洛陽西側の西安では雨が少なく非常に乾燥している)。

　下の表は，洛陽近く鄭州(ていしゅう)の降水量・気温のグラフであり，春風温・夏暑熱・長夏湿・秋涼燥・冬寒の気候変化が読み取られ，気候がうまく五行の相生関係に一致している。このことから五行相生説の形成に洛陽などの気候が大きく影響したと類推する。

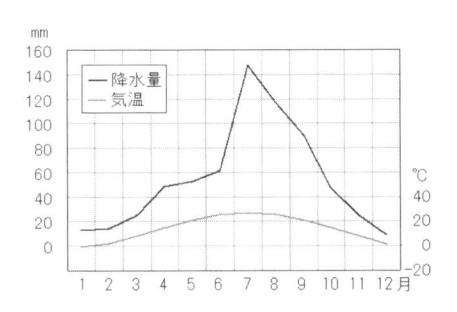

鄭州の降水量・気温平年値

この地域の一年の気候特徴は，夏の後に雨季が来るという五行相生のめぐりになっている。ところが日本や上海（華東地方）などでは，盛夏の前に梅雨があり，雨季の後に盛夏が到来する。そして夏の終わりより，再び雨季（秋雨）となり，雨季の終わりと共に秋の季節となる。
　このような場合，内経の五季五行をどう考えればいいのだろうか。
　春の到来で陽気は盛んとなり，また木気も盛んとなってくる。土気である雨季は火が極まって陽から陰に転じたものであるが，日本では四方を海に囲まれ土気が黄河流域よりも強く，また南方に位置するので火気も相対的に強い。したがって，華北地方よりも早い時期に火は土に転じて雨季を迎える。雨季が終わってもいまだ天地の陽気は盛んな時期であるので，火気は更に盛んとなり盛夏を迎える。そして通常の五行のめぐり通りに土気が到来（秋雨）するのである（臨床的には秋雨は六淫湿邪とする）。
　このように土気の季節が2回訪れて変則的であるが，やはり日本においても五行のめぐりにしたがって季節は移り変わっていく。例えば，梅雨の時期は湿土が盛んで，脾の病が起こりやすい。一旦夏になり脾の病は軽快するが，秋雨の時期に外湿が強ければ再び脾の病が生じる，などと考えることができる。
　つまり季節のめぐりに合わせて，五季・五気・五行の配当はそのまま運用することができると考えればよい。ただし日本での季節のめぐりは，因地制宜※1に基づき，春風温・初夏熱・梅雨湿・盛夏暑火・秋涼燥・冬寒とする。
　華北南端の北京（Dwa冷帯冬季少雨気候・最暖月が22℃以上。ケッペンの気候区分※2）と華中内陸部の鄭州（Cw温暖冬季少雨気候・最暖月が22℃以上。洛陽近傍）の降水量は7月，8月をピークとする。この"一つ山型"が特徴である。夏は蒸し暑く続いて雨季を迎え，秋になると急に乾燥して気温が下がっ

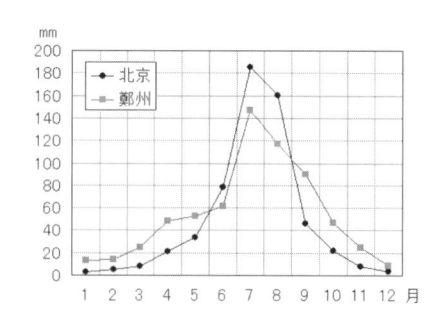

北京・鄭州降水量

てくる。冬はほとんど降水がなく乾燥して気温が低く，寒邪燥邪が強い（冬季少雨気候の特徴）。

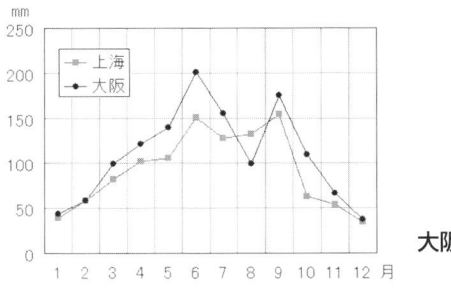

大阪・上海降水量

共に温暖湿潤気候（Cfa温暖湿潤気候）の大阪と上海は6月，9月に2つの降雨のピークを持つ。一年を通して湿邪が強く内湿・脾胃の病を生じやすい。

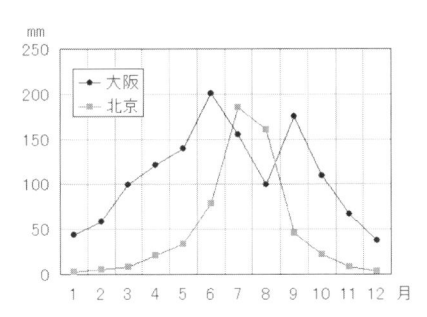

大阪・北京降水量

北京と大阪を比較すると雨季の相違と冬季の降雨量の違いが明確に分かる。実は，この違いは日本にあった梅雨前線が北上して黄河流域に移動するためである。そして秋になると前線は南下して日本で秋雨となるからである。

このように内経の成立した黄河流域以外の地域に五季・五気の考えを用いることを「因地制宜」という。異法方宜論では，黄河流域から見て四方にある地域の気候特徴と罹りやすい病を説いている。

地域ごとの気候の違いと病因病理については「日本の気候」に詳述した。

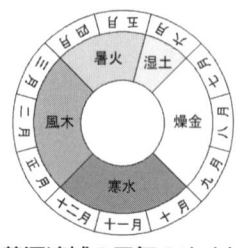

黄河流域の五気のめぐり　　**日本の五季のめぐり**

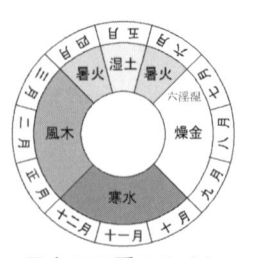

（月は斗綱建月であり正月は立春に始まる）
（グラフのデータは，気象庁発表の統計期間1971〜2000年を用いている）

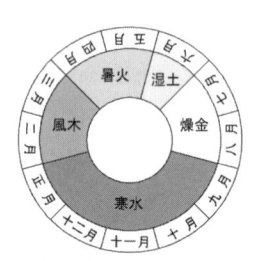

華北地方以北の地域

　黄河流域より高緯度の地域なら上記のような五気配当になるだろう。このように，実際の気候に合わせて用いることであらゆる地域に応用できる。

一年の六節区分

　運気論篇では，天には六気があり一年は六分され，主気（六節気）は厥陰風木,少陰君火,少陽相火,太陰湿土,陽明燥金,太陽寒水の順序でめぐる。

　五気と五藏の関係を上述したが，運気論では六気と三陰三陽（藏府経絡）が相応関係にある。これは標本中気論によって展開され，六淫外邪と藏府経絡に関する非常に重要な学説である。

　この六節気のめぐりも華北地方と日本では異なるため，因地制宜に基づいて自在に運用する必要がある。

※1 因地制宜：弁証論治する場合に居住地の気候風土住環境を考慮すること。
※2 ケッペンの気候区分：ドイツの気候学者ケッペンが，植生分布に注目して1923年に考案した気候区分。Cは温帯。Dは冷帯。wは冬季乾燥で夏雨。aは最暖月が22℃以上。

（4）一年の気候変化（天地の陰陽・五気・六気）が五藏陰陽に及ぼす影響

1．身体の陰陽への影響
春・夏は陽を養う：陽虚は軽快し，陰虚は悪化する。
秋・冬は陰を養う：陽虚は悪化し，陰虚は軽快する。

2．気機の升降・出入と気候変化
①気血
春に気血は上昇する。秋に気血は下降する。
夏に気血は体表部・上部に昇る。冬に気血は体表から深く沈む。
②汗・尿と気機の出入
夏に天地の陽気盛んで身体の陽気も盛んとなり，発汗することで陽気を外泄する。
冬は天地の陰気盛んで身体の陰気も盛んとなり，発汗せず気血を守り，溢れた陰気は尿と共に外泄する。

3．五藏への影響
【春】肝気は盛んになり，太過だと肝の病となる。木乗土であると脾胃が弱る。肝気が鬱して化熱すると心熱となる。木気は腎水を吸いあげる。
【梅雨】外湿盛んで内湿生じ湿困脾土となる。気温が低いと寒湿となり腎陽が弱る（土剋水）。気温が高いと湿熱となり脾胃湿熱を生じることがある。
【夏】夏の暑気は陽気を大いに養う。炎暑の気象で発汗が多くなる（心熱盛んで心液である汗を外泄）と，津虚を生じる。次第に気虚もしくは陰虚（火剋

金）を生じる。暑邪に中(あた)れば中暑・傷暑となる。

【秋】涼気いたり発汗やんで脾気虚は回復する。衛気虚あれば風寒邪が容易に侵入する。燥邪が強ければ肺津乾き肺気不宣となる。気温低下で肝経に涼寒邪入ると寒滞肝脈証（金剋木）となる。燥邪によって目赤が起こる（金剋木）。

【冬】天地は気温が下がり寒邪が到来する。風寒邪を最も感受しやすい季節。寒邪が心陽を傷ると心病となる（水剋火）。腎陽を傷ると腎病となる。

(5) 衛気・営血・津液と気象

1．衛気・営血・津液と気象

気象変化は五気・六淫として人に影響し，病の発病・悪化・軽快に大きくかかわる。気象変化は五藏六府に直ちに影響するのでなく，まずは衛気営血津液が緩衝帯となって病邪が侵入しないように気象変化に対応しようとする。

それでは人の衛気(えき)・営血(えいけつ)・津液(しんえき)は，外界の気温湿度などの気象変化によりどのような働きをしているのであろうか？

「春は天気が開きはじめ，地気は泄らしはじめるので河川の氷は溶けて水が流れ行くように人の気は脉にある。夏は經気が満ち溢れ，孫絡に入りて血はめぐり，皮膚は充實する。長夏は，經絡が皆な盛んで，内に肌中に溢れる。秋は天気が収斂しはじめ，腠理(そうり)は閉塞し，皮膚は引急する。冬は藏に蓋し，血気は中にあり，内に骨髄につき，五藏に通じる。」（『素問』四時刺逆従論篇）[※1]

四季ごとに四時陰陽の変化にしたがって，人の気血の所在が変化する。

「天は温かく晴れていれば，人の血は潤澤に流れ，衛気は浮かび，故に血は寫し易く，気は行り易い。天が寒く曇りであれば，人の血は凝滞して巡らず，衛気は沈む。」（『素問』八正神明論篇）[※2]

人の気血や衛気は天の寒温・気象にしたがってその位置や働きを変える。

「寒ければ皮膚は引き締まって腠理は閉じる。暑ければ皮膚は緩み腠理が開く（そして発汗する）。」（『霊枢』歳露論）[※3]

「天暑く厚着をしていれば，腠理は開き，発汗する。寒が分肉の間に留まり，聚沫すれば痛みをなす。天が寒ければ腠理は閉じ，氣と津液は行らず，水は下

って膀胱に停留し，尿となる。」(『素問』五癃津液別)※4

　天の寒暑によって五藏の陰陽の偏盛偏衰を引き起こす前に，衛気・営血は腠理の開閉や膀胱の気化作用によって津液・水湿を排出したり陽気を守ったりして陰陽の調整をする。

　以上を要約すると，
気温上昇：体内の陽気が盛んになる→衛気営血津液は体表に浮かび，衛気によって腠理が開く（肺の宣発作用）→発汗で津液と共に陽気を外出。発汗があっても気温の継続した上昇は，衛気営血を経由して藏府を暖め身体の陽気を高めていく。
気温下降：体内の陽気を守るため腠理は固く閉じて，衛気・営血・津液は体表より深く沈み陽気の外出を守る。陰気が強いと陰液である津液を尿として排出して陰気の調整をする。
湿度上昇：内湿が盛んとなるので，脾は水湿を運化して，肺気は宣発して津液を廻らし発汗させたり，粛降により膀胱へ通調して，腎陽の働きで体外に尿として排出する。
湿熱の場合：陽気が盛んなので水湿を陽気と共に腠理を開き，汗として排出する。
寒湿の場合：腠理は閉じて陽気を守り，陰気が盛んなので陰液の尿として排出する。
燥邪の場合：特に燥熱の時，体内の津液は肌膚に集まり肌膚を潤そうとする。また同時に陰液である津液は外熱を防御する。冬に多い燥寒はよく肌膚を乾燥

衛気・営血・津液は気象変化に最初に反応して順応しようとする

腠理	皮部
皮	孫絡
肌肉	絡脈
	経脈
筋	
骨	

衛気　営血　津液

経脈が上下するのでなく，気温上昇で絡脈→孫絡へと営血が充溢する

させるので，腠理は固く閉じて津液を守る。
　このように外界の気象変化に応じて衛気営血津液はその場所を変え，藏府は呼応・発動して気象変化に対応している。

> **用語解説**
> 腠理：気血出入の処であり外界との境界面で，理とは紋理（表面の紋様）のこと。皮の腠理，肌肉の腠理，などと表現する。通常，腠理というと皮の腠理のこと。腠理が開く時，津液・営血が汗として出る。腠理が閉じる時，発汗はない。
> 分肉：皮と肌肉の間で経脈の流れる所。別説では肌肉と筋の間，もしくは肌肉の中。
> 皮毛：毫毛と皮膚。
> 肌肉：上層より，毛・皮・脈・肌肉・筋・骨。肌肉は脾がつかさどる。

２．衛気・営血・津液の生成

　衛気・営血・津液は，気候・気象変化に対して身体の整体平衡を保つ上で非常に重要な役割を果たしている。したがって，これらの生成と働きをよく知ることが非常に重要である。

①衛気の生成

　衛気は体表にある時は外邪から身体を防御する重要な働きをする。
　衛気は中焦脾胃の水穀の気と肺の天空の気（中医学での清気という言い方は運気論以降に登場する）と，腎陽の温煦を受けて生成される。また主に経脈外をめぐり，皮膚を温め，腠理の開閉を主り，暑熱の時は発汗させ熱を洩らし，外寒外涼より腠理を閉じて陽気を守る。日中は主に体表をめぐり，夜間は主に藏府をめぐる。衛気は下焦に生じるとは，腎陽の温煦を受けているからである。

衛気生成の図

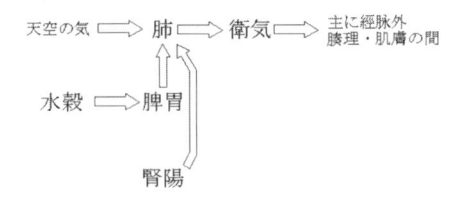

天空の気 ⇒ 肺 ⇒ 衛気 ⇒ 主に經脉外 腠理・肌膚の間

水穀 ⇒ 脾胃

腎陽

○衛気虚の原因：
　脾気虚，肺気虚，腎陽虚，はすべて衛気虚（衛気不固）の原因となる。

○衛気は，肝が疏泄条達の働きで気機の調整をしているので肝気の影響を受ける。肝鬱気滞となると衛気の気滞で腠理の開閉に異常をきたす。したがって肝鬱が強いと風寒邪を受けやすくなったり，精神緊張により発汗過多を起こしたりする。
○桂枝湯証は衛気の弱りがあるところに風寒邪を受けて発病する。
○麻黄附子細辛湯証は腎陽虚による衛陽虚に風寒邪を受けたものともいえる。
○衛気虚は容易に外感病を発病させる。衛気は陽気なので，特に寒邪涼邪が侵入しやすくなる。暑邪傷気して衛気が弱ると秋に風寒邪を感受しやすい。
○秋冬の虚風は腠理を開かせ衛気の守りを容易に破って侵入しやすい。
○衛気は夜間に体表より藏府に戻るので就寝中に寒邪を受けやすい。
○衛気の生成と気（元気，宗気）の生成過程はほぼ同じである。したがって気虚のものは衛気虚となりやすい。

◆気の生成
元気：腎精（腎陰・腎陽）が後天・水穀精微(せいび)の滋養を受けて生成される。
宗気(そうき)：腎陽の蒸騰のもとに脾胃が運化して，肺に上輸した水穀の精微が天空の気と合して生成される。肺の宣発作用と心の鼓動によって全身に輸布される。衛気と営気ともいえる。

②営血の生成
　営気は中焦脾胃の水穀の気と肺の天空の気を受けて生成される。心の藏で血に化する。
○腠理が開くと発汗する。発汗は熱を外泄する。「因於暑汗．煩則喘喝．靜則多言．體若燔炭．汗出而散」（『素問』玉機真蔵論）。汗とともに陽気が外泄する。
○肝は藏血作用により営血の調整を行っている。したがって肝気の異常により営血のめぐりが悪くなり瘀血などを形成する。また，肝の疏泄の働きで，営血は滞らず正常に全身をめぐる。
○営血は水穀の精微と腎精から化生される。水穀の精微は肺に上輸されて天空の気と合し，心で赤く変じて血となる。また腎精が腎陽の温煦を受けて血に化する。また血は精を養う。したがって精血相互転化の関係にあり，腎や脾胃が弱ると血は生成されず血虚となる。

営気・血生成の図

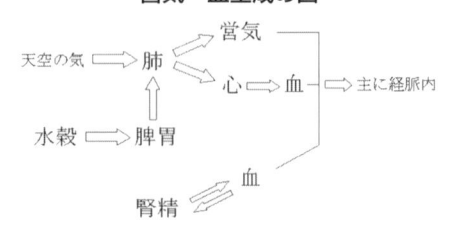

```
天空の気 ⇒ 肺 ⇒ 営気
              ⇒ 心 ⇒ 血 ─ 主に経脈内
          ↑
水穀 ⇒ 脾胃
              ⇒ 血
腎精
```

○春に肝気盛んで相対的に肝血不足になる。また木乗土により脾が弱ると血の生成は不足する。

③津液の生成

　体の中をめぐる水液の総称で，肺津・胃液・鼻汁・涙・涎・唾などはすべて津液である。汗・尿は津液の化したものである。津と液に区分され，津は気と共に三焦をめぐり，営血と共に経脈内をめぐり，全身特に肌膚腠理の間に布散する。液は骨・関節・藏府・脳髄・目口鼻などに潅注する。津と液は転化するので津液と総称される。また営血と津液は相互転化の関係にある。

　脾胃に入った水穀は肺に上り，宣発作用により三焦を通じて全身に輸布される。不要な津液は肺の粛降（しゅくこう）により膀胱に下り排泄される。また，肌膚腠理の間をめぐり汗として外泄される。小腸大腸も排泄吸収にかかわる。これらの津液の生成排出はすべて腎の気化作用が推進している。したがって「腎主水」という。

○衛気・営血と同じく津液も肝の疏泄の影響を受けている。肝鬱気滞で津液のめぐりが悪く停滞して，浮腫を生じることがある。

○梅雨など外湿が強いと脾の働きが悪くなり水湿は停滞する。

○冬のウイルス性胃腸炎は，湿毒や湿熱邪によって胃気は上逆して水穀を吐出し小腸は水湿の分別ができなくなり，水穀水湿が脾胃・膀胱へいかず大腸へ下注し津液が涸渇する病であり，霍乱に属する。小腸・大腸の働きは脾に依存するので，脾虚湿盛のものは普段から健脾化湿しておく。

○風寒感受による肌表の浮腫（風水）

　風寒邪を感受して肺の宣発粛降の働きが阻害されると，肌表に水湿が停滞して上半身の浮腫を生じる。元来，裏に水湿邪が停滞しているものは小青竜湯を，衛気不固のものは防已黄耆湯を，外寒裏熱のものは越婢加朮湯を用いる。

○秋から冬にかけて天地の陽気が弱り脾腎陽虚となると浮腫を生じる。
 腎陽虚により水湿の気化が失調し，脾陽の温煦不足で水湿運化が失調し，水湿が全身に停滞する。腎陽虚中心には真武湯を用いて温補腎陽利水する。脾失健運による水湿停滞は苓桂朮甘湯で健脾化湿・温化利水する。

津液生成の図

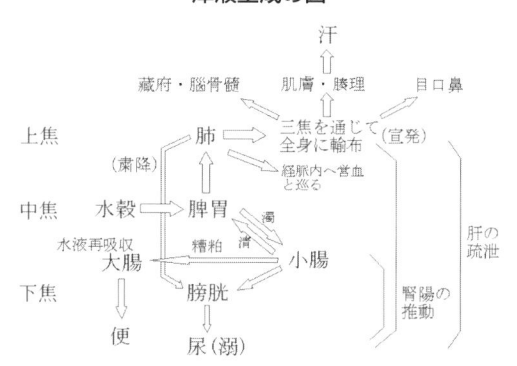

```
                              汗
                              ↑
         藏府・脳骨髄    肌膚・腠理    目口鼻
              ↑         ↑           ↑
上焦          肺 ──→ 三焦を通じて(宣発)
                      全身に輸布
            (粛降)    経脈内へ営血
              ↑       と巡る
中焦    水穀 → 脾胃  濁
                ↕                        肝の
       水液再吸収  糟粕 清              疏泄
下焦    大腸 ←──── 小腸
           ↓    ↑                      腎陽の
          膀胱                          推動
           ↓    ↓
          便   尿(溺)
```

3．衛気・営血・津液は五藏六府に根ざしている

　内経での衛気営血津液の概念は，五藏六府にその働きや生成を依拠しているので，衛気営血津液の働きを藏府経絡の補瀉により直接調えることができる。
　例えば，
①衛気虚により容易に寒邪を感受しやすいものであれば，その病因を明らかにして，腎陽を高めたり，肺気を補ったり，または直接衛気を補うことで治すことができる。
②風湿熱型のアトピーなどで慢性化して肌膚が肥厚・硬化しているものは，衛気のめぐりが非常に悪く腠理の開閉がうまくできないため，気温上昇で内熱が盛んになっても発汗できない。また衛気の気滞により化火しやすい。そのため，更に症状が悪化するという悪循環を起こしている。衛気の気滞は肌表に瘀血を生じたり，肝鬱気滞でも悪化する理由となる。この場合，病理の一つである内熱を清熱すると同時に衛気のめぐりを良くすることが重要である。肺気の調整や疏肝理気を辛温にならないように行う。衛気のめぐりが良くなってくると営血も津液も正常に働き軽快してくる。

③逆に衛気の弱りがあり発汗しやすいものは，腠理が開きやすいので急な気温降下で風寒邪を容易に感受する。桂枝湯類（申脉・三陰交・後谿など）や固表類の湯液，もしくはそれに類する鍼灸配穴で表衛を補い守る必要がある。

このように衛気・営血・津液は協同して腠理を開閉したり，発汗・津液の輸布などを通じて気象変化（六淫外邪）に対応し五藏の守りとして働く。また衛気営血津液は，五藏によってその機能を制御されている。したがって五藏の変調により，衛気営気津液の働きが弱ると外邪を容易に感受したり排除できなくなる。衛気・営血・津液と五藏の関係をよく知悉しておくことが重要である。

4．藏府経絡学説と衛気・営血・津液

経絡は，経脈・経筋・絡脈・孫絡・皮部で構成される。衛気・営血・津液の場は，五藏六府以外では毛・皮（腠理）・肌肉・筋である。

営血は経脈・絡脈・孫絡の中を流れ，衛気は皮毛・肌肉を中心に流れる。津液は経絡の内外を自由に流れる。したがって衛気営血津液の自律調整機能は，経絡の働きともいえる。藏府経絡学説の観点では，邪気の侵入経路で明らかなように，藏府に六淫邪気が及ばないように経絡（十二皮部・十二経絡）で最初に防御するともいえる。

5．季節ごとの衛気・営血・津液の働き（生理と病理）

春

天地の陽気が盛んになってきて，衛気は営血と共に肌表に浮かんでくる。気温の高い時は，腠理を開き津液は汗となり発汗して陽気を洩らす。

気温が上昇しても一定以下では発汗しない。この時，内熱が盛んとなり，肝気は更に上昇する（大いに発汗しだすと気は外泄して肝気は緩む）。アトピーや高齢者で陰虚津液不足の人は，発汗しにくいので特に陽気が内鬱して症状が悪化する。

梅雨

外湿が盛んになると肌表の津液は停滞してくるため，肺気は宣発して津液を廻らし脾も発動して健脾化湿して水湿をさばく。外湿が長く続いたり，脾が弱いものは，次第に裏や藏府にも水湿が停滞して内湿邪が形成される。寒湿なら腠理は閉じて，肌膚の水湿は膀胱より排泄される。湿熱になると腠理は開き，

汗として内湿を外泄する。発汗後，外湿が強いので汗は乾きにくく，汗がかえって外湿邪となる。肌表に湿が停滞すると重痛やむくみを生じる。脾の運化が重要である。

夏
　天地の陽気は最も盛んで，身体の陽気も盛んになる。腠理は大いに開き汗と共に陽気を外泄する。多くは口渇して冷飲を好む。暑邪強く発汗過多になり冷飲食が過ぎると陽気は傷られ，かえって虚寒証や水飲内停証を呈する。発汗過多は次第に気血を損傷させ，気虚証・陰虚証・営衛不和を呈するようになる。

秋
　天地の陽気は衰え始め，陰気が盛んになってくる。腠理は閉じて陽気を守る。この時に気温上昇の虚風が来ると，腠理が開き外邪が侵入しやすい。燥邪が至ると，肌表を燥邪から守るため，衛気は津液をめぐらし肌膚を潤す。ただし涼燥の場合は腠理を開くことができずに肌膚は乾燥しやすい。
　よく晴れた日の早朝は放射冷却で気温差が大きく，就寝中は衛気が体表を守っていないので，保温不十分なら容易に寒邪が侵入する。

冬
　天地の陰気は最も盛んで，衛気は営血とともに沈み腠理は固く閉じて陽気を守る。急に気温が上昇すると腠理が開いて寒邪を受けやすい状況となる。冬は陰気盛んで口渇少なく，温飲を好み，水湿は尿として排泄される。

　傷寒中風太陽病は，衛気営血と寒邪（風寒邪）の抗争であり，衛気営血（津液）による整体平衡の典型的な例である。特に藤本先生の明らかにされた桂枝湯証の方意は衛気・営血・津液と表裏虚実寒熱にかかわり，衛気営血津液の働きを知る上で非常に重要である。

　※1　「春者．天氣始開．地氣始泄．凍解冰釋．水行經通．故人氣在脉．夏者．經滿氣溢．入孫絡受血．皮膚充實．長夏者．經絡皆盛．内溢肌中．秋者．天氣始收．腠理閉塞．皮膚引急．冬者．蓋藏．血氣在中．内著骨髓．通於五藏．」『素問』四時刺逆從論篇
　※2　「天温日明．則人血淖液．而衛氣浮．故血易寫．氣易行．天寒日陰．則人血凝泣．而衛氣沈．」『素問』八正神明論篇
　※3　「寒則皮膚急而腠理閉．暑則皮膚緩而腠理開．」『霊枢』歳露論
　※4　「天暑衣厚．則腠理開．故汗出．寒留于分肉之間．聚沫則爲痛．天寒則腠理閉．氣

湿不行．水下留于膀胱．則爲溺與氣．」『霊枢』五癃津液別

◆津液生成関係参考文献
「飲入於胃．遊溢精気．上輸於脾．脾気散精．上歸於肺．通調水道．下輸膀胱．水精四布．五經並行．」『素問』経脈別論「三焦者．決涜之官．水道出焉．膀胱者．州都之官．津液藏焉．気化則能出矣．」『素問』霊蘭秘典論
水液・津液を流通させる通路。津液を気化させてめぐらす。
「腎合膀胱．膀胱者．津液之府也．少陽屬腎．腎上連肺．故將兩藏．三焦者．中涜之府也．水道出焉．屬膀胱．是孤之府也．」『霊枢』本輸
「水穀皆入于口．其味有五．各注其海．津液各走其道．故三焦出気．以温肌肉．充皮膚．爲其津．其流而不行者．爲液．」『霊枢』五癃津液別論
「腎合三焦膀胱．三焦膀胱者．腠理毫毛其應．」『霊枢』本蔵
「営気者．泌其津液．注之於脉．化以爲血．以榮四末．内注五藏六府．」『霊枢』邪客

◆衛気と営血関係参考文献
「人受気于穀．穀入于胃．以傳與肺．五藏六府．皆以受気．其清者爲営．濁者爲衛．営在脉中．衛在脉外．……岐伯荅曰．営出于中焦．衛出于下焦．」営衛生會
営気，衛気ともに水穀の精微から生じるが，衛気は特に下焦の気をうけて肺に昇り全身に輸布される。下焦の気とは，三焦の原気すなわち命門火であり腎陽である。
「営気者．泌其津液．注之於脉．化以爲血．以榮四末．内注五藏六府．以應刻數焉．」『霊枢』邪客
津液は血と成る。
「岐伯曰．此外傷于風．内開腠理．毛蒸理泄．衛気走之．固不得循其道．此気慓悍滑疾．見開而出．故不得從其道．故命口漏泄．」営衛生會
「衛気者．所以温分肉．充皮膚．肥腠理．司開闔者也．……衛気和．則分肉解利．皮膚調柔．腠理緻密矣．」『霊枢』本蔵
衛気は，分肉を暖め，皮膚を満たし，腠理の開閉をつかさどり，腠理の働きは正常と成る。
「衛気者．出其悍気之慓疾．而先行於四末分肉皮膚之間．而不休者也．……今厥気客於五藏六府．則衛気獨衛其外．」『霊枢』邪客
衛気は体表部にあって，外邪から生体を守り，腠理の開閉と発汗を調整し，肌肉・皮毛を温く，滋養する。
「黄帝曰．何謂相順．岐伯曰．經脉十二者．以應十二月．十二月者．分爲四時．四時者．春秋冬夏．其気各異．営衛相隨．陰陽已和．清濁不相干．如是則順之而治．」『霊枢』五乱
「此其先客於脊背也．故毎至於風府．則腠理開．腠理開則邪気入．」『霊枢』歳露

2　気象病因学説

(1) 内経の病因学説

内経では以下のように病の原因を説いている。

「百病の生じる原因は，皆風雨や寒暑の気候変化，房事不節や喜怒大驚恐などの七情の不和，飲食不節，居住環境の不適などである。」(『霊枢』口問)※1

「百病の生じる原因は皆，風雨や寒暑燥湿などの気候変化や喜怒不節により五藏を傷って起こる。風雨は身体の上部を傷り，燥湿の邪気は身体の下部を傷る。」(『霊枢』百病始生)※2

臨床観察では，風・熱・暑・燥・火邪は身体の上部・陽位・表位を傷りやすく，寒・湿邪は下部・陰位・裏位を傷りやすいことが分かっている。ただし，風邪を兼ねると寒邪・湿邪も上部・表位から侵入しやすくなる。

内経気象学に基づく病因図

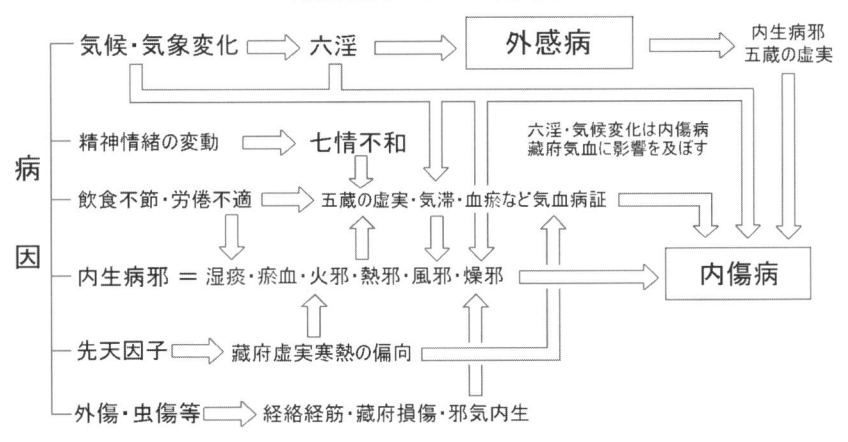

```
          気候・気象変化 ⇒ 六淫 ⇒ 外感病 ⇒ 内生病邪
                                              五藏の虚実
          精神情緒の変動 ⇒ 七情不和
                                     六淫・気候変化は内傷病
病        飲食不節・労倦不適 ⇒ 五藏の虚実・気滞・瘀血など気血病証
                                     藏府気血に影響を及ぼす
因
          内生病邪 ＝ 湿痰・瘀血・火邪・熱邪・風邪・燥邪 ⇒ 内傷病

          先天因子 ⇒ 藏府虚実寒熱の偏向

          外傷・虫傷等 ⇒ 経絡経筋・藏府損傷・邪気内生
```

「邪の生じるに或いは陰に生じ，或いは陽に生じる。陽に生じるものは風雨寒暑の気候変化によるものであり，陰に生じるものは飲食不節や居処環境や房事不適，喜怒哀楽の精神的なものを原因とする。」(『素問』調経論篇)※3

内経では病因の違いで，病が陽に生じるものと陰に生じるものに分けている。すなわち，風雨寒暑の気候・気象によって陽に病が生じるものと，飲食不節，居住環境の不適，房事，七情の不和によって陰に病が生じるものである。

これが基本的な内経の病因学説であり，発病する部位を陽と陰に分けて大きく2つに分類されている。

現在の中医学での内因，外因，不内外因の分類方法は，宋代に陳無択の「三因極一病証方論」によって提唱されたものである。外因は六淫や疫癘（えきれい）（伝染病の類）。内因は七情の不和。不内外因は労倦不適，飲食不節，房事不節，虫傷，外傷など。また，病が外因によって生じるものを外感病，それ以外の病因によるものを内傷病と分類している。

「基礎中医学」（神戸中医学研究会編）では，病因を外感病の発病因子（六淫），内傷病の発病因子（七情内傷，飲食内傷，労逸所傷など），その他の発病因子（湿痰，瘀血，外傷，虫獣傷），先天性因子に分類している。

実際には，病因は六淫と七情内傷の両方にわたっていることが多く，弁証を通じて病因病理を明らかにする必要がある。

※1 「夫百病之始生也．皆生于風雨寒暑．陰陽喜怒．飲食居處．大驚卒恐．」
※2 「夫百病之始生也．皆生于風雨寒暑清濕喜怒．喜怒不節則傷藏．風雨則傷上清濕則傷下．」
※3 「夫邪之生也．或生於陰．或生於陽．其生於陽者．得之風雨寒暑．其生於陰者．得之飲食居處．陰陽喜怒．」

---

(2) 内経気象学と病因論

内経気象学で扱う疾患は，一つは六淫外邪侵入による外感病であるが，もう一つは気象気候変化を病因の一つとする内傷病である。

例えば，春に東南風吹き気温が急に上昇してくると，肝気が上昇して，興奮したり，のぼせたり，眩暈が起こりやすい。通常肝鬱気滞のある人がこのよう

な症状を呈する。冬に気温が急激に低下すると肝陽上亢のものの外衛を寒邪が閉塞して内火が暴発上逆して卒中風を生じる。夏の暑邪により次第に脾気虚を生じる，などである。このような外感病として発病はしないもので気候気象の気血藏府への影響を認識することが重要である。

　また，雨季が長く続き次第に内湿が生じて湿困脾土となったものは外湿邪が原因であるので発熱がなくても外感病であり，元来脾の弱りがあれば内傷病と認識できるなど，外感と内傷の境界が連続している場合もある。

①外感病とは，六淫を病因とする病である。

②内因を病因として発病している病が気候・気象変化によって悪化した場合は，表証がなければ内傷病としてよい。表証があれば外感病もしくは痺病である。

③例えば，長期の外湿邪によって湿困脾土となった場合は，外感病（一種の太陰直中）である。飲食不節・労倦過度により湿困脾土があるところに外湿邪が影響して悪化した場合は，内傷病とする。ただし，発熱・脈浮・悪風などが生じれば，湿困脾土の内傷病に風湿邪もしくは風寒邪を感受した外感病となる。

　主たる病因が外邪であれば外感病とできるし，主たる病因が七情・飲食など内因ならば内傷病となる。また，内傷病があるところに六淫によって外感発病が加わる場合も臨床では非常に多い。

　病歴を時系列で詳細に問診して，内因と外因の先後・軽重・標本を明確にすることが重要である。

3 気象発病学説

(1) 邪気の侵入と発病の条件

「邪の湊まる所，其の気必ず虚す」(『素問』評熱病論)
「風雨寒熱，虚邪を得ざれば，獨り人傷つくることあたわず」(『霊枢』百病始生)

　邪気が侵入するところには必ず虚の状態が存在している。正気の虚がなければ邪気は入ることができない。雨季など外湿邪が強い時に脾虚がなければ内湿は生じにくく，脾が弱っていると容易に内湿が生じて更に脾弱となることは臨床的によく観察される。

　生体側の邪気の侵入条件は，陰陽の偏向，寒熱の偏り，五藏の虚および実も含まれる。例えば肝鬱気滞で肝気の実がある場合，六淫風邪によって容易に肝気実は強まり，心熱がある場合，熱邪・火邪によって悪化する。更に臨床観察より肝鬱気滞が強いと衛気の気滞を通じて腠理の開閉に影響して正気の虚がなくても風寒邪を感受しやすくなることが分かっている。

外邪侵入・外邪影響の条件
　陰陽寒熱の傾斜・正気の虚もしくは五藏の虚実偏向・内生病邪の存在・六淫病邪が非常に強い場合。

　身体の状態によりどのような気候・六淫で発病・悪化するのかをまとめた。

1．陰陽気血の状態と気候・気象

　陽虚→秋冬に悪化。寒邪・湿邪で悪化。
　陰虚→春夏に悪化。風邪（短時間の気温上昇）・暑邪・熱邪・火邪・燥邪で悪化。
　気虚→暑邪・湿邪で悪化。秋になって気温降下すると一時的に気陥生じる。

血虚→陰虚に準じる。

実熱証→陰虚に準じる。

血瘀証→瘀血の成因によって異なる。気滞血瘀ならば肝気実に従い，気虚血瘀ならば気虚に従う。

2．藏府の虚実寒熱と気候・気象

根拠は，藏気法時論と標本中気説である。更に臨床観察を踏まえている。

○藏府の虚

肝気虚→秋の気温下降時，暑邪傷気で悪化。一般的な気虚に準じる。

肝血（陰）虚→春，風邪で悪化。血虚に準じる。

心気（陽）虚→冬・寒邪・暑邪で悪化。

心血（陰）虚→血虚に準じる。

肺気虚→気虚に準じるが，特に秋に症状が出やすい。

肺陰虚→陰虚に準じる。

脾気（陽）虚→気虚に準じるが梅雨・外湿で特に悪化。

腎気（陽）虚→陽虚に準じるが，特に冬に顕著。

腎陰虚→陰虚に準じる。

○藏府の実

肝鬱気滞（肝気実）：春の気候，風邪で悪化。

心熱：春，夏。熱邪・火邪。

湿困脾土：雨季の気候，湿邪。

胃熱：陰虚に準じる。ただし，夏は寒冷物を摂取でかえって胃寒となりやすい。

大腸湿熱：陰虚に準じる。

小腸実熱：心熱に準じる。

3．傷寒中風・温病

傷寒中風は，寒邪・風寒邪の侵入によって発病。

温病は，風熱邪・風湿邪・暑邪・暑湿邪・火邪・湿熱邪・燥熱邪などによって発病。

寒に傾くものは寒邪を受けやすく，熱に傾くものは温熱病邪を受けやすい。

衛気の守りが弱いものは六淫・特に寒邪・風邪を受けやすい。

4．発病と未病

発病とは，明確な症状があること。

発病前「未病」の状態について：自覚症状はないが，寒熱陰陽の偏り，藏府の虚実，内生病邪の存在があり病理を構成している。この状態は気候・気象変化による病因病理を形成しやすい。したがって症状の有無にかかわらず，陰陽気血藏府の状態をよく知ることが重要である。

5．気候・気象と発病

五藏の正気が充実していると気象変化による六淫の影響を受けにくい。

内湿邪があっても脾がしっかりしていると外湿に感受しにくい。脾が弱っていると内湿邪が軽くても外湿に大きく反応する。

○五気は，徐々に病証を形成する。

春の気候で肝気盛ん・木乗土・腎水不足などの病理形成など。

○六淫は，急激に病証を引き起こす。

腠理が開いているところに寒邪が至ると傷寒・中風発病。

肝陽上亢があるところへ強い寒邪が襲うと肝陽化風・風痰上擾で卒中風。

気温急上昇の風邪が至ると肝気上逆で頭頂痛・眩暈など。

○身体の陰陽藏府の傾向を知っていれば，感作しやすい五気・六淫が類推できる。

(2) 内経での発病様式

内経での五気・六淫外邪による発病様式には5つある。
①相剋の気によるもの（春に風木の気が脾土を剋して脾病を生じるなど）
②主気によるもの（春の風木の気が肝病を生じる。春に風温病，冬に傷寒発病）
③伏邪が次の季節に発病するもの（伏気温病など）
④虚風によるもの，客気によるもの
⑤標本中気説によるもの

①相剋の気によって発病するもの

「所謂得四時之勝者．春勝長夏．長夏勝冬．冬勝夏．夏勝秋．秋勝春．所謂四時之勝也」(『素問』金匱真言論)

臨床的には，春に肝気が盛んとなって脾胃が剋されて病む，夏に暑邪により陽盛陰衰となり肺陰を傷る，梅雨に寒湿が盛んで腎陽が弱り浮腫となる，冬に寒邪が盛んで心陽が弱る，などがよく見られる。

運気論篇では，「歳木太過．風氣流行．脾土受邪．民病飱泄食減．體重煩冤．腸鳴腹支滿．上應歳星．甚則忽忽善怒．眩冒巓疾．」気交変大論，として相剋にある藏府がまず影響を受け，更に太過が過ぎれば自藏へも影響が及ぶとしている。

②主気によるもの

「東風生於春．病在肝．兪在頸項．南風生於夏．病在心．兪在胸脇．西風生於秋．病在肺．兪在肩背．北風生於冬．病在腎．兪在腰股．中央爲土．病在脾．兪在脊．」(『素問』金匱真言論)

五季の気が五藏の病を生じるとしている。

「春三月．此謂發陳．天地俱生．萬物以榮．夜臥早起．廣步於庭．被髮緩形．以使志生．生而勿殺．予而勿奪．賞而勿罰．此春氣之應．養生之道也．逆之則傷肝．夏爲寒變．奉長者少．」(『素問』四気調神大論)　四季が四藏の病を生じる。

「病在腎．愈在春．春不愈．甚於長夏．長夏不死．持於秋．起於冬．」(『素問』藏気法時論)

藏気法時は，五季に対応する五藏の病が発病するとしている。また相剋の気に該当する季節に病が甚だしくなるとして相剋の病因も説いている。

「風從南方來．名曰大弱風．其傷人也．內舍於心．……風從西南方來．名曰謀風．其傷人也．內舍於脾．……風從西方來．名曰剛風．其傷人也．內舍於肺．……風從北方來．名曰大剛風．其傷人也．內舍於腎．……風從東方來．名曰嬰兒風．其傷人也．內舍於肝．」(『霊枢』九宮八風)

これは八風の実風としての性質を示している。内経では相剋の気により発病するとする病因論が多いが，ここでは季節ごとの主気が病因となっている。

運気論篇では，至真要大論の六気の勝気は自邪発病としている。

③伏邪によるもの

「冬傷於寒．春生癉熱．春傷於風．夏生後泄腸澼．夏傷於暑．秋生痎瘧．秋傷於湿．冬生咳嗽．是謂四時之序也．」(『霊枢』論疾診尺)

ある季節に六淫に傷られると病因病理を形成して，次の季節に発病するメカニズムを説いている。

冬に寒邪に傷られて冬に発病しないと寒は化して熱となり，立春以降に陽気が升発して風邪が到来すると温病となる。春に風邪が強いと肝気盛んで木剋土により，脾土は傷られ夏に泄寫の病となる。夏の暑邪に傷られると(『素問』瘧論によると暑邪に傷られ発汗しないと)，暑邪は内熱となり秋に涼風が吹いた時に外寒内熱が抗争し瘧病となる。秋に本来燥気であるのに湿邪があると(虚風である)，内湿が生じて冬に寒邪を受けて表寒水飲証の咳嗽を生じる。このような病因病理が考えられるだろう。

この伏邪発病説は温病において大きな影響を持ち，温病の病因病理として長く伏気温病説が主流であったが，「傷寒補亡論」(郭雍 1181年)で春に新たに風温邪によって発病する温病があるとして新感温病説が登場した。以降伏気温病と新感温病に分類されたが，現代中医学では裏証から発病するものを伏気温病，表証から発病するものが新感温病であるとして同類として扱っている。

ここで重要なことは，ある季節の主気や虚風による六淫が藏府気血に影響を与えるという考えである。例えば夏の暑邪により気虚陰虚を生じて秋に風寒邪を容易に受けやすくなったり，脾胃の病証を起こしやすくなるなど，臨床的によく観察される。これは九宮八風に説かれる三虚の「失時之和」の考えに通じている。したがって，ある季節の主気による六淫外邪や異常な気象による六淫(冷夏で寒邪到来など＝虚風)が，藏府気血にどのような影響を及ぼすかをよく知っておく必要がある。

④虚風によるもの・客気によるもの

九宮八風の虚風による邪気の侵入で発病するものである。①②③の発病形式はすべて実風(通常の気候)によるものである。また，運気論の六節季ごとの客気による発病は，実風および虚風によるものが含まれている。客気・五運勝気が加臨した気象は，虚風・実風共に非常に激しく変動が大きい気象なので病因として大きく働く。

⑤ 標本中気によるもの

標本中気とは、六淫外邪と一身の三陰三陽藏府の親和性・相応性および邪気侵入後の伝変規律について説かれた学説である。

ここでの三陰三陽は、六淫の標（識）でもあると同時に一身の三陰三陽である。即ち、標本中気とは本気の六気がいずれの三陰三陽（藏府経絡）に親和性があるかを明らかにしたものである。更に中気とは標気が邪気を感受したのちに伝変する三陰三陽（藏府経絡）を示す。

標本中気の三陰三陽を藏府経絡であると読み解くと、標本中気学説は六淫外邪による藏府経絡発病学説となる。内経では五気と五藏の対応関係から気象と五藏の生理病理関係を提示したが、標本中気論では、六淫は三陰三陽がそれぞれ感受して発病するという考えを示し、大きく気象発病学説を発展させた。更に、三陰三陽が感受した六淫は一定の規律に従い伝変することを提示している。例えば、少陰熱気は原内経では夏の暑は心火となるとして一藏にのみ関係性を示しているが、標本中気では少陰熱は少陰心・腎の二経・二藏が感受し、更に太陽膀胱・小腸に伝変することを示している、などである。

三陰三陽には、易の陰陽理論が内包されている。更に中国哲学思想上、内経医学のみに展開される三陰三陽理論が五運六気学説と密接にかかわってできたのが標本中気学説である。

（3）邪気の侵入経路

気候・気象が病因となり発病するには、一つは六淫邪が侵入する必要があるが（もう一つは風邪や春木盛によって肝気上逆する場合など）、ここでは六淫の入り方について考えてみたい。

六淫邪気の侵入経路は内経では、**皮毛→肌膚→筋脉→六府→五藏**、などと示されている。これは模式的に示した邪気の侵入経路であり、深いほど重病となる。

「邪風によって生じる病は進行のはやきことは風雨のようである。よく治する者は皮毛の段階で治す。次は肌膚の段階で治す。その次は筋脉で治す。その次は六府で治す。その次は五藏で治す。」（『素問』陰陽応象大論）[※1]

邪風（邪気）の侵入経路：皮毛→肌膚→筋脉→六府→五藏。

「風雨の人を傷つけるのは，まず皮膚に客し，孫脉に伝入し，孫脉が満ちれば，すなわち絡脉に伝入し，絡脉が満れば，大経脉に入り，血気と邪気が共にあって，分腠の間に客す」(『素問』調経論)※2

風雨の侵入経路：皮膚→孫絡→絡脉→経脈

①風邪の場合，よく他の邪気と兼ねて外邪をなし，体表部より侵入していく。ただし，温病の病因である温熱病邪（風温病など）は，後代の温病学派により，口鼻より侵入するものとされた。

②寒邪の場合，傷寒論の六経弁証を用いるが，模式的にいうと，太陽病は「皮毛→肌膚→筋脉」までの体表部に邪気が存在する状態である。少陽病は「皮毛→肌膚→筋脉」と「六府」の間にある状態である。陽明病は「六府」に邪気がある状態である。三陰病は「五蔵」に邪気がある状態である。冷飲食過多の場合，太陰に寒邪が直中して腹痛下利を起こすことがあるが，これは直ちに「府」に寒邪が入り込んだものである。

③暑熱の邪の場合は，例えば中暑では侵入は急激で治療が遅れると「五蔵」に達する。「皮毛→肌膚→筋脉→六府→五蔵」と考えてよいが，急速に侵入するので直接五蔵に達したように見える。

④湿邪は，雨季などによくみられるが，病の進行は比較的遅く，「皮毛→肌膚→筋脉」のうちは鈍痛重痛などを訴える。湿邪が長く停滞すると脾の蔵を傷り深く入り込んでいく「→六府→五蔵」。

⑤燥邪は，陰虚の者の陰液を容易に傷り，陰虚が更に悪化する。侵入経路は「皮毛→肌膚→筋脉→六府→五蔵」と，肺の蔵・肺系は呼吸により直接に燥邪の影響をうける。

以上のように，温熱病邪が口鼻より侵入したり，冷飲食により寒邪が中焦に直接入る，燥気が肺陰を傷る以外は，六淫は，皮毛→肌膚→筋脉→六府→五蔵，の侵入経路をとる。

温熱病邪は歴代医家の臨床実践から，口鼻より侵入して衛分・膜原（まくげん）・気分・営血分のいずれかより初発するとされた。病邪が強いと気分や営血分などの深いところより病は初発し重篤な経過をとる。

膜原：湿熱病邪が侵入して衛分と気分の間にあり，寒熱往来（寒甚熱微）・嘔逆脹満・肢体疼重・白苔滑厚膩積粉状・舌紅絳または紫絳を呈する。傷寒病

の少陽病に相当する。

温熱病邪の侵入経路

風熱病邪→口鼻→衛分(衛気・肺)→気分もしくは営血(心包)
温熱病邪→口鼻→気分(肺、胆、陽明)→営血分
暑熱病邪→口鼻→気分(陽明)→営血分または太陰
　　　　　　　↘直中心包(営血分)
湿熱病邪→口鼻→衛分→中焦脾胃→腸絡
　　　　　　　↘膜原
暑湿病邪→口鼻→気分または営血分
燥熱病邪→口鼻→衛分(肺)→気分(肺→胃)

※1 「故邪風之至．疾如風雨．故善治者治皮毛．其次治肌膚．其次治筋脉．其次治六府．其次治五藏．治五藏者．」
※2 「風雨之傷人也．先客於皮膚．傳入於孫脉．孫脉滿．則傳入於絡脉．絡脉滿．則輸於大經脉．血氣與邪并．客於分腠之間．」

4 内経の時間区分法

季節ごとの五気・六淫などの移り変わりは，時間という一定の期間をもって表現されるので，基準となる年月日や季節の区分を明確にする必要がある。

(1) 紀年法

干支紀年法とは十干と十二支の組み合わせで年を示す方法である。六十年で一周する。

干支紀年法の起源は木星の観察とかかわりがある。中国の戦国時代より紀年法として歳星紀年法が用いられるようになった。これは天球における木星（歳星（さいせい））の位置で示され，木星の通り道を十二分割（十二支）して，その位置で歳をあらわすものである。「歳在星紀」とは木星が星紀という位置にある年，という意味である。

甲子表

天干	甲	乙	丙	丁	戊	己	庚	辛	壬	癸
地支	子	丑	寅	卯	辰	巳	午	未	申	酉
天干	甲	乙	丙	丁	戊	己	庚	辛	壬	癸
地支	戌	亥	子	丑	寅	卯	辰	巳	午	未
天干	甲	乙	丙	丁	戊	己	庚	辛	壬	癸
地支	申	酉	戌	亥	子	丑	寅	卯	辰	巳
天干	甲	乙	丙	丁	戊	己	庚	辛	壬	癸
地支	午	未	申	酉	戌	亥	子	丑	寅	卯
天干	甲	乙	丙	丁	戊	己	庚	辛	壬	癸
地支	辰	巳	午	未	申	酉	戌	亥	子	丑
天干	甲	乙	丙	丁	戊	己	庚	辛	壬	癸
地支	寅	卯	辰	巳	午	未	申	酉	戌	亥

太歳紀年法とは歳星紀年法から発展した紀年法である。寅の始まりと申の始まりに直線を引いて，この線を鏡として対称の位置に太歳という架空の星を見立てて，その十二支の位置で年を決める方法である。

太歳紀年法

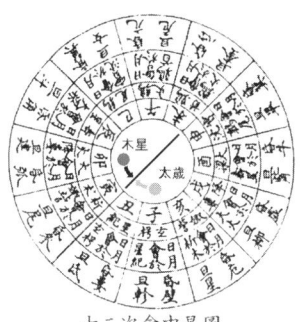

十二次會中星圖

　次に漢代には，十干にも太歳が配置されるようになった。『淮南子』天文訓には「淮南元年冬，天一在丙子」と記述されるように，十干と組み合わされて干支で太歳の位置が記述されるようになった。そして年を表すのに干支が用いられるようになる。

　現在に伝わる干支紀年法は後漢の四分暦の発布85年（章帝元和2年）より採用された。発布された章帝元和2年は乙酉で，現在に至るまで連続していて2006年は丙戌である。なお，一年の始まりを立春正月としたのは太初暦からである。それ以前の秦の顓頊では冬至十月を一年の始まりとしていた。

　運気七篇は，干支紀年法を理論的根拠としている。運気論で用いられる干支紀年法は漢代にはできていたが「超辰」※を用いていた時代では干支がしばらくするとずれてくるので，運気論の成立は干支紀年法が固定化した四分暦の発布AD85年以後となる。

　その他の章篇では，干支紀年を含めて紀年の記載が見られないが，**内経成立時には干支紀年法が実際に使用されていた**ことが理解される。

　ところで内経では一年の始まりをいつにしていたのだろうか。『霊枢』九宮八風では四立四分を一年の区切りとして用い，立春を一年の始まりとしている。霊枢・歳露では立春の日の気象変化で一年の気候を占うことが記載されているが，そのすぐ後に正月朔日として陰暦正月の日に同じく気象を観測する方法が記述されている。このことより，臨床的に立春を一年の始まりとする考えと通常の暦通り陰暦正月（新月の日）を一年の始まりとする2説があったことが分

65

かる。もしくは月の影響を考えて使い分けていたともとれる。運気論では後世の医家により立春を年始とする説と大寒を年始とする2説があり，主に大寒起始説が採用されている。

　内経では，通常一年の始まりは立春とする。ただし運気論では大寒を始まりとする。

　※超辰：木星の公転周期は11.862年なので，約86年たつと，太歳の位置は1辰ずれることを「超辰」と呼んだ。このずれを修正するために改暦のたびに補正された。

---

(2) 紀月法および季節区分

　内経では，北斗七星の柄（斗柄：柄の側の3星）の指す方向で月を決める斗綱建月法を用いていた。この建月法は二十四節気と対を為している。

四季と斗綱建月法

　一年は春夏秋冬の四季に分けられるが，更に季節ごとに孟仲季の三つに分けられていた。孟春，仲春，季春などである。四季は立春，立夏，立秋，立冬から始まり，孟仲季はそれぞれを三等分し，斗綱建月に基づいた月の区分となる。

　時令説はすべてこの月の区分法を取っている。時令説は『詩経』『楚帛書』

『類経図翼』二十四氣斗綱図

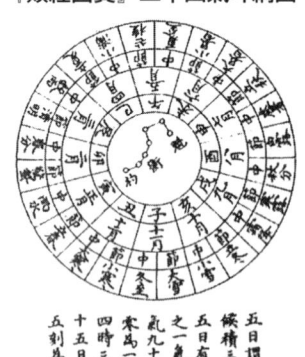

の戦国時代中期より始まり、『春秋』『左伝』『管子幼官』を経て、『淮南子』『礼記月令』で完成したとされる。

「内経以前気象学説」に示したように内経は呂氏春秋の時令説の影響を大きく受けていることから、春3月という時、陰暦でなく斗綱建月に基づいた正月2月3月の3ヶ月を指している。

内経の四季の区分は四立（立春・立夏・立秋・立冬）に基づき、月の区分は斗綱建月に基づく。

季節区分について

内経の季節区分には、四季・長夏を加えた五季・運気論での六節気などがある。臨床では五季区分を主に用いるが、「日本の気候」で明らかにしたように日本では雨季が初夏のあと盛夏の前にあるので、春風・初夏暑（熱）・梅雨湿・盛夏暑（火）・秋燥・冬寒とする季節区分を用いる。

(3) 紀日法（干支紀日法）

殷代以降、紀日は干支紀日法で現在に至るまで途切れることなく連続して使用されている。2008年1月1日は丙午となる。

「肝病者. 愈在丙丁. 丙丁不愈. 加於庚辛. 庚辛不死. 持於壬癸. 起於甲乙.」（『素問』蔵気法時論）

(4) 時間の表記

内経の時間区分法は、以下のいくつかの種類がある。

1．十二時辰および百刻制

「子午為経. 卯酉為緯.」「歳有十二月. 日有十二辰.」（『霊枢』衛気行）

「十二辰」は一日を十二分して、それぞれに十二支の子丑寅卯辰巳午未申酉戌亥の名称をあてはめたものである。

前漢の武帝の太初元年（前104年）に漏刻制度が整った。昼夜あわせて百刻とし，冬至は昼四十刻，夜六十刻，夏至は昼六十刻，夜四十刻とした。夜漏は昏から明までを五等分して甲夜，乙夜，丙夜，丁夜，戊夜とされた。漢代を通じて使用され不定時法である。前漢哀帝の建平二年（前5年）に昼夜で百二十刻と改定されたが，後漢光武帝の初め（25年）の頃に一日百刻に戻された。

「歳有十二月，日有十二辰」「一日一夜水下百刻而尽矣。」「一日一夜水下百刻而尽矣。」（『霊枢』衛気行）

　隋代以降，1辰時＝8刻1／3なる等式が示され，辰刻は定時法になり，十二支は下記のように時刻と対応するようになった。

正午を12：00とする。

卯：5：00〜，辰：7:00〜，巳：9：00〜，午：11：00〜，未：13：00〜，申：15：00〜，酉：17：00〜，戌：19：00〜，亥：21：00〜，子：23：00〜，丑：1：00〜，寅：3：00〜

　『素問』蔵気法時論の，五藏と時刻の関係は平旦，日出，日中，日昳，下哺，夜半で表されていて，平旦，日出，下哺などは季節により時刻が変動するため，不定時法であったことが分かる。

　臨床的にも不定時法のほうが，人の五藏陰陽の盛衰との関係を考える時，正しいと思われる。夏は陽の時間が長く，冬は陰の時間が長いので，五藏の盛衰も当然影響を受けるからである。

『淮南子』の時刻

　『淮南子』天文訓（前139年成立）では一日を15に不等区分している。例えば，未刻を小遷と哺時に2分割している。午刻は正中のみなど。また，太陽は夕刻に西に沈み，夜間も周回して東より昇るという考えが見られ，初期の渾天説の考えが見られる。

「日始」……一日の始まりはいつか？

　太初暦では夜半を始まりと定めた。「太初元年甲子夜半朔旦冬至」（『史記』暦書・暦日甲子篇）

　太初元年の前年の11月朔が冬至と一致し，その日の干支が甲子であるので，

太初暦の暦算上の始点をこの日の午前０時とする，との意味である。
　暦法上は以後，午前０時を一日の始まりとした。ただし日常生活では鶏鳴をもって始まりとしていた。

２．一日陰陽分法
　「平旦，日中，黄昏，合夜，鶏鳴。陽中之陽，陽中之陰，陰中之陰，陰中之陽。」(『素問』金匱真言論)
　易の四極による分類であり，一日を陰陽によって四つに区分する方法である。

３．一日四時分法
　「朝則為春．日中為夏．日入為秋．夜半為冬．」(『霊枢』順気一日分為四時)
　「日乗四季死．」(『素問』三部九候論)
　一日を四季に当てはめ区分する方法である。

４．その他の時刻区分法
　《素問・蔵気法時論》一日の時間の違いにより五藏の病の変化。
　：平旦，下哺，夜半，日中，日哺，日出，四季
　《霊枢・病傳》および《素問・標本病伝論》：日出，人定，日中，日入，夜半，日失，晏食，大晨，鶏鳴，下哺，早食，晏哺。
　《霊枢・営衛生会》：日中，夜半，平旦，日西，日入。
　《素問・生気通天論》：平旦，日中，日西，暮。
　《素問・陰陽別論》：夜半，夕時。

５．内経の時を表す用語と時辰の関係
　夜半：子の刻。
　鶏鳴：丑の刻。
　夜尽：寅の刻で夜の終わり。
　平旦：「平旦」を夜明け前，明らかに寅の刻の意味で使用しているのは，『素問』蔵気法時論と『素問』脈要精微論である。その他の章篇では「日出」の意味で使われていることが多い。本来の「平旦」の意味は地平線から太陽が頭を出すことなので，日の出の意味と「日出」と区別して夜明け前の寅の刻を

示す意味の二通りが用いられていたことが分かる。

　ただし蔵気法時論での「脾病者．⋯日出甚．」は，甲乙経では平旦としている（五藏傳病大論）。肝慧・心静が平旦なのでこれに従う。また，平旦は寅の刻でなく日出とするのが一年の蔵気法時と整合性がある。

　大晨：晨は早朝。口の中に食物をぱくりと入れる様。

　日中：午の刻。

　禺中：禺：「すみ，太陽の入るところ」『漢字源』。

　日昳（にってつ）：未刻。日が少し傾く時刻。

　食時（早食・晏食）：「晏」は日が低く下がること。女をなだめて家（宀）の中に落ち着かせること。やすらか。晏寧（＝安寧）『漢字源』。早晏は夕方の早い時間か？　日晏は日暮れ。

　晡時：早晡，下晡，晏晡，日西（『霊枢』営衛生会で使用），日夕，夕時。

十二時辰図

晡＝夕方，申の刻（午後 4 時頃）。晏＝遅い。日西は平旦と対応して使用されている。ここでは平旦は日出と同じ。以上より晡時は申の刻，早晡は未刻，下晡は酉刻とする。

(5) 太陰太陽暦

　朔日（新月）の時刻を月の始まりとし，次の朔日までを 1 ヶ月とする。二十四節気の内，中気を含むかどうかによって月が決定される。しかし，一朔望月

(29.53日)×12月は，354日あるいは355日となるので，毎年十一日前後太陽年とのずれが生じる。そのため，ずれを修正するために，ある月を二度重ね，(例えば五月なら，翌月は閏五月がくる) ずれを修正するのである。

　古くは，年末に閏月を置く，歳末置閏法であったが，紀元前七世紀以降（春秋時代以降），十九年に七つの閏月を置く，十九年七閏法が成立する。これは紀元前433年，アテナイの数学者メトンが発見したメトン周期と同じもので中国のほうが古くに成立していたようだ。

(6) 二十四節気

　暦法の最も原始的な形態は，物候暦で，「大戴礼記（だたいらいき）」夏小正篇に「正月。蟄を啓く。雁，北に郷（むか）う。」とあるのが二十四節気の原形である。紀元前七世紀頃，二十四節気は現在の内容に完成されたらしい。

　二十四節気は天文学的に決められるため，最も気候の変化を正確に反映する。太陰太陽暦において，陰暦の季節とのずれを修正するために二十四節気を用いた。

　暦ではその日の二十四時間中に節気を含む日を節気とする。

内経での引用例

「凡病傷寒而成温者．先夏至日者．爲病温．後夏至日者．爲病暑．暑當與汗．皆出勿止．」（『素問』熱論篇）

「太一在冬至之日．有變．占在君．太一在春分之日．有變．占在相．太一在中宮之日．有變．占在吏．太一在秋分之日．有變．占在將．太一在夏至之日．有變．占在百姓．」（『霊枢』九宮八風）

(7) 七十二候

　二十四節気の成立後に，より詳しく季節の移り変わりを示すためにつくられた。二十四節気の一節気に七十二候の三候が含まれる。

「五日謂之候．三候謂之氣．六氣謂之時．四時謂之歳．」（『素問』六節蔵象論）

「五日謂之候」とは七十二候のことである。「三候謂之氣」とは，三候で二十四節気の一気になること。「六氣謂之時」とは二十四節気の六気で一つの季節となるということ。そして四時で一年となる。ちなみにこの文を含む六節蔵象論の冒頭部分は運気七編の内経への編入時に書き加えられたとされている。

参考文献
藤本蓮風監修・主編他：『臓腑経絡学』，アルテミシア，2003年
日本生気象学会：『生気象学の事典』，朝倉書店，1992年
橋本浩一：『内経気象学リアルタイム』，CD-ROM，1999年

【衛気営血津液と気象】
柯雪帆主編：『中医弁証学』，上海科学技術出版社，1987年
神戸中医学研究会：「基礎中医学」，燎原，1995年
藤本蓮風：『初心者の為の陰陽論（九.陰陽理論の臨床応用5.方剤例,桂枝湯類）』，ほくと第9号，1991年
武長春，張登本主編：『内経詩典』，人民衛生出版社，1990年
《中医大辞典》編集委員会：『簡明中医辞典』，人民衛生出版社，第2版1986年
楊力：『周易与中医学』，北京科学技術，1989年
楊殿興他主編：『温病学読本』，化学工業出版社，2006年
藤堂明保：『漢字源』，学習研究社，1988年
斎藤国治：『古代の時刻制度』，雄山閣出版，1995年
平岡禎吉：『淮南子に現われた気の研究』，理想社，改定版，1968年
張介賓：『類経』，上海古籍出版社，1991年

第2章 内経気象学各論

1 蔵気法時
五藏と季節・時刻の関係

(1) 五藏と季節

『素問』蔵気法時論は五藏の病がどの季節・時刻に，発病し，悪化し，持続し，好転するのかを，五行の相生相剋関係を根拠に説いている章篇である。四季の気候推移と五藏盛衰の関係が明確に示されている。

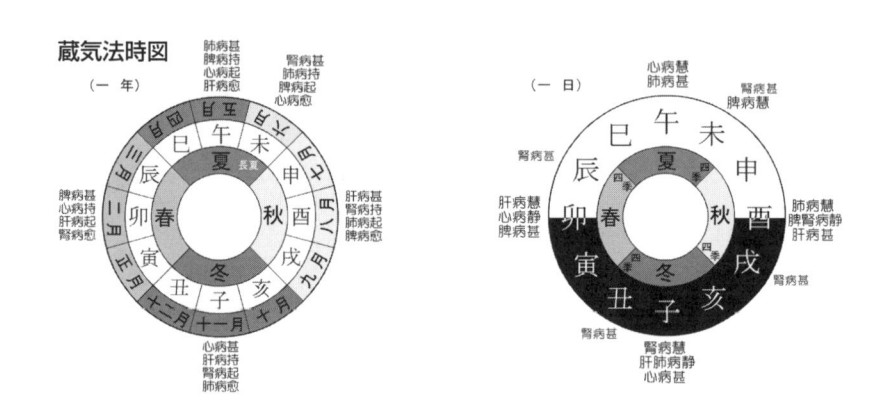

《肝》

「病は肝にあり。夏に癒える。夏に癒えなければ，秋に病は甚だしくなる。秋に死すことがなければ，冬に病は継続する。春になると病は再び盛んとなる。また春に肝病はよく発病する。肝病は風にあたることを禁ずるべきである。一日では，日の出の頃は病がまだ穏やかである。夕方より日没の頃に症状は激しくなり，夜中は軽快する。」「病在肝．愈於夏．夏不愈．甚於秋．秋不死．持於冬．起於春．禁當風．肝病者．平旦慧．下晡甚．夜半靜．」

ここでは臨床に基づいて蔵気法時の解説をする。「起於春」の解釈については後述する。

春になって暖かい東風が吹き出すと、肝木が盛んになるが、元来肝鬱気滞などがあって肝を病むものは肝気が盛んになりすぎて、病が悪化したり新たに発病したりする。夏になると、天地の木気の上昇は収まり肝病も癒える。秋になると、収斂の気が天地に満ちて肺気は盛んになり、下降して肝木も衰えるため肝病は甚だしくなる。または夏に脾気虚を起こしたものは、脾の弱りに乗じてかえって肝気が盛んになり肝病が悪化する（臨床的には花粉症などとして発病）。冬は肝病があれば持続する。

肝の蔵気法時図

```
                    ↗心火
              肝火
               ↑      肝陽上亢    木侮土    （夏）暑邪傷気
天地の陽盛 →   肝気上昇    肝気上昇 ← 脾気虚 ←
              （升発盛）
（春）風木の気候 肝気実   肝気下降   （秋）燥金の気候
              （条達盛）  （肝気虚）
                ↕          ↓
              肝血不足
              腎陰不足
```

秋に肝気虚となるのは元来気虚の程度が強いものが多く、肝気は実しやすく虚しにくいので臨床的には比較的少ない。肝火は心火を生じて精神症状を生じる。

■肝病：「肝病者．兩脇下痛引少腹．令人善怒．虛則目䀮䀮無所見．耳無所聞．善恐．如人將捕之．取其經厥陰與少陽．氣逆則頭痛．耳聾不聰．頰腫．取血者．」（『素問』蔵気法時論）

■肝は升発を主る

「神在天爲風．在地爲木．在體爲筋．在藏爲肝．」（『素問』陰陽応象大論）

肝は木であり、春風は肝木の季節である。肝気は草木が春に上に生育するように升発する。

「春三月．此謂發陳．」（『素問』四気調神大論）春木の季節は生き生きと万物は生発する。

「木得金而伐．」（『素問』宝命全形論）肝気の升発は肺気粛降の制約を受ける（金剋木）。

「膽病者．善太息．口苦嘔宿汁．心下澹澹．恐人將捕之．」（『霊枢』邪気藏府病形）

肝気虚は胆気虚の症状とされる。春に升発作用が強すぎると肝気上逆する。逆に秋の燥金の気候は肺気粛降が盛んになり肝気は下降する。元来の気虚または暑邪傷気が加わると肝気虚となる。

■肝は条達を主る

「肝者．將軍之官．謀慮出焉．」（『素問』霊蘭秘典論）「勇士者．目深以固．長衡直揚．三焦理横．其心端直．其肝大以堅．其膽滿以傍．怒則氣盛而胸張．肝擧而膽横．眥(まなじり)裂而目揚．」（『霊枢』論勇）草木が生き生きと伸び伸びと成長する様を示す。したがって肝木は抑鬱を悪む。

春に条達作用が強すぎたり抑鬱されると肝脾不和・肝胃不和を生じる。

■肝は疏泄を主る

疏泄とは，疏は通導で通じさせる作用で条達作用。泄は散発で升発作用。

「發生之紀．是謂啓敕(けいちん)．土疏泄．蒼氣達．陽和布化陰氣廼隨．生氣淳化．萬物以榮．」（『素問』五常政大論）発生之紀とは木運太過であり太過の木気が土気を動かし通じさせるとの意味。

《心》

「病は心にあり。長夏に癒える。長夏に癒えなければ，冬に病は甚だしくなる。冬に死すことがなければ，春に病は継続する。夏になると病は再び盛んとなる。また夏に心病はよく発病する。心病は温かいものを食べたり厚着を禁ずるべきである。一日では，昼頃は病がまだ穏やかである。夜中に症状は激しくなり，明け方に軽快する。」

「病在心．愈在長夏．長夏不愈．甚於冬．冬不死．持於春．起於夏．禁温食熱衣．心病者．日中慧．夜半甚．平旦靜．」

夏になると天地の陽気が最も盛んになる。陽気を受けて心陽が盛んとなる。過度に心陽が高まると心病（暑熱内蘊による心神不寧や中暑による意識混濁）を発病する。長夏になり天地の陽気が衰えてくると心病は癒える。もし癒えなければ，冬に天地の陽気の衰えを受けて心陽が衰微し，病は甚だしくなる（眞心痛など）。春から夏になると冬の間衰えていた心陽は回復するが，逆に暑気により心火が盛んとなり病む。

臨床的にも，心病で死亡するのは冬に寒邪を受けて心陽暴脱したり，夏に熱中症により心・心包に暑邪が入ることによることが多い。

心の蔵気法時図

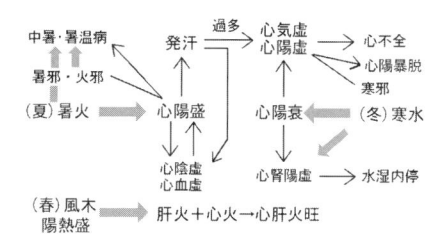

```
中暑・暑温病 ← 発汗 → 過多 → 心気虚
                              心陽虚 → 心不全
暑邪・火邪 ↗                            ↘ 心陽暴脱
                ↓                      寒邪 ↗
(夏)暑火 ⇒ 心陽盛 ⇄ 心陽衰 ← (冬)寒水
                ↓        ↓
              心陰虚    心腎陽虚 → 水湿内停
              心血虚
(春)風木
陽熱盛 ⇒ 肝火＋心火→心肝火旺
```

■心病：「心病者．胸中痛．脇支滿．脇下痛．膺背肩甲間痛．兩臂内痛．虛則胸腹大．脇下與腰相引而痛．取其經少陰太陽．舌下血者．其變病．刺郄中血者．」(『素問』蔵気法時論)

■「心惡熱」素問・宣明五気篇「心者．五藏六府之大主也．精神之所舍也．」(『霊枢』邪客)

　心は熱を嫌い，夏の暑熱によって心熱内蘊すると心神不寧となり意識は混濁する。「心爲汗」より発汗過多は心気・心血・心陰を傷る。

■「諸血者皆屬於心．」(『素問』五藏生成論)「心主身之血脉．」(『素問』痿論)

　心は一身の血・血脈を主るので冬の寒水・寒邪により心陽が傷られると心陽虚・心陽暴脱の危急の証となる。

《脾》

「病は脾にあり。秋に癒える。秋に癒えなければ，春に病は甚だしくなる。春に死すことがなければ，夏に病は継続する。長夏になると病は再び盛んとなる。また長夏に脾病はよく発病する。脾病は温かいもの（湿性のもの）を食べたり過食や湿度の高いところにいたり衣服を濡らしたままでいることを禁ずるべきである。一日では，昼過ぎは病がまだ穏やかである。日の出に症状は激しくなり，夕刻に軽快する。」

「病在脾．愈在秋．秋不愈．甚於春．春不死．持於夏．起於長夏．禁温食飽食．濕地濡衣．脾病者．日昳慧．日出甚．下晡靜．」日昳：未の刻。午後２時頃。「禁温食」：宋代の『雲笈七籤』には「禁濕食飽食濕地濡衣。脾惡濕也。」として「濕食」と引用されている。呉崑注本も「濕食」とする。下晡靜：『素

問識』では母の時刻の日中に脾静とすべきとする。

梅雨などの長夏になると，外湿が盛んになり脾が困窮して脾病を発しやすい。秋になって雨季が終わり湿邪が消退すると脾病は癒える。もし癒えなければ，春に肝木の気が盛んになり木乗土によって脾病は悪化する。夏になると肝木の気は衰え病は軽快してくる。そして，また雨季になると脾病は悪化するのである。ここで夏火の後に長夏土が来ているが，臨床的にはその地域の雨季を長夏土にすべきで，日本では盛夏の前の梅雨が該当する。

春の気候による脾病への影響を実際に調べたが，脾の弱いものは明らかに病が悪化することが示された。

脾の蔵気法時図

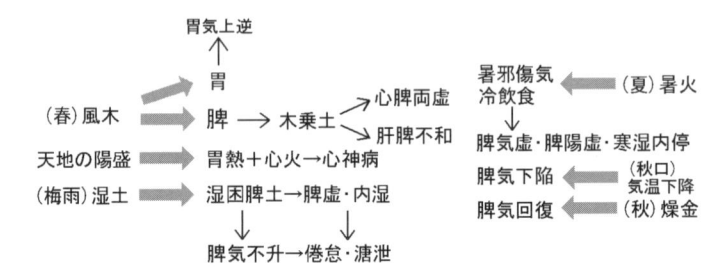

```
                       胃気上逆
                         ↑
  (春)風木    ━━━▶   胃        ━━▶ 心脾両虚     暑邪傷気  ◀━━ (夏)暑火
                      脾  →  木乗土 ━▶ 肝脾不和   冷飲食
  天地の陽盛  ━━━▶  胃熱＋心火→心神病           脾気虚・脾陽虚・寒湿内停
  (梅雨)湿土  ━━━▶  湿困脾土→脾虚・内湿          脾気下陥   ◀━━ (秋口)
                          ↓       ↓                        気温下降
                      脾気不升→倦怠・溏泄         脾気回復  ◀━━ (秋)燥金
```

■脾病：「脾病者．身重．善肌肉痿．足不收．行善瘈．脚下痛．虛則腹滿腸鳴．飧泄食不化．取其經太陰陽明少陰．血者．」(『素問』蔵気法時論)

■脾は升を主る

「飲入於胃．遊溢精氣．上輸於脾．脾氣散精．上歸於肺．」(『素問』経脈別論)

脾は升を主り，運化を主る。

■胃は降を主る

「脾胃大腸小腸三焦膀胱者．倉廩之本．營之居也．名曰器．能化糟粕．轉味而入出者也．」(『素問』陰陽応象大論)「大腸者．傳道之府．」霊枢・本輸 大腸の傳道は胃の府の働きでもある。

「清者上注于肺．濁者下走于胃．」(『霊枢』陰陽清濁)

■脾悪湿　「脾惡濕」(『素問』宣明五気篇)

■木乗土　春に肝木が盛んになると木乗土の病理を生じる。

第2章 内経気象学各論

■暑邪傷気　夏の暑火・暑邪は脾気虚を生じる。また冷飲食により脾陽は傷られる。
■脾は血を生じる「中焦受氣取汁．變化而赤．是謂血．」(『霊枢』決気)
■脾は衛気を生じる「脾者主爲衛堅固」(『霊枢』師伝)
■胃は陽明であり陽熱が強く，春夏に熱化しやすい。

《肺》

「病は肺にあり。冬に癒える。冬に癒えなければ，夏に病は甚だしくなる。夏に死すことがなければ，長夏に病は継続する。秋になると病は再び盛んとなる。また秋に肺病はよく発病する。肺病は冷飲食や薄着を禁ずるべきである。一日では，夕刻は病がまだ穏やかである。昼頃に症状は激しくなり，夜中に軽快する。」

「病在肺．愈在冬．冬不愈．甚於夏．夏不死．持於長夏．起於秋．禁寒飲食寒衣．肺病者．下晡慧．日中甚．夜半靜．」夜半靜：『素問識』では母の時刻の日昳に肺静とすべきとする。

　秋になると西風が吹き，涼燥の気が満ちる。涼燥の気は外邪として肺気不宣を起こしやすいため，咳嗽したり風寒邪を感受しやすい。また燥気は肺津・肺陰を傷り肺気不宣を起こしやすい。「冬になると癒える」とあるが，臨床的には寒邪が更に強くなるために風寒邪を感受して肺病は悪化しやすい。内経の諸篇に「肺悪寒」とあるとおりである。夏に甚だしいとは，暑邪が肺陰を傷るからである。肺陰虚による発熱空咳などが見られる。

肺の蔵気法時図

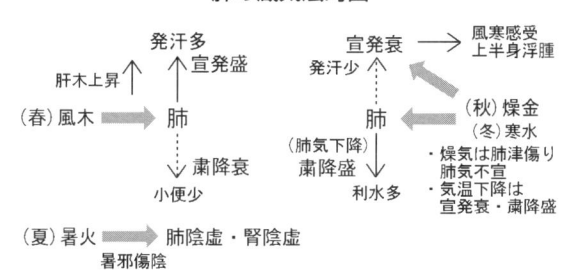

(春)風木 ⇒ 肺
　肝木上昇↑　発汗多　宣発盛
　　　　　↓　粛降衰
　　　　　　　小便少

(夏)暑火 ⇒ 肺陰虚・腎陰虚
　　　　暑邪傷陰

肺 ⇐ (秋)燥金　(冬)寒水
宣発衰　発汗少↑
(肺気下降)
粛降盛↓
利水多
風寒感受
上半身浮腫
・燥気は肺津傷り肺気不宣
・気温下降は宣発衰・粛降盛

肺の宣発と粛降が相反する関係にあることは中医学でもあまり論じられていない。気温降下時や秋に喘息が多発する理由はこれによって明確となる。
■肺病：「肺病者．喘欬逆氣．肩背痛．汗出．尻陰股膝髀腨胻足皆痛．虛則少氣不能報息．耳聾．嗌乾．取其經太陰．足太陽之外．厥陰内．血者．」
■宣発

「上焦開發．宣五穀味．熏膚充身澤毛．若霧露之溉．是謂氣．何謂津．岐伯曰．腠理發泄．汗出湊湊．是謂津．」（『霊枢』決気）

　肺の宣発作用を示す。春夏は陽気盛んで肺の宣発作用は活発になりよく発汗し，衛気と津液を全身にめぐらす。逆に秋冬は宣発作用は衰えて肺気不宣を起こしやすく，風寒邪を感受したり，上半身の浮腫や哮喘の病となりやすい。春夏は小便少なく，発汗が多い。
■宣発と衛気　衛気は脾と肺に生成を依存して，肺の宣発作用で全身に輸布される。
■呼気と宣発　哮喘は秋になり，宣発作用が衰えているところに風寒邪を受けて，更に肺気不宣を起こして発病する。これによって，風寒邪の感受がなくても気温降下で発病しやすいことがよく説明できる。夜間より早朝の発作は陽気が最も衰える時間であり宣発衰退によって起こりやすい。
■粛降

①水道通調　「飲入於胃．遊溢精氣．上輸於脾．脾氣散精．上歸於肺．通調水道．下輸膀胱．」（『素問』経脈別論）

　秋冬は小便が多く発汗が少ない。

②気の下降＝収斂　肺は秋金であり収斂の働きを持つ。肝木の升発・上昇と相互制約の関係。
■吸気と粛降　粛降作用は腎の封藏作用を根拠とするので，腎が弱ると吸気しにくい腎不納気証となる。呼気は肺の宣発と肝の升発によるので，秋に宣発が弱り肝気が下降すると呼気困難＝実喘を起こしやすい。これは喘息が秋冬・気温降下時に多発する理由である。

《腎》
「病は腎にあり。春に癒える。春に癒えなければ，長夏に病は甚だしくなる。長夏に死すことがなければ，秋に病は継続する。冬になると病は再び盛んとな

る。また冬に腎病はよく発病する。熱した食物や暖めた衣服を禁ずるべきである。一日では，夜中は病がまだ穏やかである。四季に相当する時刻に症状は激しくなり，夕刻に軽快する。」

「病在腎．愈在春．春不愈．甚於長夏．長夏不死．持於秋．起於冬．禁犯焠㶼熱食温炙衣．腎病者．夜半慧．四季甚．下晡靜．」四季：未戌丑辰の時刻。「焠㶼熱食温炙衣．」火で炙った食べ物と暖めた衣服。
すいあい

注目すべきは，五藏についてそれぞれ陰陽の別があり，そのどちらを対象にしているかを理解する必要がある。腎については「起於冬」とは，冬に天地の陽気が大いに衰え腎陽が衰微するためであり，「禁犯焠㶼熱食温炙衣．」と言っているのは陽熱が腎陰を傷るためである。例えば「腎悪燥」（宣明五気篇）とは燥邪により腎陰が乾かされ傷つくことを示している（馬蒔注「腎属水，其性潤，而得燥則精涸，故悪燥」）。『難経』四十九難の「正経自病」によれば，腎は久坐濕地として湿邪に傷られるとされている。これは，寒湿邪により腎陽が傷られることを指している。また，肺については宣発と粛降作用が相反する働きとなる。

冬になると寒水の気候により腎陽は衰微し，腎陰はかえって盛んとなる。梅雨は湿邪が強く，気温が低いと寒湿邪となって腎陽を傷る。春は陽気が盛んとなって腎陽は回復してくる。夏は暑火・暑邪により傷津・傷陰して腎陰虚となってくる。

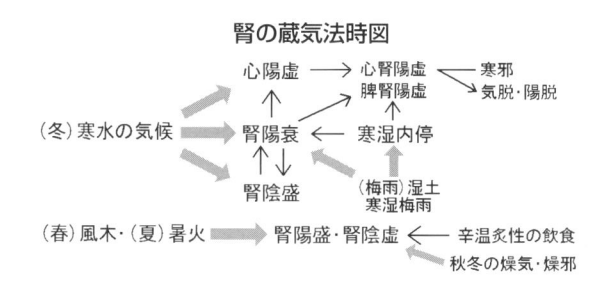

腎の蔵気法時図

```
                     心陽虚 → 心腎陽虚 ← 寒邪
                            脾腎陽虚   気脱・陽脱
                              ↑
(冬)寒水の気候 ⇒ 腎陽衰 ← 寒湿内停
                    ↑↓        ⇑
                   腎陰盛    (梅雨)湿土
                             寒湿梅雨
(春)風木・(夏)暑火 ⇒ 腎陽盛・腎陰虚 ← 辛温炙性の飲食
                                    秋冬の燥気・燥邪
```

■腎病：「腎病者．腹大脛腫．喘欬．身重．寝汗出．憎風．虚則胸中痛．大腹小腹痛．清厥．意不樂．取其經少陰太陽．血者．」（『素問』蔵気法時論）
■「腎者．主蟄封藏之本．」（『素問』六節藏象論）

腎は藏気を内に封じる働きがある。肺の吸気，精を蔵する働き，胎児を封

じて養育する，二便の正常な排泄などはすべて腎の封藏の働きによる。また封藏は，めぐらし・外泄する働きである肝の疏泄と相互制約の関係にある。
■「腎惡燥．」(『素問』宣明五気篇)
　秋の燥金や秋冬の燥邪は陰津・腎陰を傷る。
■「腎者水藏．主津液．」(『素問』逆調論)
　腎は水を主るので腎陽虚になると小便少・浮腫などを生じる。梅雨の寒湿の気候では脾腎の陽気が，冬には腎陽が衰え水湿が停滞する。
■「其左者爲腎．右者爲命門．」(『難経』三十六難)「益火之源．以消陰翳．壯水之主．以制陽光」王冰注
　腎には陰陽の別があり，一身の陰陽の根である。

　「邪気が五藏に客する時，その生じるところである子の季節に癒え，その勝たざる所である季節に甚だしくなり（相剋関係），その生じられる所の母の季節に悪化せずに継続し，自らの位である季節に発病する。必ず五藏の脉を見極め，軽快する時と悪化するときを明らかにして順逆の分別をすべきである。」
　「夫邪気之客於身也．以勝相加．至其所生而愈．至其所不勝而甚．至於所生而持．自得其位而起．必先定五藏之脉．乃可言間甚之時．死生之期也．」
　これは蔵気法時の五行に基づく運用の解説である。五行の相生相剋関係を用いている。以下に内容を図示する。

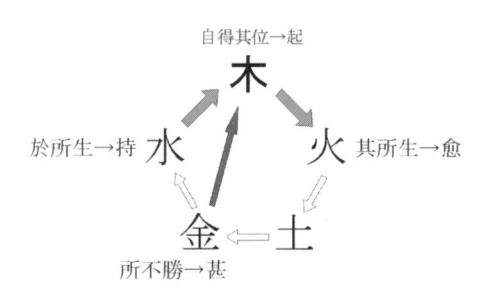

```
                自得其位→起
                   木
      於所生→持  水   火  其所生→愈
                   ↑
                 金 ← 土
                所不勝→甚
```

(2)「起」に関する考察

　「起」であるが，『黄帝内経綱目』『中医病因病機学』（上海中医学院著）など

現代中医学の書物では,多くは軽快・治癒するという解釈になっている。しかし馬蒔などは,「凡病在脾者,以脾性属土,其病従長夏始也。」「脾病始于長夏。」として長夏は脾病が始まる季節としている。また,内経での「起」の用例を見ると,病が発病するという意味となっている(『素問』移精変気論「故病未已. 新病復起.」など)。

臨床から見ると,長夏(雨季・梅雨)の湿土の気候によって脾気は困窮し身体が重い,軟便溏泄,脈濡などの湿困脾土の病証がよく見られる。また,「禁温食飽食. 湿地濡衣.」では,湿度が高い土地や濡れた衣服(外湿)を禁じることより,脾病は外湿により悪化するとされている。更に肝病は風を,心病は温食熱衣を,肺病は寒衣を,禁じることより「起」は発病すると解釈すべきだろう。

春に木気が盛んとなって肝病が生じるとは『難経』でいう正経自病と同じ考えであり,その他の季節は相剋関係を用いている。相剋だけでいうと春は肝病が軽快するほうが正しいが,ここで発病すると言っているのは臨床経験よりきているのだろう。

ちなみに清の高士宗の『黄帝内経直解』では「肝病者. 平旦慧.」の部分で「平旦乃木王之時,平旦慧,即上文起于春。」として,春は平旦に慧であるように肝病は安静であるとしている。

以上より,「起」とは五気を受けて五臓は触動する(盛んになる)が,病が生じやすい時と解釈する。

(3) 春の気候の脾病への影響

脾病の蔵気法時のうち,外湿により脾が弱ったり秋に脾気虚が回復することはよく知られているが,春に脾病が甚だしいことに関しては,脾弱でないものも倦怠感が生じるのではないかと若干疑義があったので,臨床的に合致しているか調べた。

方法:著者の鍼灸院を来院した患者さんに対して,問診により脾の状態と春に倦怠感などが増しているかどうかを2008年3月下旬に調べた。調査の対象者は28名。男性10名,女性18名で21歳から84歳までの成人である。

分類方法：
　全員を以下の5タイプに分類する。
①脾気虚：食欲不振。倦怠感。軽い歩行・短時間の発汗でも疲労感。脈虚按じて無力。舌胖嫩。
②軽い脾気虚：倦怠感。長時間歩行，十分な発汗で疲労感。脈虚按じて無力。
③湿困脾土（②も含む）：便溏軟便。脘腹部痞悶，悪心嘔気。体重。白膩苔。
④内湿あって脾は充実で脾胃の症状なし：舌苔白膩または白厚。
⑤内湿なく脾充実
　春の気候による脾への影響（影響あれば各1ポイントとする）
○倦怠感（身体のだるさ）：春になってから→強くなる・冬と同じ程度の倦怠感ある・倦怠感ない
○日中の眠さ：春になってから→強くなる・冬と同じ程度である・眠さはない
○疲労しやすい：春になってから→　疲れやすい・冬と同じ程度で疲労感あり・疲労感なし
○朝のめざめ：春になってから→悪くなる（眠い・だるい）・冬と同じ程度でめざめ悪い・めざめ良い

結果：脾気虚があるものは，4ポイント中3.4ポイントの高い相関性を示した。湿困脾土のものも2.6ポイントの比較的高い相関を示した。脾が充実しているものは0.3ポイントで非常に相関性が低かった。この結果より，脾の弱りのあるも

年齢	性別	タイプ	脾の症状と春
54	女性	3	0
37	女性	3	0
55	女性	4	0
32	女性	5	0
32	女性	4	0
47	男性	4	1
36	女性	5	0
47	男性	4	0
28	男性	4	0
58	男性	4	0
58	男性	4	0
22	女性	2	1
21	女性	4	0
61	女性	4	0
21	男性	1	4
84	女性	3	2
55	男性	3	4
55	女性	4	2
20	女性	2	4
53	女性	2	3
55	男性	3	4
46	女性	3	4
61	男性	1	4
45	女性	2	4
30	女性	1	4
47	男性	3	4
35	女性	1	3

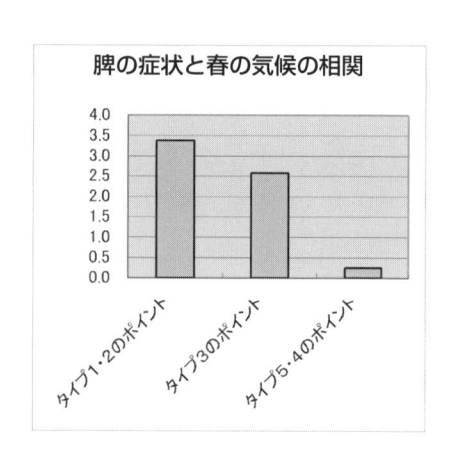

脾の症状と春の気候の相関

（タイプ1・2のポイント：約3.4、タイプ3のポイント：約2.6、タイプ5・4のポイント：約0.3）

のは春に倦怠感・眠さ・疲労感が増加することが分かった。逆に脾がしっかりしているものは，春の気候により倦怠感などを生じないことが分かった。
(本稿は2008年日本伝統鍼灸学会発表原稿の一部である)

(4) 蔵気法時の臨床活用

　以上のように多くの場合，蔵気法時は臨床的にも当てはまっていて運用価値は非常に高い。特に重要なことは，五藏の陰陽を区別して蔵気法時と結びつけて運用すべきことである。このことによって，蔵気法時説は生きた気候五藏学説となる。更に臨床的経験で補足することで，季節と五藏の関係は明確になり臨床に直結した理論となる。五運六気を気候気象病証学説として運用する場合にも，五運の運用工具として蔵気法時を活用することになる。

　蔵気法時は気候と五藏の関係を明らかにし，また五運（主運）の運用工具である。

臨床で解釈する蔵気法時の一覧表

	春(風木)	夏(暑火)	長夏(湿土)	秋(燥金)	冬(寒水)
肝病	【起】風木の気で肝気上逆	【愈】風木おさまり上逆治る		【甚】肺金(涼燥)に剋され肝気下降	【持】持続
心病	【持】持続	【起】火気で心火盛ん、心血心気不足	【愈】火気治まる		【甚】心陽弱り
脾病	【甚】風木に剋される	【持】持続、暑邪傷気	【起】湿土の気で湿困脾土	【愈】燥気で脾湿乾く、暑邪傷気回復	
肺病		【甚】火気が肺陰傷る	【持】持続	【起】燥金の気で肺気不宣	【愈】燥気やむ
腎病	【愈】陽気高まり腎陽回復、腎陰は不足		【甚】寒湿が腎陽傷る	【持】持続	【起】寒水の気で腎陽傷る
陰陽寒熱	陽盛陰衰・陽気が盛んになる	陽盛陰衰・陽気が最盛	日本：前半陽衰陰盛、後半陽盛陰衰	陽衰陰盛・陰気が盛んになる	陽衰陰盛・陰気が最盛
よく見られる病理	肝気実・腎陰虚衰・木乗土・心肝火旺	暑邪傷気・腎陰血不足	湿困脾土・湿熱内盛・寒湿による病証	脾気下陥・脾気回復・肺気不宣・燥邪傷肺陰	

85

日本の気候推移による生理病理（蔵気法時ベース）

季節	時期	五気	気候特徴	陰陽	五蔵	生理	病理
春	立春～	風木	気温上昇・南東風	陽	肝	陽気盛んになり始め、肝木盛ん	肝木実・木乗土・腎水虚・心熱
初夏	立夏～芒種	暑火	気温高い	陽	心	陽気盛・肝気上昇次第に止む	心熱・肝気実
梅雨	芒種～小暑・大暑	湿土	湿度高い	陽～陰	脾	湿土の気候土気をはぐくむ	湿困脾土・寒湿で脾腎陽衰・湿熱で熱邪内薀
盛夏	～立秋	暑火	高温	陽	心	陽気が最盛	暑火で暑熱内薀・傷津・傷陰
孟秋	立秋～	暑火・燥金	日中高温、朝晩涼	陽～陰	肺	陽気次第に減少	暑火で傷気・傷津・傷陰
仲秋・季秋	白露～	燥金	乾燥して涼しい	陰	肺	陽気下降。陰気盛んになり始める	肺気不宣・脾気下陥
冬	立冬～	寒水	低温	陰	腎	陰気が最盛	心腎陽衰・寒邪侵襲

（5）一日の蔵気法時　～病の日内変動

　次に一日の蔵気法時であるが，下晡とは申酉の刻で平旦と対称と考えてよい。平旦は一年では春に相当し，日中は夏に相当し，日昳（てつ）は長夏に相当し，下晡は秋に相当し，夜半は冬に相当する。

　一日の五行推移を考えてみよう。早朝より気温は上昇し始め，陽気と共に肝木が盛んとなってくる。日中は陽気最盛となり心火が盛んとなる。陽気は陰水を昇らせ雲となり雨として下り湿土となる。[※1] 夕方には気温は下降し金気が到る。日が沈むと陽衰陰盛となり寒水の気が満ちる。このように一日の内にも五行のめぐりがあるが蔵気法時としては日晡時の降雨は夏にしかない（盛夏の夕立）ので，年間では日晡時を湿土脾とできないだろう。

　臨床的には，朝から午前中は正気が充実していると肝気が盛んとなり，気虚陽虚の場合は脾弱の症状を呈する。日中は心火が盛んで心神は大いに活動する。例えば，癲癇発作・統合失調症の救急搬送は早朝から始まり，昼間にピークとなるのは肝気上昇と心熱が関係していると考えられる。[※2]

　ところで，外感熱病の陽明潮熱は日晡に相当する3時ごろから起こってくる。

	春	夏	長夏	秋	冬	平旦 (春)	日中 (夏)	日昳 (長夏)	下晡 (秋)	夜半 (冬)	四季 (土用)
肝病	起	愈		甚	持	慧			甚	静	
心病	持	起	愈		甚	静	慧			甚	
脾病	甚	持	起	愈		甚		慧	静		
肺病		甚	持	起	愈		甚		慧	静	
腎病	愈		甚	持	起			甚	静	慧	甚

順気一日分 爲四時	平旦(春)	日中(夏)	下晡(秋)	夜半(冬)
	慧	安	加	甚

喘息は一年での秋に相当する酉刻ではなく就寝時から夜間に発作が起こりやすい。アトピー，蕁麻疹・営血に入った熱病は，夜間より深夜にかけて症状が悪化するが，これは気分熱より深い営血熱の特徴である。天地の陽気が最も衰えるのは子刻だが，心陽虚の心不全は早朝に起こりやすい。このように，一日の蔵気法時は1，2刻のタイムラグをもって発動している。これは，天地の陰陽の変化に対して生体の陰陽の変化は気温変動（最高気温は南中時でなく午後2時ごろ）と同じく（気温変動よりも更に）遅れて反応するため，症状も天地の陰陽変化よりも遅延して起こると考えられる。

したがって，一日の蔵気法時はタイムラグをもって発動することと，一年の雨季に相当する時刻が明確でないので蔵気法時を基礎にしながらも臨床事実に基づいて運用する必要があるだろう。

一日の蔵気法時の地域差：例えば，大阪と奈良では同じ気象でも朝晩の湿度

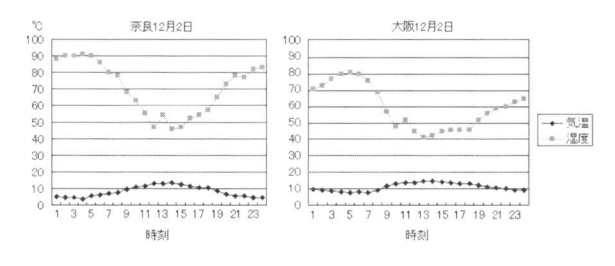

2007年12月2日の奈良・大阪の気温・湿度グラフ

温度の変化が異なる。奈良は湿地が多くて湿度は高く，盆地特有の放射冷却が強いために朝の気温低下が大きい。したがって，冬に晴れた日は朝晩に寒湿邪が強い。

居住地の一年や一日の気温・降水量・湿度変化のグラフは，気象庁のデータをエクセルにコピーして簡単に作成できる。是非，現在地のグラフを作成してみてほしい。

※1 「故清陽爲天．濁陰爲地．地氣上爲雲．天氣下爲雨．雨出地氣．雲出天氣．」(『素問』陰陽応象大論)
※2 須藤千春・水谷章夫，「病気の気象学（2）寒候期に多発する疾患の発症状況」，(財)大阪防疫協会機関誌MAKOTO128号，2004年

(6)「順気一日分爲四時」の日内変動

その他一日の病状の変化を説いたものに「順気一日分爲四時」がある。
「夫百病者．多以旦慧晝安．夕加夜甚．何也．岐伯曰．四時之気使然．」
多くの病は朝や昼までは落ち着いている。夕方に症状は悪化してきて夜に甚だしくなる。
「願聞四時之気．岐伯曰．春生夏長．秋收冬藏．是気之常也．人亦應之．以一日分爲四時．朝則爲春．日中爲夏．日入爲秋．夜半爲冬．朝則人気始生．病気衰．故旦慧．日中人気長．長則勝邪．故安．夕則人気始衰．邪気始生．故加．夜半人気入蔵．邪気獨居于身．故甚也」
蔵気法時論では一日における五藏の病の盛衰が説かれているが，ここでは病全般についての傾向が説かれている。朝は人の気血が生じ始め，邪気も弱いので慧である。日中は気血が充実してくるので邪気を抑えて安らかである。夕刻になると気血は衰え始め，邪気が生じ始めて病は盛んになってくる。夜半になると気血は深く蔵して邪気のみが盛んとなるので，病は甚だしくなるのである。たしかに，多くの病で早朝より午前中において病勢は弱いのが臨床的に認められる。ただし高血圧では早朝に悪化することが多いのは，早朝が肝気盛になってくる時刻であるとする蔵気法時及び子午流注の藏府の盛衰に一致する。また脾の弱りがあるものは，朝より午前中にかけて調子が悪いなども蔵気法時がよ

く該当する。

「順気一日分爲四時」の日内変動は病全般にある程度，当てはまることを説明しており，「蔵気法時」の日内変動は，更に詳細に分析したものといえるだろう。

(7) 蔵気法時と不定時法

斎藤国治氏の検証によると，一日の時辰制度は隋代以前において，不定時法であったという。『内経』の成立は後漢よりくだることはないので，当然十二時辰は不定時法であった。蔵気法時論では平旦，日中，下晡，夜半，日昳に主に藏府の「慧」「甚」「靜」を配当しているが，平旦と下晡は季節ごとに時刻が変化するので，定時法から見て，その時刻も変化することになる。一日の陰陽の盛衰は太陽の出入によって決まるので（冬は陰盛陽衰で，夏は陽盛陰衰である），藏府の盛衰も季節により変動するほうが，より臨床に合致すると考えられる。したがって，定時法よりも太陽の出入に合わせた不定時法のほうが適切であると考えられる。

このことより，夏より冬の方が肝の蔵の盛んになる時刻が遅いことが類推される。今後の検証課題としたい。

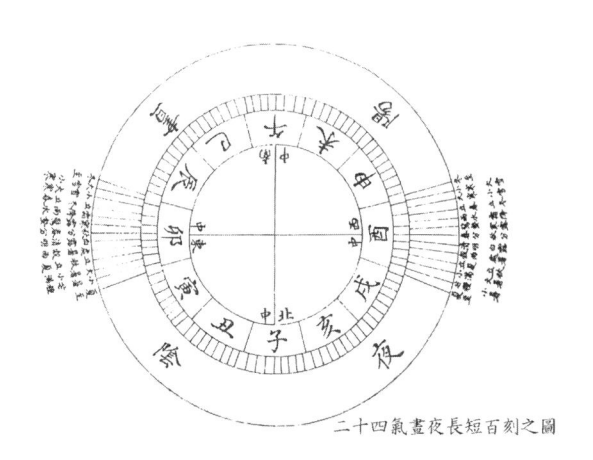

二十四氣晝夜長短百刻之圖

2 六淫と気象

　内経気象学においては，六淫は短時間・短期間の気象変化を示し，気候変化である五気と対をなしている。六淫外邪は運気論篇で明確にされた。
　六淫とは，正常な気候気象変化である六気が病因を形成した時の名称である。六気は風・寒・暑・湿・燥・火であり，六淫は風邪・寒邪・暑邪・湿邪・燥邪・火邪と称される。運気論篇を除く原『素問』『霊枢』では六気六淫の明確な認識はなく，五季に対応するものとして五気（風寒暑湿燥）だけであった。火邪は運気論篇で明確に外邪として認識され六淫と称されるようになった。
　「夏に暑邪に傷られると熱気が盛んとなる」（『素問』瘧論）
　原『素問』では「火」と「熱」が明確に六気として認識されていない。ここでは夏の外邪は「暑」その結果として内邪として「熱」を生じる，と認識されている。
　「天寒く地凍えれば経水凝泣し，天暑く地熱すれば經水は沸溢する」（『素問』離合真邪論）
　天の「暑」は地にあっては「熱」となる。
　「南方生熱．熱生火．火生苦．苦生心．……其在天爲熱．在地爲火．」（『素問』陰陽応象大論）天の熱は地にあっては火となる。原『素問』『霊枢』で火を気象として表しているのはこの部分だけである。
　「少陽司天．火氣下臨．肺氣上從．白起金用．草木眚．火見燔焫(はんぜつ)．革金且耗．大暑以行．……少陰司天．熱氣下臨．肺氣上從．白起金用．草木眚．喘嘔寒熱．嚏鼽衄(てい)鼻窒．大暑流行．」（『素問』五常政大論）
　少陽少陰司天では火気が大暑の気象を生じさせる。

六淫の構成要素

　運気論での六気の主気・客気の性質（本気）は，風・熱・火・湿・燥・寒とされている（厥陰風木・少陰君火・少陽相火・太陰湿土・陽明燥金・太陽寒水）。

それでは現在の六淫はどのように確定したのであろうか。
　至真要大論では司天の六淫が説かれ，六気を「風熱湿火燥寒」としている。六微旨大論で標本中気説が示され，三陰三陽と「風熱火湿燥寒」の関係が示された。ところが，天元紀大論・五運行大論では三陰三陽の天の六気を「風暑湿火燥寒」としている。これは夏の気象は伝統的に暑であらわされるので，暑の表現がとられたのだろう。そして後者のほうが六淫として採用されたのである。後世の医書では三陰極一病証方論が「寒暑燥湿風熱」としたのを除き，『医学啓源』（張元素，1186年）など以降は「風暑湿火燥寒」を六淫としている。

気象表現は「風寒暑湿燥寒」だけでなく「熱」も用いる

　ところで「暑」について考えてみよう。暑は主気の少陽相火の時期に到来する気象である。暑には暑湿の含意があることに注意する必要がある。
　「燥以乾之．暑以蒸之．風以動之．湿以潤之．寒以堅之．火以温之．」（『素問』五運行大論篇）
　「暑は以って之を蒸す」とあり，暑とは蒸し暑い気象を示している。
　「其性爲暑．其德爲顯．其用爲躁．其色爲赤．其化爲茂．其蟲羽．其政爲明．其令鬱蒸．其變炎爍．其眚燔焫．」（同上）ここでも暑は鬱蒸とさせる，との認識である。
　ところで，少陽相火の本気は火気とされていて「火」とは燥熱の性質を示す。
　「少陽司天．火氣下臨．肺氣上從．白起金用．草木眚．火見燔焫．革金且耗．大暑以行．」（『素問』五常政大論篇）
　「火気によって事物は焼き尽くされる様になる。もって大暑が流行する。」とあり火気は「燔焫」の性質を持ち，非常に暑く乾燥した気象である。ここで「暑」と「火」の性質に矛盾が生じる。暑湿は熱と湿に分けられ，火は燥と火熱に分けられる。したがって六淫として暑を使う時，燥熱の表現は火しかない。しかし火邪とは非常な高温状態を示すので，湿潤でなく気温が高い状態を風（温）から火（炎暑）の間は表現することができない。最も適切なのは「熱」だろう。したがって，気温の高い状態は暑でなく，本来の六気である熱で表現するほうがよい。気象表現では，できるだけ気象要素の最小単位で明確な表現を用いるべきと考える。以上の理由より，<u>本書では気候気象を最終的に表現するのに熱も用いることとする</u>。
　以上の考えを踏まえて六淫と六気について述べていきたい。

六淫感受についての若干の考察

六淫が外邪として人に影響するかどうかは,その人ごとに異なることに注意する必要がある。例えば気温が低い時,寒邪として影響するかどうかはその人の八綱の寒熱傾向と関係する。陽虚体質の人は寒邪により感作しやすいし,陽実タイプの人はかなりの気温低下でないと寒邪として感作しないなどである。したがって,一定の気温が寒邪であると断定できないことに注目する必要がある。その他,肝鬱気滞の人は風邪に感作しやすいなど,八綱・藏府・内生病邪の状態を知って六淫の影響を考えればよい。

(1) 風邪　〜風の概念は内経気象学において重要

①風は陽邪で,陽位をおかし,その性は開泄である。

風邪は六淫の中でも軽揚で上に向かい,昇発する性質を持っているため陽邪とされる。風邪は身体の上部及び表(八綱表裏の表)を侵襲しやすい。また外感病で表証を呈するものは風邪を伴うと言える。風は昇発を主り,腠理を開泄するので発汗させたりする。

「諸風は皆,家屋を壊し,樹木を折り,砂石をまいあげ,毫毛を起して腠理を開くのである。」(『霊枢』歳露)

②風は善くめぐり,しばしば変ず

「風は善く行りてしばしば變ず」(『素問』風論)

風は流動性の性質を持ち,風邪による病変は症状が激しくて変化しやすく,発病も急激である特徴がある。風邪による外感病の発病は急であり,症状の変化が早い。

③風は動を主る

「風勝てばすなわち動ずる」(『素問』陰陽応象大論)

風邪による病変は,「動」の特徴を持ち,震顫,眩暈,痙攣などを呈する。

低気圧接近による風邪は眩暈を生じさせやすい。また内傷病でも肝陽上亢・肝気上逆で内風が生じると,めまい,ふらつき,手の震えなどを呈する。

④「諸暴強直」は風に属する(至真要大論)

風邪による病は,急激に強直する病を発症する。内傷病に多く,肝風内動で

内風が生じ全身が引きつり強ばる。外風では風寒邪・風熱邪による顔面麻痺などが生じる。

⑤風は百病の長

「風は百病の長なり」（『素問』玉機真蔵論篇）

風は風寒邪，風熱邪，風湿邪，風燥邪など他の外邪と兼ねて邪気となりやすい。このように風邪は表に侵入する働きが強く，他邪を導くことができる。したがって，外感表証を発病させるのは風邪の働きである。他の外邪と組み合わさって一年中外感病の発病原因となるので「百病の長」と言うのである。

⑥風は肝の蔵に影響する

春の風は肝木を盛んにして気分は高揚する。肝病があるとかえって昇発しすぎて病は悪化する。また気温上昇が著しい（風邪盛）と熱邪生風で皮膚掻痒や肝陽化風などが起こりやすくなる（外風は内風を引き起こす）。更に，肝の病は肝風内動など内風を生じやすい。

「風気は肝に通じる」（『素問』陰陽応象大論）

標本中気では，厥陰風木の風気は厥陰・肝心包に入るとされる。心包に風邪が入ると続いて心陽も盛んとなる。

風は陽邪について

風には広義の風と狭義の風がある。狭義の風は春の主気であり，運気論により明確にされた六気の風気である。広義の風は八風であり四季ごとの風である。

運気論篇での風（厥陰風木）は狭義の陽邪としての風である。運気論篇で六気の風の性質が確定したといえる。六元正紀大論・厥陰風木客気の気象がそれを証明している。

内経では「東風は春に生じて病は肝にあり」（『素問』金匱真言論），「神は天にあっては風となり地にあっては木となり體にあっては筋となり藏にあっては肝となる」（『素問』陰陽応象大論），「肝は風を悪む」（『素問』宣明五気篇），「春は青風となす」「汗出でて身熱する者は風なり」（『霊枢』論勇）。

などと記載されている「風」は，春の主気である「風」についての記述である。

運気論篇では，客気が厥陰風木となる六節季の気象を見ると，初の気「春の到来が早く，気温は通常よりも高く，強い東南風が大いに吹く。生物は成長繁

栄する」。二の気「陽気と風気が盛んとなり，春気の時令が為される。万物は大いに成長するが，時に寒気が到来する」。三の気「風気が度々到来する」。四の気「風気と湿気が争い，風気は化して雨となる。かくして万物はよく成長し，成熟する」。五の気「秋なのに，春のような気候となり，草木はよく成長繁茂する」。六の気「風気が到来して気温は上昇する。そのため，万物は反って成長し，霧や露が生じる」となっていて，厥陰風木の気象は気温上昇と，東南よりの風を特徴とすることが理解される。ただし，気圧配置や地理的位置などにより気温上昇を伴う気流が北よりから吹く場合もあり，この場合でも気温上昇を伴うものは風邪としてよい。

厥陰客気の各季節の気候を調べると，気温上昇は次のような状況で生じることが分かる。春一番などの日本海に低気圧通過の気圧配置，春秋における移動性高気圧中の日中の気温上昇，温帯低気圧の接近時，台風の接近時，などである。これらはすべて短時間の気温の急上昇を示していることから，風邪とは単に気温が高いということでなく短時間で気温上昇をする気象状況のことと言える。

「風」「風邪」は短時間での気温上昇を呈する気象である（多くは南よりの風を伴う）。

運気論での客気としての風邪

主気 客気	初の気 厥陰風木	二の気 少陰君火	三の気 少陽相火	四の気 太陰湿土	五の気 陽明燥金	終の気 太陽寒水
厥陰風木	春の到来が早く，気温は通常よりも高く，強い東南風が大いに吹く。生物は成長繁栄する。	陽気と風気が盛んとなり，春気の時令が為される。万物は大いに成長するが，時に寒氣が到来する。	風氣が度々到来する。	風氣と湿気が争い，風氣は化して雨となる。かくして万物はよく成長し，成熟する。	秋なのに，春のような気候となり，草木はよく成長繁茂する。	風氣が到来して気温は上昇します。そのため，万物は反って成長し，霧や露が生じる。
	人々は一見健康に見えるが，血溢し，筋絡が拘強し，関節は不利となり，身体が重く，筋は萎える。	人々は比較的健康だが，淋病を病んだり，目が見にくくなったり目赤したり，気が上部に鬱して熱を生じる。	涙が出たり，耳鳴りしたり，眩暈が生じる。	人々は高熱を発し，呼吸困難となり，肌肉はやせ衰え，足は萎え，赤白下痢をする。	人々は健康に過ごす。	寒冷の時期に気温が上昇するので腠理は開き陽気を蔵することができないで，心痛したり咳嗽を生じる。

六節季ごとの気象特徴を見ると，風邪は春のような陽気の強い気象をもたらすことが理解できる。

(2) 暑邪・火邪・熱邪

近年の平均気温上昇により夏季の暑邪・火邪も以前より強くなっているため，これら邪気の身体への影響をよく知ることが重要である。盛夏を中心に冬以外でも気象状況により生じる。火邪は乾燥して気温が非常に高い状態を指し，フェーン現象や太平洋高気圧中の日中に生じやすい。

①暑邪・火邪・熱邪は陽邪でその性質は燔灼・上炎し上部をおかす

「夏に暑邪に傷られると内熱が盛んとなる」（『素問』瘧論）

「発熱して意識混迷し，ひきつける病は火に属する」（『素問』至真要大論）

火邪・暑邪・熱邪による病（熱中症，温病）では，内熱が非常に盛んとなり，高熱，悪熱，多汗，脉洪，舌紅などの熱証を呈する。いずれの邪気でも熱邪内蘊（ない うん）が強くなると火は炎上して目赤・紅舌腫脹・顔面紅・頭痛などの上部の熱症状が現れる。心神を上擾すると不眠・焦燥感・甚だしいと狂躁や意識混迷を生じる。

②暑邪・火邪・熱邪は傷津・傷陰血・耗気しやすい

「暑の気候ならば皮膚は緩み腠理は開く」（『霊枢』歳露論）

「暑によって発汗する。……身体が焼けるように熱ければ発汗させてこれを散じる。」（『素問』玉機真蔵論）

臨床的には発汗は危険なので，意識が明瞭なら補液・冷却などの処置を行い，温病学に基づく祛暑清熱の鍼をする（ただし病状の順逆・盛衰を四診情報から正確に判別できないと鍼は禁忌）。

暑邪・火邪・熱邪は陽邪であり，開泄の性質を持つので，腠理を開き発汗させる。津液を汗として外出すると共に気も外泄する。発汗が多いと口渇・多飲・尿が濃いなどの津液不足の症候が現れる。また津液は営血より化生されるので，発汗過多は次第に血虚を引き起こし，陰虚を悪化させる。発汗により気虚を起こすと疲労倦怠感・息切れなどの症状を呈する。これらの邪気は気血津液すべてに大きな影響を及ぼし，病の伸展は急激であるので，熱中症や暑温病（しょおん）

などの邪気が強い場合は，細心の注意をもって邪熱の程度と気血津液虚損の状態を迅速に把握する必要がある。

③暑は湿を挟みやすい

これは夏の炎熱の気候は暑邪だけでなく，湿邪を兼ねていることが多いことを指している。中国黄河流域では長夏の季節によく見られる。日本では梅雨の末期に気温が上昇してきて雨が多く，非常に蒸し暑い気候となるが，このような時期によく見られ暑湿邪・湿熱邪となる。症状は肌表を侵すと四肢の重だるさ・頭重感・浮腫，湿熱困脾なら嘔気嘔吐・体重倦怠・黄疸・軟便溏泄・発熱・舌黄膩苔などが見える。

日本の夏は梅雨よりも外湿は弱いが気温が非常に高く，口渇して冷飲食が増えることで内湿が盛んとなり，外からの暑熱邪と内からの湿邪により暑湿の病証を呈しやすい。飲食の養生と健脾化湿をしていく。

暑邪が湿邪を兼ねると，熱邪内蘊の働きが更に強くなることに注意する必要がある。したがって，高温多湿の気象は熱中症を重症化させる。湿邪は寒を兼ねると寒邪の性質を強め，熱と兼ねると暑邪熱邪の性質を強くする。

病邪	暑熱内蘊	内火上炎	傷津	傷陰	傷気
暑邪・熱邪	○	○	○	○	○
湿熱邪	◎	○	○	○	◎
火邪・燥熱邪	○	◎	◎	◎	○

◎非常に強い　○強い

暑邪・熱邪・湿熱邪・火邪の作用一覧：暑熱内蘊とは内熱邪のことで，程度が強いほど熱中症などの重症度が強くなる（証候：発熱・口渇・煩躁・舌紅絳・意識混濁）。内火上炎とは熱邪火邪の上逆で面赤・目赤・頭頂痛などを呈する。短時間の気温上昇を伴う高温は風邪と同じく上逆が強くなる（フェーン現象など）。湿度が高いと，湿困脾土が加わり傷気作用が強くなる。

内経は洛陽・長安（西安）の地を中心として成立している。現在の洛陽近くの気候を見ると，7月の最も気温の高い時期に降水量も最大となっている。大阪を見ると6月，7月と9月に降水量のピークがあり，気温が最も高い8月は降水量は少なくなっている。このように，夏を暑湿としているのは黄河流域独自の気候にも原因がある。同じ中国でも武漢などは6月に降水量が最大で気温

の高い7月,8月は雨が少ない。居住地の実際の気候を観察して暑邪と湿邪の程度を見ることが大事である。

④火は生風・動血しやすい

非常に気温が高いと火邪・暑邪により津液を耗損して,更に陰血を傷り,肝血が筋脈を滋養できなくなって,四肢の痙攣が起こる。

熱極生風・肝風内動により頸項のこわばり・後弓反張・上方注視などを生じる(内傷病でも温病でも起こる)。

火邪により血熱妄行すれば,吐血・鼻出血・血便・血尿・発斑などを生じる(主に温病の最盛期に発症)。

⑤暑邪・火邪・熱邪は心と腎に影響する

暑気・火気は夏の主気であり,心火は夏を主る。暑・火・熱により心陽は盛んとなり,汗は血の化したものであるので発汗過多は心血を傷る。また同時に気を消耗してひどければ心気虚を引き起こす。中暑などにより意識が混濁するのは心・心包に暑邪火邪が入り込んだものである。このように適度の暑さは心を養うが,過度の暑さは心陽心血を傷る。更に陰液を傷ると肺陰・腎陰などの虚損を招く。元来陰虚傾向のものは十分な注意が必要である。また夏の適度な暑気は人体の陽気を養い腎陽・命門火も盛んにさせる。

<u>標本中気では,少陰君火の熱気は少陰・心腎にはいるので,心陽とともに腎陽も盛んにする。</u>少陽相火の火気は少陽胆・三焦に入り胆火を生じたり,三焦熱盛で重い温熱病となる。

⑥火邪・熱邪が虚風となると腠理が開き衛気の守りが手薄になる

秋冬に気温が平年よりも異常に上がると,これは虚風であり腠理を開き衛気の守りが手薄となり,そのあと涼邪・寒邪の気象になると容易に寒邪が侵入する。したがって秋冬の気温上昇時は快適であるが,実は外邪が侵入しやすい状況であることを知らねばならない。

⑦暑邪・火邪・熱邪は温病の主要な発病原因である

温病の発病原因は温熱病邪である。運気論篇の客気が少陰君火・少陽相火である高温の気象時に温病・温瘟病が多く発病するとの記述より,六淫では暑邪・火邪・熱邪が「温熱病邪」に相当する。

平均気温の上昇は暑邪・火邪・熱邪が盛んになるので温病の発病は増加することになる。暑邪・熱邪・火邪を主として燥邪・風邪・湿邪が共に温病の病邪

となる。

⑧温厲病における病邪について

運気論篇では，伝染性の非常に強い致死率の高い病を「厲」として認識している。「民　廼　厲．温病廼作．」「厲大至．民善暴死．」（『素問』六元正紀大論）

客主加臨説において少陰君火・少陽相火が客気として加臨すると，いずれの季節でも温厲病が流行するとされている。隋代の巣元方が温病の病因を「乖戻之気」として以降，運気論の影響下で劉河間など歴代の医家により温病学の病因説は発展し，呉有性は1642年『温疫論』を著し，温疫の病因は非風・非寒・非暑・非湿として六気でない「厲気」によるとした。呉鞠通は『温病条弁』で三焦弁証を明らかにし，温厲の病に対する病因病理を完成させた。その過程において特に伝染性が強く重篤な経過をとるものの病邪を「暑燥厲気」「湿熱疫毒」などの「厲気・疫毒」の概念で認識するようになった。ただし論治は風温病・湿温病などの六淫を病因とする考えの延長であり，清熱薬・涼血薬などを大量に用いることで対応する（清瘟排毒飲など※）。「厲気・疫毒」によるといっても，例えば温熱疫・暑湿疫であるO-157による出血性大腸炎は湿・熱邪・暑邪が強い時期に流行するので，六淫病邪が非常に強いものが「厲気・疫毒」であると認識することができる。

客気として少陰君火・少陽相火が加臨する時は大変に暑い気象となり，病証では多く温病・温癘を発病するとなっている。熱邪火邪（暑邪）はどの季節であっても温病を発病させるものと認識されていたことが分かる。

⑨湿熱邪

暑邪・熱邪に湿邪が加わると，湿熱邪となり，非常に蒸し暑い気象となる。大腸湿熱による感染性胃腸炎や湿熱疫である出血性大腸炎などを生じやすい。日本では梅雨の後半や盛夏において湿度が高い時に生じる。湿熱は熱邪内蘊の作用が強く梅雨時期に高温になると中暑が多発する。

⑩暑湿邪

暑邪は元来湿を含む概念であるが，特に湿邪が強い時に暑湿邪と表現する。発病は湿熱邪に準じる。

※清瘟排毒飲（『疫疹一得』余師愚著）：定量の山梔子・桔梗・黄芩・知母・赤芍・玄參・連翹・生甘草・牡丹皮・鮮竹葉に，生石膏（240g～24g）・生地黄（30g～

運気論の暑邪・火邪

主気 客気	初の気 厥陰風木	二の気 少陰君火	三の気 少陽相火	四の気 太陰湿土	五の気 陽明燥金	終の気 太陽寒水
少陰君火	立春となり、風木に氣が盛んになると同時に客氣の君火が大いに盛んになり、気温は上昇し、事物は大いに成長繁栄する。	主客共に少陰君火となる為、強い炎暑の気候となる。万物は陽気の作用で成長化育されます。湿気が蒸昇するため雨が時に降る。	主客共に火気であり、強い炎暑の気候となる。万物は成長繁茂するが、寒氣が時に到来する。	蒸し暑い炎暑の気候である。	少陰君火が加臨するので陽気が盛んで暖かくなり、草木は成長し繁茂する。	少陰君火が加臨するので陽気が盛んで暖かくなり、冬眠していた虫が現れ流水が凍らない。
	温病が発病し、氣が上部にのぼると口や鼻から出血し、目は赤くなり、咳が出て頭痛がする。血崩や胸脇部が張り、皮膚には瘡ができる。	人々は一見健康そうに見えるが、いたるところで温属の病が大流行する。	人々は氣厥の病となったり、心痛し、寒熱の病となったり、咳嗽喘逆し、目赤する。	黄疸を発病したり、浮腫の病となる。	人々は健康に過ごす。	人々は健康に過ごしますが、病になると温病を発病する。
少陽相火	気温が非常に高く、草花は早く成長する。	陽気が広くゆきわたり気候は非常に暑く、人々は一見健康そうで、万物は非常に成長がよくなる。	司天の気司る時期で主客ともに少陽相火なので、猛烈な炎暑が到来し、雨は降らなくなる。	相火の気が加臨して地気は蒸されて湿気が上昇するが相火の気と交流できずに、朝晩寒風が吹き、湿と熱がせめぎあって草木の間に煙のように立ち込めて湿は化せず、秋の時令を為すことができない。	火気が上に加臨するので、暑さが反って到来し、万物は夏のように成長成熟する。	客気として少陽相火が加臨して、炎暑の気候が出現しています。冬眠していた虫が現れ、流水は凍らず、地気が大発して草木は成長する。
	温属病が起こり、身熱し、頭痛、嘔吐する。皮膚には瘡瘍が生じる。	温属の伝染病が大いに流行し、人々は急死する。	人々は熱が内に盛んとなり、耳が聞こえなくなったり、目が見えなくなったり、血熱盛んで膿瘡を生じ、咳嗽嘔吐し鼻出血したり口渇してクシャミ欠伸し喉腫れ目赤したりして急死することがある。	人々は腠理に熱が鬱して、突然出血したり、瘧の病となったり、心腹は満ちて熱が鬱し、腫脹し、甚だしいと浮腫の病となる。	人々は一見健康そうに見えるが、病に罹ると温病を発病する。	気候が暖かいので、人々は一見健康そうだが、温属の病が生じる。

6g)・犀角（24g～6g）・黄連（18g～3g）などで構成され，熱毒の強さに応じて薬量を変える。

(3) 湿邪

　湿邪は湿度の高い状態で生じる。季節では中国での長夏の雨期や日本では梅雨を中心に春の菜種梅雨・秋雨など雨の多い時期に生じる。冬の日本海側の降雪時や盆地などは寒湿として生じやすい。また雨に濡れたり，湖沼の近くでの居住，発汗して濡れたままにする，などの状況も湿邪を感受しやすい。

①湿は陰邪で，気機を阻遏して，陽気を損傷しやすい
　湿邪は水に属し，陰邪である。停滞しやすい性質を持つ邪気で，気機の運行を阻滞して，胸苦しい・頭重感・身体が重いなどの症状をあらわす。脾の運行を阻害しやすく，脾気上昇を阻害すると下痢・腹満・頭がボーッとするなどの症状を生じ，胃気が下降しないと悪心・嘔吐・嘔気などを生じる。また脾の運化作用を阻害すると水湿が停滞して水腫を生じたり，水様便や泥状便を生じる。

②湿は重濁・粘膩の性質を持つ
　「湿邪が長くあって居所にも湿気があると肌肉は湿邪に傷られて痛みや痺れを生じ，力が入らなくなる。ひどければ痿病となる。」（『素問』痿論）
　湿は重濁・粘膩の性質を持つので，経絡を阻滞すると頭が重い・四肢が重痛する・しびれる，などの症状を呈する。関節に停滞すると，重鈍痛・動かしにくい・腫脹などを生じる。藏府まで影響して湿困脾土となると全身の重だるさ・倦怠感・食欲不振・悪心・軟便・尿や便がすっきり出ない・腫脹舌・舌苔粘膩などの証候を呈する。また邪気の性質より袪邪しにくく，経過が比較的長い。

③湿邪は下降しやすい
　「湿に傷られるものは先ず下に之を受ける」（『素問』太陰陽明論）
　湿邪は重濁の性質を持つので，下降しやすく，下肢の浮腫・帯下・泄瀉・淋濁など身体の下部に症状が出やすい。ただし風邪と兼ねると顔・上半身の浮腫など上部に症状が出やすい（風湿邪）。寒邪と兼ねると腰腿痛など下部に症状が出やすい。また，外湿はまず脾胃に影響するので，中焦に始まるともいえる。

④湿邪は寒邪と兼ねやすく，陽気を損傷する[※1]

　湿邪も寒邪も陰邪であり，寒湿邪となると陽気を大きく阻滞させ，傷害する。

⑤暑邪・熱邪と兼ねると湿熱邪・暑湿邪となる[※2]

　暑邪・熱邪を兼ねるとかえって陽気は内鬱し熱証を呈して，湿の粘性により外感・内傷ともに経過が長く治りにくい。また，気象としての湿熱邪は乾燥した熱邪よりも更に熱邪内薀の性質が強く，湿困脾土を通じて傷気の作用も強くなる。したがって，高湿度の高温は中暑を多発させるので，十分な注意が必要である。

　低気圧接近時に気温上昇と共に湿度が上昇するが，熱に湿が加わることで熱邪はより盛んになり，熱邪生風して風邪の程度は強くなる。

　2002年冬から2003年春にかけて広東省で発生したSARSは湿熱疫病（湿熱薀毒が上焦・中焦を阻遏した）であることが明らかとなっている。このように温熱病邪に湿邪が絡むと湿の重濁・粘膩の性質により祛邪しにくく重症化しやすい。

運気論での客気としての湿邪

主気 客気	初の気 厥陰風木	二の気 少陰君火	三の気 少陰相火	四の気 太陰湿土	五の気 陽明燥金	終の気 太陽寒水
太陰湿土	立春となっても気温は低く，水は凍り，冷たい雨が降る。	土気が少陰君火を鬱して，湿土が上に上昇し，四方に白い雲が立ちこめる。風氣が湿土に勝てなければ雲が雨を降らせる。	太陰湿土が司天の気として作用し，湿気は降臨し，地気は上昇して雨が降る。寒氣も雨が降るに従って到来する。	多湿で炎暑の気候となり，大雨が時に降る。寒氣熱気は交互に到来する。	燥気と湿気が相い争います。燥気も湿気も陰気なので，陰寒の気がゆきわたり，風雨が生じる。	客気の湿土が加臨して湿気が広くゆきわたり，天地間に陰気が凝集して土埃が舞い上がり，視界は暗くかすむ。
	発熱して体が腫れ，面目も浮腫となり，眠りやすくなり，鼻つまり，鼻血，あくび，くしゃみ，吐き気が起こる。小便は黄赤色となり，ひどいと小便が出にくく痛む。（淋病）	人々は一見健康そうだが，熱が上部に鬱しが上部に鬱しり，嘔吐したりします。身体の内部に熱が鬱して瘡を発したり，胸や喉が通じにくくなり，頭痛や身熱し，意識が朦朧としたり膿瘡を生じたりする。	寒湿の邪を感受して人々は身重し，浮腫し，胸腹部が張ったりする。	人々は寒熱の病となったり，喉が乾き，黄疸を発したり，鼻血がでたり，水飲病となったりする。	寒気が身体に及び発病する。	人々は湿気に犯され，寒風が到来すると妊娠しているものは死産となる。

⑥湿は脾に影響する

脾は湿土であり湿邪の影響を受けやすい。また「脾は濕を悪む」より湿邪は脾の運化を阻害しやすい。脾の運化が悪くなると内湿が生じ，更に外湿を受けやすくなる。脾の働きの良いものは外湿が強い時期でも，脾失健運の症状が現れないことで脾が充実していることを知ることができる。日本は中国黄河流域よりも湿邪が強いので，内湿邪を化湿・利湿して健脾しておくことが特に重要である。

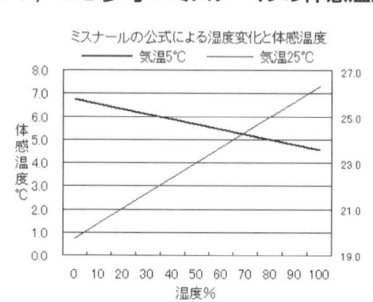

※1，※2参考：ミスナールの体感温度

ミスナールの公式による湿度変化と体感温度

ミスナール体感温度（℃）＝ T - 1/2.3 × (T-10) × (0.8- H/100)，Tは気温（℃），Hは湿度（%）

気温が高いと湿度上昇は体感温度上昇に作用し，気温が低いと体感温度下降に作用することを示す。低気温における体感温度下降に関しては，実際より過小評価であるとされている。

(4) 燥邪

燥邪は乾燥した気候で生じる。主に秋冬に生じやすく，日本の関東地方や華北地方の冬は非常に乾燥が強いので涼燥の邪気として働きやすい。また，夏にフェーン現象などにより乾燥して気温が非常に高いと燥熱の邪気となる。黄河流域や華北地方の長夏前は乾燥して燥熱邪が強い。

①燥邪は陽邪であり，津液・陰血を傷りやすい

「燥気が盛んであると乾燥する」（『素問』陰陽応象大論）

「腎は燥をにくむ」(『素問』宣明五気篇)

燥邪は津液を乾かして損傷し，鼻腔の乾燥・口乾・咽乾・口唇や皮膚の乾燥皸裂（くんれつ）・空咳・毛髪の枯槁・少尿で濃い・便秘などを呈する。

長く乾燥した状態が続くと陰血も消耗していく。蔵気法時論の「腎苦燥」とは燥邪により腎陰が傷られることを示している。

燥邪が暑邪火邪と兼ねると陽気が重なるので，熱邪が内生するとともに乾燥の程度がかなりひどくなり，吐血・下血などを呈する。冬に寒邪と燥邪が重なると熱証は呈さず，津液・陰血の消耗はそれほどでもない。陽邪であるので肺・皮膚など上部・表位を侵しやすい。

②燥邪が暑邪・火邪を兼ねると陰液を大きく傷る

近年，都市部で夏に乾燥して気温が高い状況がみられるようになった。これは燥熱の状態であり，燥邪も暑邪・火邪も陽邪であるので，津液や陰液を非常に傷りやすく風痰上擾の卒中風を発病しやすい。また燥熱邪により温病の秋燥

運気論での客気としての燥邪（運気論での陽明燥金は涼燥邪である）

主気 客気	初の気 厥陰風木	二の気 少陰君火	三の気 少陽相火	四の気 太陰湿土	五の気 陽明燥金	終の気 太陽寒水
陽明燥金	陽明燥金の氣が加臨して，寒氣が続き，秋の気候のようである。	厳しい涼気が至り，人々は涼気に犯されます。草木は寒さに晒され，本来来るはずの火気は抑鬱される。	暑い季節なのに反って涼気が流行し，燥気と熱氣が交錯し，三の気の終わりごろに燥気が頂点に達すると反って雨が降り，湿潤な気候となる。	まだ暑い季節なのに涼気が到来し，白露が降る。	主客共に燥金のため涼気が大いに至り，寒露は下り，霜が早くに降り，草木は早くに色づいて落葉する。	燥金が加臨し，寒氣が度々到来し，霧が立ち込め暗くなる。
陽明燥金	右半身の下部に寒病をおこす。	人々は気が鬱して胸や腹が張る病に罹る。	人々は寒熱病にかかりやすくなる。	人々は比較的健康ですが，身体が腫れて重たくなるような病気に罹る。	寒氣が身体に及び，君子は涼氣から身体を守りますが，一部とは皮や腠理の病にかかる。	涼気が到るが，内熱が発散することができずに身体の上部が腫れたり，咳喘したりする。寒氣が度々到来すると，皮や腠理に病を生じたり，内に寒氣が入ると胸肋部から少腹部に寒氣による病を生じる。

を発病しやすい。
③**寒邪を兼ねると肺気を傷り，外感を発病しやすい**

　秋冬に燥邪が寒邪を兼ねると，燥によって肺気不宣を非常に起こしやすく寒邪が容易に風寒邪として侵入する。乾燥が強く気温が低い時は要注意である。
④**燥は肺に影響する**

　「燥は西方に生じ，藏にあっては肺，肺は鼻に開竅する。」(『素問』陰陽応象大論)

　燥気は秋の主気であり，肺は燥気の影響を受けやすい。燥邪は鼻腔や気管などの肺系から侵入し，肺の藏へと影響していく。初期は鼻腔・咽喉・皮膚が乾燥し，次第に肺気不宣を起こして上逆する乾咳を呈するようになる。ひどければ喀血・鼻出血を生じる。燥は陰血を傷るので肺陰虚・腎陰虚のものは燥邪を感受しやすい。

　<u>標本中気では，陽明燥金の燥気は，陽明・胃大腸を傷り，胃陰虚・大腸枯燥を引き起こす。続いて肺陰虚・脾陰虚となる。</u>

(5) 寒邪

　寒邪は気温低下が病因となることであり，冬の季節は寒気を主るが，急な気温低下は寒邪となりやすく，四季を通じて生じる（ただし夏秋は涼邪と表現する場合もある）。冬以外では移動性高気圧の早朝の気温低下，寒冷前線通過後，北東気流，寒冷低気圧の通過時などに生じる。その他，雨に濡れる・水泳・発汗して風にあたる・冷飲食・クーラーに当たるなども寒邪となることがある。

①**寒は陰邪で，陽気を傷りやすい**

　「寒邪は手足を冷えあがらせる」(『素問』陰陽応象大論)

　寒は陰気の多い状態であるので，寒は陰邪である。寒邪は人体の陽気を凝滞させ損傷しやすい。そのため陽気の温煦作用を阻害して全身や局所に寒象を生じさせる。

　寒邪が衛気を傷って肌表を侵襲すると悪寒が起こり，更に正気と争うと発熱が生じる（著者はそれと共に風邪化熱によっても発熱すると考えている）。寒邪が四肢経絡に停滞すると，冷えて痛む。慢性化すると痹症を形成し，寒痹と

なる。冷飲食すると寒邪は脾胃の陽気を傷って腹痛・下痢などを生じる。心陽の弱いものが急激に身体を冷やすと，心陽は衰微して心痛・陽脱を生じることがある。

足腰を冷やすと寒邪は腰部の経絡経筋に阻滞して腰痛が発症したり，腎陽を弱らせる。このように人体にとって陽気は非常に重要であるため，寒邪に侵襲されると多くの病証を起こしやすい。寒邪は陰邪なので下半身・腎など下部をおかしやすい。ただし風邪を兼ねると風寒邪として，表位から侵入しやすく外感表証を発病させる。

②寒は収引・収斂する

「諸々の寒邪による病は収引する」(『素問』至真要大論)

収引・収斂とはひきつりを生じることである。寒邪は気機を収斂させて経脈経筋を拘急させるので，筋のひきつりを生じ疼痛を生じさせる。寒邪が肌表を襲うと肌表は収斂して頭痛や項痛，体痛を引き起こす。関節を襲うと節痛を生じる。肝経を襲うと経脈に沿って下腹部やそけい部・陰部にひきつり・痛みを生じる（寒滞肝脈証）。

③寒は気血を凝滞させる

「寒邪が脈に入ると血は凝滞して痛む」(『素問』離合真邪論)

寒邪は気機を阻滞させて気血の運行を渋滞させる。そのため気滞・血瘀を生じる。寒邪により気滞すると痛みを生じ，血が瘀滞すると固定性の刺痛を生じる。寒邪による痛みは暖めると軽快する。

④寒邪は虚風の時に病邪の性質が強くなる

九宮八風での春夏における虚風・逆風は北風の寒邪であり，この時，腠理は開いているので容易に寒邪は侵入し外感病を発病させたり痺病を悪化させる。

秋冬においても剛風・大剛風と呼称されているように，実風・順風でも陽気を非常に傷りやすく六淫の中でも特に用心が必要である。

⑤寒は腎と心に影響する

寒気は冬の主気であり，腎水は冬を主るので，寒邪は腎に影響を与えやすい。主に寒邪は腎陽を損傷させる。腎陽が弱ると気化作用が衰微して水湿が停滞すると水腫・尿少を引き起こし，腎陽の弱りは四肢の冷え，腰冷痛を起こす。体表の守りである衛気は腎陽に基づいているので，腎陽が弱ると寒邪の侵襲を受けやすくなる。生理的には冬の寒気は身体の陰気を養う。

標本中気では，太陽寒水の寒気は，太陽・膀胱小腸に入る。膀胱経に寒邪が入った状態は太陽傷寒中風病である。続いて寒邪が伝変すると少陰腎に入り腎陽虚などを引き起こす。小腸に寒気が入り伝変すると心に入り心陽虚を引き起こす。このように運気論で寒邪は腎だけでなく心にも入ることを明確にした。

運気論での客気としての寒邪

主気 客気	初の気 厥陰風木	二の気 少陰君火	三の気 少陽相火	四の気 太陰湿土	五の気 陽明燥金	終の気 太陽寒水
太陽寒水	前年の在泉の少陽相火が退くと太陽寒水の氣が加臨する。そのため暖かかった冬が逆に大変に寒くなり，水は凍り，厥陰の風氣の働きで風は吹いてきますが，陽気は内に鬱閉される。	少陰君火の時期であるのに寒氣が去らずに雪が舞ったり，水が凍ったりする。霜が降りて，草は先が縮れ，寒雨が度々降ります。少陰君火の時期なので陽気は次第に回復してくる。	三之氣．天政布．寒氣行．雨廼降．本来暑いはずのこの季節に寒氣が到来して雨が降る。	湿土の季節に太陽寒水が加臨するので冷たい雨が降る。	陽気は去り，寒氣が到来し，雨も降ります。樹木の葉は早くに落ちる。	主客共に寒水なので，寒氣が大いに到来して，湿は大いに化して霜が積もり，陰気は凝集して水は固く凍りつき，陽光は遮られる。
	気候に注意しなければ，関節は固くこわばり痛み，腰臀部の痛みがおこる。炎暑が流行する頃（二之氣）内外に瘡瘍が生じる。	太陽寒水の客気のために陽気は内鬱して内熱を生じる。	外に寒が襲い，反って熱は内鬱してできものができたり，熱痢を起こしたり，心熱して悶え，意識が朦朧として，治療が手遅れになると死亡する。	突然倒れて身体は悪寒で震え，意識が朦朧として呼吸は微弱となり，喉が渇く。また心痛したり腫脹したり瘡瘍ができたり寒瘧の病を発したり骨痿となり足は脱力したり，血便がでたりする。	人々は寒邪を避けるべきであり，君子は腠理を密にして邪気の侵入をさせない。	寒を感受すれば，関節は不利となり，動かず，腰部や臀部が痛み，寒湿が交われば疾を生じる。

⑥風寒邪について

　風寒邪は，寒邪に風邪を伴った傷寒中風の発病原因である。風邪は運気論で明確に陽邪とされているにもかかわらず，気温の低い北風そのものを風寒邪とする考えが多いが，論理的に矛盾が生じる。

　単に気温が低い北風は寒邪であり，臨床的にもこの気象では傷寒中風はあまり発病せず，外感表証を伴なわない腰腿痛・下肢冷感などがよく発症する。傷寒中風が発病しやすい気象は，気温が高い日の翌日急に気温が下がった時や，

移動性高気圧の中で日中気温が高く夜から早朝にかけて気温が急降下する時で，腠理が開いているので容易に寒邪が侵入する。単に気温が低い気象では風寒邪でなく，寒邪として腰腿痛などを発症させ，寒は下を主るので上から入る外感熱病として発病しにくい。外感表証となるためには風邪によって腠理が開いていることが必要となる。「……風即寒之帥也。……以風寒分微甚，則風屬陽而淺，寒屬陰而深。<u>然風送寒來，寒隨風入。</u>」(『景岳全書』風寒辨五）に寒邪は風によって入り込むことができると張景岳が述べているとおりである。

以上より，傷寒中風の外感病の病因は風寒邪であるが，北よりの風そのものは寒邪であると考える。

<u>気温上昇の風邪によって腠理は開き，そこに寒邪が到来して風邪と共に入り込むと考えるのが最も妥当だろう。これは虚風の概念と密接に関係がある。</u>

また風邪が熱邪とともに入ると風熱表証となる。

⑦寒湿邪について

寒湿邪とは，寒邪に湿邪を兼ねた邪気で，気温が低い時の降雨や冬の日本海側の降雪時，盆地での早朝朝霧の出るような時に生じる。湿邪を兼ねていて脾に影響する部分もあるが，湿の陰邪の性質と寒邪の性質が合わさって非常に陽気を傷りやすい邪気である。具体的には，寒湿邪は腰腿痛・痺証（特に寒痺・寒湿痺）の悪化や発病を引き起こすことが多い。

「病在肌膚．肌膚盡痛．名曰肌痺．傷於寒濕．」(『素問』長刺節論篇）

寒湿邪が肌膚を傷ると非常に痛みが激しい。これは寒湿痺である。

⑧卒中風発病の寒邪による病因病理

『素問』風論の腠理閉塞について

「黃帝問曰．風之傷人也．或爲寒熱．或爲熱中．或爲寒中．或爲癘風．或爲偏枯．或爲風也．其病各異．其名不同．或内至五藏六府．不知其解．願聞其説．」

この風は八風であり四季ごとに吹く風である。

「岐伯對曰．風氣藏於皮膚之間．内不得通．外不得泄．風者善行而數變．腠理開則洒然寒．閉則熱而悶」

腠理が急に閉塞すると内熱が盛んとなる。陽邪の風は腠理を開かせ悪風しないので，この「風」は寒風である寒邪と考えてよいだろう。

運気論の寒邪・涼邪

六（終）の気に陽明燥金が加臨すると「涼気が到るが，内熱が発散することができずに身体の上部が腫れたり，咳喘したりする。寒気が度々到来すると，皮や腠理に病を生じたり，内に寒氣が入ると胸肋部から少腹部に寒気による病を生じる」。

二の気に太陽寒水が加臨すると「太陽寒水の客気のために陽気は内鬱して内熱を生じる」。

三の気に太陽寒水が加臨すると「外に寒が襲い，反って熱は内鬱してできものができたり，熱痱を起こしたり，心熱して悶え，意識が朦朧として，治療が手遅れになると死亡する」。

以上の内容から，陽熱が盛んな場合に寒邪が侵襲すると，腠理は閉塞して熱は外泄できずに，かえって内熱邪は盛んになるという病理が明らかである。したがって，肝陽上亢の人が冬・春に急に寒邪を受けると肝陽暴発しやすい。そして寒邪が持続すると（内に寒気が入り）陽衰する。

六淫病証等一覧

六淫	気象	陰陽	五行	五藏（蔵気法時）	藏府経絡（標本中気）	内生病邪	病理	症状
風	短時間の気温上昇（＋強風）	陽	木	肝	肝・心包	内風	肝気上逆、肝陽上亢、内熱生風	眩暈、痙攣、掻痒、のぼせ、頭頂部痛、目赤など
						風邪入表	風邪開竅腠理入表	外感風邪：脈浮・発熱
熱・暑	気温が高い	陽	火	心	心・腎	内熱	心熱、内熱盛、暑邪傷気、熱入心包、温熱病	発汗、発熱、口渇煩躁、不眠、意識不清
火	気温が非常に高い、乾燥	陽	火	心	胆・三焦	内火内風	心火、胆火、内熱熾盛、火邪傷陰傷気、熱入心包	面赤、口渇煩躁、高熱、譫語、赤疹、瘡瘍、小便赤など
湿	湿度が高い・降雨	陰	土	脾	脾胃	内湿	湿邪内盛、湿困脾土、湿鬱化熱	体重、倦怠感、浮腫、便軟溏泄、生痰、食欲不振など
燥	乾燥	陽	金	肺	肺・胃大腸	内燥	燥邪は肺陰を傷り、肺気不宣、肺失粛降。胃大腸の陰液を傷る	皮膚乾燥、口乾、鼻乾、空咳、鼻血、腸燥便秘など
寒	気温が低い	陰	水	腎	膀胱・腎・心	内寒	寒邪表襲、傷寒中風、心腎の陽気傷る	腰腿痛、寒痺、風寒感受、心痛、悪寒など

現代中医学では，西洋医学の影響を受けて脳血管が寒邪で収縮して気滞するとしているものが多いが本来の内経医学の論理でないと考える。

六淫の内経文
(1) 風邪
「諸所謂風者．皆發屋．折樹木．揚沙石．起毫毛．發腠理者也．」『霊枢』歳露
「風勝則動．」『素問』陰陽応象大論
「風者百病之長也．」『素問』玉機真蔵論篇
「風氣通於肝．」『素問』陰陽応象大論
「東風生於春．病在肝．」『素問』金匱真言論「神在天爲風．在地爲木．在體爲筋．在藏爲肝．」『素問』陰陽応象大論「肝惡風．」『素問』宣明五気篇「春青風．」『霊枢』論勇「汗出而身熱者．風也．」『素問』評熱病論
(2) 暑邪・火邪・熱邪
「此皆得之夏傷於暑．熱氣盛．」『素問』瘧論
「諸熱瞀瘛．皆屬於火．」『素問』至真要大論
「暑則皮膚緩而腠理開」『霊枢』歳露論
「因於暑汗．煩則喘喝．靜則多言．體若燔炭．汗出而散」『素問』玉機真蔵論
(3) 湿邪
「有漸於濕．以水爲事．若有所留．居處相濕．肌肉濡漬．痺而不仁．發爲肉痿．」『素問』痿論
「傷於風者．上先受之．傷於濕者．下先受之．」『素問』太陰陽明論
(4) 燥邪
「燥勝則乾」「西方生燥．燥生金．……在藏爲肺．……在竅爲鼻．」『素問』陰陽応象大論
「腎惡燥」『素問』宣明五気篇
(5) 寒邪
「寒則厥．」『素問』陰陽応象大論
「諸寒收引．皆屬於腎．」『素問』至真要大論
「夫邪之入於脉也．寒則血凝泣．」『素問』離合真邪論

3 標本中気学説

(1) 標本中気学説とは

　標本中気学説とは，六気と一身の三陰三陽藏府の親和性・相応性および外邪侵入後の伝変規律について説かれた学説である。

　六微旨大論で客気の一年の循環規律について述べた後，次のように説かれる。

「少陽之上．火氣治之．中見厥陰．陽明之上．燥氣治之．中見太陰．太陽之上．寒氣治之．中見少陰．厥陰之上．風氣治之．中見少陽．少陰之上．熱氣治之．中見太陽．太陰之上．濕氣治之．中見陽明．所謂本也．本之下．中之見也．見之下．氣之標也．本標不同．氣應異象．」

　これは六気が至る時の本気と標気・中気について述べた内容である。例えば，厥陰風木では，標は厥陰，本は風気，中気は少陽となる。

　標気と中気は陰陽が異なる。これは六気の陰陽対立関係を示す。また，三陰三陽の十二経絡・藏府の表裏関係でもある。

　厥陰（標）少陽（中），少陰（標）太陽（中），太陰（標）陽明（中），少陽（標）厥陰（中），太陽（標）少陰（中），陽明（標）太陰（中）

(2) 五藏六府と三陰三陽の関係

　清代末の唐容川は『傷寒論浅注補正』で次のように述べている。「傷寒は六気をもって立つ。この序に，五行をもって宗を開く。五行は体なり，六気は用なり。人は五行を稟けて五藏あり。しかる後六府あり。五藏六府有れば遂に経絡兪穴を有して三陰三陽を成す。皆天の陰陽を稟けてもって人身の陰陽となり，藏府経絡兪穴の間に貫通会合する。」

　五藏が生じ，六府が揃って十二経絡は生じ，三陰三陽をなしたとの論説である。

(3) 従化関係

至真要大論に「少陰太陽は本に従い標に従う。太陰少陽は本に従う。陽明厥陰は標本に従わず，中に従う。」とある。これを従化関係という。

楊力氏※による従化関係の解説

①標本同気（太陰少陽）は，その本気に従う。少陽－火気，太陰－湿気。
　火邪は少陽胆に入り，湿邪は太陰脾にまず入る。続いて少陽の火邪は中気の厥陰に入り，火邪傷肝陰で風を生じる。太陰の湿邪は陽明に入り胃を傷る。

②標本異気（少陰太陽）は，本気に従い，標気に従う。少陰－熱氣，太陽－寒気はそれぞれ陰－熱，陽－寒により異気である。虚ならば寒邪が入り旺盛ならば熱邪が入る。少陰腎が虚ならば陽虚となり実ならば火旺となる。

③陽明・燥は湿化に従うので太陰湿土（中気）に従う。厥陰・風は火威を借りるので少陽相火（中気）にしたがう。陽明燥金は病因となりにくく，太陰脾土によって発病する。風邪が肝に入ると，風火は相煽り盛んとなる。

標本中気一覧

六気	本	標	中気	藏府経絡	従化関係	
少陽相火	火気	少陽	厥陰	（少陽）胆・三焦	本に従う	風火相助
陽明燥金	燥気	陽明	太陰	（陽明）胃・大腸	中気に従う	燥湿調停
太陽寒水	寒気	太陽	少陰	（太陽）膀胱・小腸	従本，従標	水火既済
厥陰風木	風気	厥陰	少陽	（厥陰）肝・心包	中気に従う	風火相助
少陰君火	熱気	少陰	太陽	（少陰）腎・心	従本，従標	水火既済
太陰湿土	湿気	太陰	陽明	（太陰）脾・肺	本に従う	燥湿調停

※楊力：現代中国の中医学研究家。運気論の研究に秀でている。

(4) 標本中気学説と藏府経絡学説

　楊力氏は，唐容川の考えを発展させて，標と中気を人の三陰三陽の表裏関係であるとして，六淫の病伝法則とした。また「燥従湿化」を燥でも病理を形成するとして燥湿調停関係とした。

　つまり，三陰三陽は六気の標（識）でもあると同時に一身の三陰三陽である。即ち，標本中気とは本気の六気がいずれの三陰三陽（藏府経絡）に親和性があるかを明らかにしたものである。更に中気とは標気が邪気を感受したのちに伝変する三陰三陽（藏府経絡）を示す。

標本中気と六淫感受・病伝

　ここで，更に標本中気を三陰三陽の六気受邪・病伝として病伝までをすべて解析した。

○風は厥陰肝・心包に入り少陽胆・三焦に伝変する。→風は肝気を盛んにし（春は肝気が盛ん），続いて胆火が盛んとなる（春の気温が非常に高いと肝火上炎する）。風は心陽（心包）を盛んにし，続いて三焦（陽気）を盛んにする。

○熱気は少陰心・腎に入り太陽小腸・膀胱に伝変する。→熱気は心陽を盛んにし（心火で狂燥・不眠），続いて小腸に熱が移る（血尿など）。熱は腎陽を盛んにして腎陰を傷る。続いて足膀胱経熱もしくは膀胱府熱となる。

○湿気は太陰脾・肺に入り陽明胃・大腸に伝変する。→湿は脾土を犯し，続いて胃土もおかす。湿は肺を犯し貯痰する。続いて湿邪は大腸に伝変する（湿邪による下痢など）。

○火気は少陽胆・三焦に入り厥陰肝・心包に伝変する。→火は胆火（肝火上炎）を盛んにする。続いて肝陰を傷り風を生じる。火は三焦を盛ん（藏府の陽気を盛んにする，もしくは温病の気分証）にして続いて心包熱（熱入心包）となる。

○燥気は陽明胃・大腸に入り太陰脾・肺に伝変する。→燥は胃陰を傷り続いて脾陰を傷る。燥は大腸を乾かし続いて肺陰を傷る（燥邪は腸燥や肺陰虚を起こす）。手陽明大腸経脉の病証で「是れ津液を主として生ずる所の病は，目黄み口乾き，鼽衄喉痹し……」とは燥邪によるものとも考えられる。

○寒気は太陽膀胱・小腸に入り少陰腎・心に伝変する。→寒は膀胱経気を傷り（これは寒邪による傷寒病の病因病理である），続いて腎陽を傷る（少陰病・腎陽虚など）。寒は小腸を傷り続いて心陽を傷る（寒邪により心陽虚）。
（張志聡は，太陽膀胱経は太陽寒水なので寒の経気が流れるとしているがこれは誤りである。膀胱経は腎陽を受けて陽気盛んで寒気に対峙するからである。「六気である寒気は，太陽膀胱・小腸に入り，少陰腎・心に伝変する」，と読むべきである。張志聡の考えは劉河間〔素問病機氣宜保命集・傷寒論第六〕に淵源があるようだ）。

標本中気を用いた六淫による発病・病伝は，臨床の気象病証学説をよく説明できることが理解される（次の一覧表を参照）。

○標本中気と客主加臨を比較すると少陽相火は少陽・三焦・胆に火気が入るとされているが，三焦に火気とは温病であろう，胆に火気とは三の気の胆火実証，四の気の瘧病を指している。

陽明燥金は客主加臨の病証とは異なる。燥邪の病証がなく主に涼気による病証である。至真要大論で「燥従湿化」とした理由だろう（『難経』にも燥邪がなく，燥邪の弱い地方の気候を示している）。燥邪が強い場合は臨床観察より病証を考える必要がある。その他，厥陰・少陰・太陽の病証はほぼ一致している。

客主加臨は客気だけでなく，主気の影響も受けるので太陰湿土客気などは秋冬は寒湿となり春夏は湿熱の病証となっている。このように標本中気説は客主加臨の病候とほぼ一致する内容である。

以上の内容を総じて言うと，標本中気の三陰三陽を藏府経絡であると読み解くと，標本中気学説は六淫外邪による藏府経絡発病学説となる。この解釈は非常に重要な意義を持つ。内経では五気と五藏の対応関係から気候推移と五藏の生理病理関係を提示したが，標本中気論（運気論篇）では，六気は三陰三陽がそれぞれ感受して発病するという考えを示し，大きく気象発病学説を発展させている。更に三陰三陽が感受した六気は，一定の規律に従い伝変することを提示している。

例えば，少陰熱気は原内経では夏の暑は心火となるとして一藏にのみ関係性を示しているが，標本中気では少陰熱は少陰心・腎の二藏が感受し，更に太陽

膀胱・小腸に伝変することを示している，また寒邪は腎陽だけでなく伝変により心陽を傷る，などである。傷寒論だけでなく，中医学における六淫病因説はこの学説によって支えられていることが理解される。

五気・五藏と六淫・三陰三陽の気象病証学説の比較

五行	五藏	六気	本	標	中気	藏府経絡(本気→標感受→中気伝変)	
木	肝	厥陰風木	風気	厥陰	少陽	風→肝気盛→胆火	風→心包熱→三焦火
火	心	少陰君火	熱気	少陰	太陽	熱→腎陽盛、腎陰虚→膀胱熱	熱→心火→小腸熱
火	心	少陽相火	火気	少陽	厥陰	火→胆火→肝陰不足・内風	火→三焦熱→心包熱・内風
土	脾	太陰湿土	湿気	太陰	陽明	湿→脾湿盛→胃湿	湿→肺湿盛→大腸湿邪
金	肺	陽明燥金	燥気	陽明	太陰	燥→胃燥→脾燥	燥→大腸燥→肺陰虚
水	腎	太陽寒水	寒気	太陽	少陰	寒→膀胱經受寒→腎陽虚	寒→小腸受寒→心陽虚

中国哲学思想上，内経医学のみに展開される三陰三陽理論が五運六気学説と密接にかかわってできたのが，標本中気学説である。標本中気説と客主加臨の病証を臨床と重ね合わせると驚くほどの一致がある。これはこの二者が臨床を通じて構築された学説であることの証左であると考えている。

六気（客気）は三陰三陽へ影響し，五運（五行）は五藏に影響する。五運は一年の陰陽の推移と同じく規則正しく順にめぐり，五藏はそれにしたがって盛衰していく，六気（客気）はある時は穏やかに，ある時は急に激しく六淫となって三陰三陽に影響すると考えるのである。五行に基づく原内経の蔵気法時は静的であるのに対し，運気論の六淫病邪は動的な気象変化のとらえ方をする。この二者を合わせた考え方こそが気象病証学説（内経気象学）の基本となるだろう。

ところで，温病で発病後気分に入って高熱煩躁することは火邪が三焦に入ったとすることで説明できるが，発病直後の衛分証（温熱病邪が表位・肺系に入る）を標本中気では説明できない。このように古典の内容は常に臨床実践を通じて検証する姿勢が重要である。

(5) 標本中気学説まとめ

　風は肝に，熱と火は心に，湿は脾に，燥は肺に，寒は腎に入ることは蔵気法時と同じであるが，更に三陰三陽の表裏経絡藏府にも入ることを提示している。また六淫は藏府に直ちに入るのでなく，初め経絡に入り藏府に伝わるという観点を提示している。

　臨床的には，六淫が経絡で受邪すると考えるのは太陽傷寒中風病，寒邪・湿邪の経絡阻滞による痛み・浮腫などであり，その他は六淫が藏府に影響したとする（実際は経絡を通じて藏府に影響している）。

　また，客気加臨はある季節を通じての気象変動を表し，六淫外邪は数時間から数日の気象変動で用いる。

4 虚風の病因論 ～九宮八風と運気論

(1) 九宮八風とは＝虚風の病因論

　九宮八風説とは『霊枢』九宮八風篇の，風向きと四季（八節季）を結びつけて，今吹いている風が「虚風」なのか「実風」なのかを判別し，その風が病の原因となるかどうかを明らかにする病因学説である。緒言で述べたとおり藤本蓮風先生が臨床実践の中で虚風の病因論を提唱された。

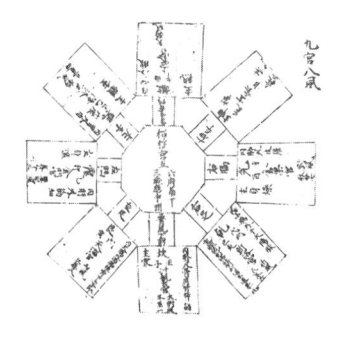

『太素』九宮八風図（1）　　　　『霊枢』九宮八風図（2）

(2) 実風と虚風

『霊枢』九宮八風
　「風がいずれの方角より吹いているのか，よく観察しなければならない。風が季節に合った方角より吹いていれば，実風（順風）というのである。実風は万物を成長させ，養うのである。実風の逆の方向から吹く風を虚風（逆風）というのである。この風は人を傷つけ，時には人を死にいたらしめ，色々な害を為すのである。謹んで，虚風が吹いていないか伺い，これを避けなければなら

ない。故に聖人が虚邪賊風を避けるのは，矢や石を避けるが如くであり，邪は害しようとしても害することができない。」

「虚邪者．八正之虚邪氣也．」(『素問』八正神明論)「因視風所從來而占之．風從其所居之鄉來．爲實風．主生長養萬物．從其衝後來．爲虚風．傷人者也．主殺主害者．謹候虚風而避之．故聖人日避虚邪之道．如避矢石然．邪弗能害．此之謂也．」「此八風．皆從其虚之郷來．乃能病人．」(『霊枢』九宮八風)

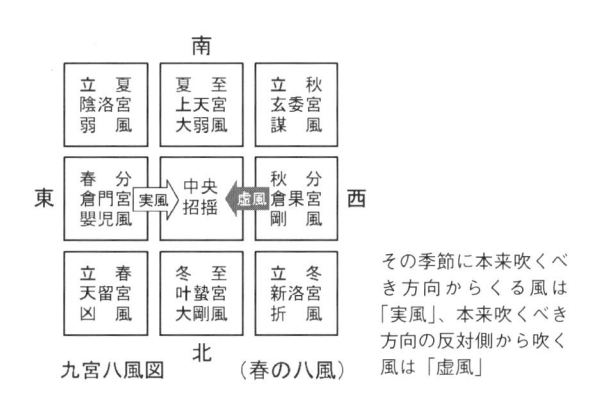

	南	
立夏 陰洛宮 弱風	夏至 上天宮 大弱風	立秋 玄委宮 謀風
春分 倉門宮 嬰児風	中央 招搖	秋分 倉果宮 剛風
立春 天留宮 凶風	冬至 叶蟄宮 大剛風	立冬 新洛宮 折風

東　　　　　　　　　　　西
　　　　　　　北

九宮八風図　　（春の八風）

その季節に本来吹くべき方向からくる風は「実風」、本来吹くべき方向の反対側から吹く風は「虚風」

○実風は「生長化収蔵」の働きを助けるが，過度に吹いたり（極端な気象のこと），不摂生であると病因となるが，それほど重病とはならない。

　実風とは，蔵気法時において春は肝が盛んとなる，などと同じ意味で実風は藏府の働きを生理的に鼓舞する。ただし北よりの風は寒邪であり，名称から理解されるように実風であるが邪気の性質は強い。（傷寒病の病因）

○実風であっても強さの強弱があり，例えば春に気温上昇が平年よりも大きければ太過の気であり，病因を形成しやすく平常の気と区別する必要がある。

○虚風は邪風であり，容易に病邪となって病を引き起こす。また深く侵入しやすく重病となりやすい。

　虚風の虚とは，身体の虚に乗じて入るという意味と季節はずれの性質を持つ風という二つの意味がある。また逆風・順風という表現は藤本先生が提唱した表現で，臨床的にはこちらを用いる。

○また，単純に反対側から吹くというよりも定常的な気候に反する気象を呈する時に虚風が吹いていると認識することで応用ができるようになる。

1．実風としての八風

それぞれ影響する内なる藏府と外なる筋脉肌膚が示され，八風の性質が説かれている。ただし西北風と東北風では「其気」は略されている。

九宮八風一覧

九宮	八卦	季節	風向き	風名	藏府	外在於	所気主	八風に該当する天気図
上天宮	離	夏至	南	大弱風	心	脉	熱	南高北低
委玄宮	坤	立秋	南西	謀風	脾	肌	弱	移動性高気圧
倉果宮	兌	秋分	西	剛風	肺	膚	燥	移動性高気圧
新洛宮	乾	立冬	北西	折風	小腸	太陽脉	なし	西高東低
叶蟄宮	坎	冬至	北	大剛風	腎	骨與肩背之膂筋	寒	西高東低
天留宮	艮	立春	北東	凶風	大腸	兩脇腋骨下及肢節	なし	西高東低もしくは日本海の低気圧
倉門宮	震	春分	東	嬰兒風	肝	筋紐	身濕	移動性高気圧と温帯低気圧
陰洛宮	巽	立夏	南東	弱風	胃	肌肉	體重	南高北低

　南風の気は熱。この時期の気候は炎暑で風も気温が高いからである。太平洋高気圧に覆われた気圧配置で南風が吹くことに相当。

　西南風の気は弱。夏の炎暑の気候で暑邪傷気して正気が弱るからである。

　西風の気は燥。秋の移動性高気圧に伴う西からの風は乾燥しているからである。

　北風の気は寒であり，西高東低の気圧配置の時に北西の寒風が吹くことに相当する。「手太陽脉」とあるのは寒邪が手太陽経を襲い心に伝わり，心陽暴脱「脉絶則溢．脉閉則結不通．善暴死．」を発病させることを示していると考えられる。大剛風の「骨與肩背之膂筋」は，寒邪が足太陽経に侵襲して傷寒病をまたは寒邪が骨まで至り痛みを生じさせると考えられる。

　東風の気は身湿。春分前後の東南風は海洋の湿気を含み外湿の性質を持つからである。

　立春の**北東風**は凶風とされるので，春一番の春風ではなく西高東低の寒風と思われる。本来暖かい風が吹くのに，寒邪が到来して肢節痛を生じたりする。ここで両脇腋骨下とあるのは，春の時期になり肝木盛んで足少陽の流注に異常がでることを示していると考える。

　東南風の気は體重。これは2つの解釈ができる。1つは春に吹く外湿を含む

風で脾が弱った為。もう1つは春の肝気の高ぶりで脾胃が剋されて弱り「體重」を呈するもの。以上のように，実風の性質を実際の気候より観察してその性質と五藏への影響を記述している。藏府の八風への配当は後天八卦と同じである。当然五行の藏府配当に一致している。

八風が虚風として吹く時にも基本的に上記の性質を持つが，夏に北風吹く時，当然ながら冬のような厳しい寒冷風でなく，夏の炎暑の気候と比べて気温の低い風となる。

該当する天気図とは，これらの気圧配置の時，各八風が吹きやすいことを示している。

2．八風（風向き）の観測方法

風向きを知る方法であるが，地表近くで観測される風を見ても各種要因により正確に現れない場合が多いので，**雲の動きを観測するのが良い**（下層から中層雲を見る。上層雲は常に偏西風によって東に流れていく[※1]）。また，天気図を見るとおおよその風向きと気候特徴が分かるので，簡単な見方は知っておいたほうがよい。

また八風を観測するに当たって，日本での季節ごとの風向きの変化をよく知っておく必要がある。

最も正確に八風を観測する方法は，天気図の代表的気圧配置の各特長をよく知ることである。更に現在地に対する天気図上の高気圧・低気圧・前線・気圧の谷・尾根の位置がこれからどのように移動するのかを理解できれば，かなり正確に風向き・気温・湿度の変化を知ることができる。

分かりやすい現代気象学の参考図書

白木正規：『百万人の天気教室』（成山堂書店，2002年）

宮澤清治：『天気図と気象の本』（国際地学協会，2001年）

この書籍は新田次郎が推薦文を書かれて，非常にコンパクトに要点がまとまっている。

安斎政雄：『新・天気予報の手引』（クライム気象図書編集部，2005年）

3．虚風としての八風

○春の虚風：西風は涼燥の気象を示し，気温が低いことと乾燥することである。

春に急に気温が下がると寒邪を受けやすい。乾燥は肺気不宣を招きやすい。
○梅雨の虚風：気温が低い，乾燥しているなどが虚風となる。梅雨時期に乾燥することは身体に悪いことでないため，気温が低いことを虚風とする。ただし気温高く乾燥する場合は虚風として温病を招く。
○盛夏の虚風：低温で北よりの風が虚風となる。
○秋の虚風：気温高く推移または湿度が高い。秋燥の温病。雨が多いと湿困脾土。
○冬の虚風：気温高く推移。温病の流行。
○移動性高気圧と虚風：早朝の放射冷却による気温低下は春・初夏は虚風となる。
○温帯低気圧と虚風：寒冷前線通過は春は虚風の気象。温暖前線接近時・暖域は秋は虚風となる。
○台風と虚風：台風は風湿熱邪であり，秋に到来すると虚風となる。

4．虚風と病

次に虚風がどのような病を引き起こすかみてみよう。

傷寒病

冬に急に南風（虚風）が吹いて温暖になり腠理が開くと，北風の実風に戻った時に容易に寒邪は侵入してインフルエンザなどの傷寒を発病する。春夏に寒冷な気象（虚風）が続くと傷寒病を発病しやすい。春の傷寒病は風木の気が盛んで少陽病証を呈しやすい。夏の傷寒は冷飲食で裏に寒湿と暑邪傷脾があると太陰病となりやすい。

温病

冬に異常な高温（虚風）が続くと，冬温（冬の風温病）が発病しやすい。秋に高温が続くと秋燥（内燥症状強い秋の風温病）が発病しやすい。

喘息

喘息の病因病理は内因，外因など複数あるが，風寒邪を感受すると特に発作を起こしやすい。春の北風は虚風であり容易に風寒邪を受けやすい気候である。また冬に南風の虚風が吹くと，実風の北風が吹いた時に容易に風寒邪を感受する。このように虚風が喘息発作に大きく関与している。

痺病も喘息と同じく外邪感受に病の病状が比例しているので，虚風の影響を

大きく受ける。**心疾患**は，急に寒冷な気象になると心陽が損傷し急性症状が現れやすいので，冬に温暖な気候（虚風）が続いた後の寒冷な気象で悪化しやすい。

以上，簡単に疾患と虚風の影響を述べたが，多くの病は虚風の影響を受けて病情が悪化したり，発作を誘発する。

卒中風では，小春日和（虚風）の気温が高い翌日に急に気温が下がって，開いた腠理が急激に閉じるため肝陽は更に上逆し風痰が心竅を閉塞して発病することがある。

立春以降は，風木の気候で肝気盛んなところへ虚風の寒邪が至ると肝陽は暴発しやすく，更に発病しやすい。[※2,3]

5．実風太過の気と発病

後述の運気論における虚風実風の考えを踏まえ，実風が太過となる場合を述べる。

春

高温に推移すると風温・春温などの温病が発病しやすく，営血に入り重症化しやすい。急な気温上昇は肝気を上逆させる。

梅雨

高温に推移すると湿熱邪が非常に強くなり，盛夏でないのに傷暑・中暑が多発する。また湿熱邪・湿熱毒邪による重篤な痢疾が発生しやすい。雨が降らず乾燥して高温であると燥熱邪による温病が発病する。

盛夏

高温に推移すると中暑により死亡するものが増加する。高湿度も加わると更に激増し，湿熱毒邪による重篤な痢疾が多発する。風温や暑温などの温病も多発し営血分へ入り重篤化しやすい。

秋

秋口の急激な気温低下はかえって虚風となり，暑邪傷気しているので衛気は弱く容易に風寒邪が侵入する。また痺病が悪化・発病する。秋分以降高温に推移すると（虚風），秋燥などの温病が多発する。高温多湿なら梅雨のように痢疾・湿熱の病が流行する。秋分以降強い寒邪が到来すると，傷寒中風が流行したり心病・寒痺・腰腿痛が発病する。秋にかえって降水多く湿邪が強いと，湿

困脾土が生じて湿邪による病が多発する。
冬
　平年よりも気温が低いと傷寒病が大流行し，卒中風・眞心痛・寒痹・腰腿痛が多発する。秋に湿邪が強く冬に寒邪が到来すると霍乱の病が流行する。
　実風太過の病は，春から夏は温病が多発して，秋から冬は傷寒病が流行することが分かる。

6．虚風太過の気と発病

　虚風太過の病は，虚風の発病に準じるが程度が強くなり，春から夏は傷寒病・寒痹・腰腿痛が多発し，秋から冬は温病が流行する。

虚風でも実風でも太過の気になると病は多発し重症化しやすい。
現在の気象が，虚風なのか実風なのかを知ることが重要。

7．温帯低気圧と虚風

　日本や中国は春秋に温帯低気圧が次々と到来する。低気圧の間には移動性高気圧があり，それぞれが通過する際に複雑な気象となり，六淫邪・虚風・実風などの状況を生じる。気象の変化が大きいのでさまざまな病が悪化したり発病したりするので，このような気象による病因病理を明確に知る必要がある。
　春は寒冷前線通過後に北よりの寒冷な風が吹き，これが虚風となる。秋は温暖前線接近時より暖域までが南東よりの風が吹いて虚風となる。この風自体は病因となりにくいが腠理を開くので，その後に北よりの風が吹いた時に容易に風寒邪が侵入する。

8．八風と六淫風邪

　以上のように，八風とは季節ごとに吹く風を通じてその時期の気候・気象を現している。したがって八風の「風」は六淫風邪の「風」とは異なる。
　六淫風邪とは気温上昇を伴う風であるので，八風では天留宮・倉門宮・陰洛宮の風に相当する。

　※1 雲の種類と高さ：上層雲は，巻雲・巻積雲・巻層雲で高度6000m以上。下層雲は，

乱層雲（あま雲）・層雲・層積雲のことで高度300-2000m以下。中層雲は，高層雲・高積雲で高度2000-6000m。以上は層状雲に属し，対流雲として積雲・積乱雲がある。積雲は600-6000mにできて低層から中層雲に属する。積乱雲（雄大積雲）は積雲の発達したもので600-12000mにも達する。したがって八風の風向きはいわゆるすじ雲（巻雲）・うろこ雲（巻積雲）を除いて観察すればよい。

※2 感染症以外で卒然と急死する病は，心不全・心筋梗塞・脳卒中などである。後述するように三虚相搏とは，加齢と共に正気虚損あるところに虚風が到来して発病すると考えてよいので，心陽虚・心気虚のものが冬に低気圧の暖域（虚風）から寒冷前線通過により心陽暴脱したり，肝腎両虚で肝陽上亢のものが春先に虚風の寒邪を受けて発病するものが相当するだろう。

※3 卒中風の病因と気象

『素問』通評虚実論では「凡治消癉仆擊．偏枯痿厥．氣滿發逆．肥貴人．則高粱之疾也．」として偏枯の病の病因が肥満・膏粱物摂取過多である内傷病であると論じている。更に本篇では，「不從内．外中風之病．故瘦留著也．蹠跛．寒風濕之病也．」として外因として風寒湿の外邪が発病にかかわるとしている。現代中医において，卒中風の病因病理は外風よりも肝陽上亢・湿濁内盛などの内因・不内外因を主に論じているが，発病の大きな誘因として冬・春の急な気温低下や夏季の炎暑の気象（暑邪傷陰からの風痰上擾）が重要であることは近年の調査（徐 軍他2004.4）からも明確である。内経では元来「中風」という名称からも外因を主として発病するとされ，更に通評虚実論では飲食過多も病因として重要であると既に認識されていたことを考えると，内経での卒中風の認識は相当正確であったとしてよいだろう。

(3) 虚風と三虚 〜虚風による発病条件と虚風の避け方

『霊枢』歳露論に三虚と三実について説かれている。

三虚とは「乘年之衰．逢月之空．失時之和．」

三実とは「逢年之盛．遇月之滿．得時之和．」

三虚がそろうと虚風は容易に侵入し重病となる。三実ならば虚風であっても病邪は浅い部位にとどまり，容易に治癒するとされる。

「**乘年之衰**」は現代中医の解釈では多く運気論での五運の不及としているが，運気七編の成立時期は『霊枢』歳露より相当に時代が下るので，楊上善が「十六歳より七年ごと百六歳に至るまでを年の衰として歳露とする」とした解釈が

妥当であると考えられる。八正神明論に「以身之虚．而逢天之虚．兩虚相感．其氣至骨．」とあるように，身虚の人が虚風にあたると深く侵入するとされているが，この説を踏まえて「乗年之衰」は「正気の虚がある状態」と考える。「逢月之空」とは新月近くの時期。「失時之和」とは「寒温不適」の説より気候変動が大きいことと考えられる。虚風自体が季節はずれの気候を示すので，その前の期間の気候が平年よりも大きく変動していると考えたほうが良いだろう。

ここでは虚風に対してどの程度病邪として人に影響するのか，その外的条件を示している。更に虚風を受けやすい条件より逆に虚風を避ける方法が提示される。

新月は避けようがないので，その時期に虚風が吹く時は更なる注意が必要と分かる。また正気の弱りがある人は，虚風に侵されやすいので注意が必要となる。気候変動の大きい年も注意が必要となる。気候変動が大きいということは，それまでに気象によって藏府気血が影響を受けているからである。例えば，春の気温上昇の程度が平年より大きければ肝気の上逆が強くなり，脾の弱りが強くなったり，夏が平年より暑ければ秋に気虚の程度がひどくなっているなどである。

虚風が吹く時の注意点（三虚）
①正気の弱りある人は虚風が侵入しやすい
②月が新月に近い時は虚風が侵入しやすい
③変動が大きい年は虚風が侵入しやすい

また『素問』移精変気論に「當今之世不然．憂患縁其内．苦形傷其外．又失四時之従．逆寒暑之宜．賊風數至．虚邪朝夕．内至五藏骨髄．」とあるように生活が乱れ，更に四時の変化に従わず生活すれば虚風に容易に侵されることが示されている。別の多くの章篇でも虚風を避ける方法が示されている。

『素問』上古天真論には「夫上古聖人之教下也．皆謂之虚邪賊風．避之有時．」として四時の時を知り，虚風の来れることを知り避けなさい，とある。

「故風者百病之始也．清静則肉腠閉拒．雖有大風苛毒．弗之能害．此因時之序也．」

（猛烈な毒を持つ大風であっても，腠理が閉じていれば病になることはない）

(4)『内経』以降の九宮八風説の展開

　『霊枢』九宮八風以降，巣元方の『諸病源候論』の「中風候」では虚風と正風について九宮八風篇に基づいて説明している。また，『小品方』では「正風」と「毒風」という名称で八風について述べている。正風は五藏の気に影響して生成（生長化収蔵）を営むとされ，八風ごとの病候は述べられずに，五季（春，夏，仲夏，秋，冬）と五風（清風，湯風，仲夏も湯風とする，涼風，寒風）を結びつけて，五行説との融合がなされている。

　ところが，『医心方』に引用される甄立言の「古今録験方五十巻」では，古典での「風」による病は，四時八正の風や八風ではなく，季節にかかわらず庭や戸口をいつも通りぬける風に過ぎないと断定した。以降，『霊枢』の原型での九宮八風説はあまり用いられなくなった，と山田慶児氏は推論している（「中国医学の起源」）。

　九宮八風の虚風の病因論は臨床的に非常に有用であり，外邪の病因病理学を考える上で不可欠であることは明確である。したがって，中国伝統医学の臨床において虚風の病因論を正しく位置付ける必要があると考える。

　ところで虚風の病因論は甄立言以降廃れてしまったのであろうか？　石田秀実氏は「中国医学思想史」の中で，九宮八風の病因論（内経全体として正風の病因学説としている）は，運気論篇に発展継承されて疫病の病因病理学として登場したと述べられている。ここでは疫病に立ち向かう分析工具としての虚風の病因学説であると運気論を紹介しているが，更に進んで運気論篇を詳細に分析したところ次のことが明らかになった。

(5) 運気論の実風虚風の病因論

　運気論の気象予測は五運・六気のさまざまな組み合わせにより行われる。ここでは一年を六節季に区分してそれぞれの気象予測を行う**客主加臨**について調

べた。主気客気の客主加臨による気象・病証の記載（六元正紀大論）が，運気論篇で最も詳細で明確に示されているからである。

客主加臨とは

定常的気候推移である六節季（主気）ごとに，年毎に異なる六気の性質を持つ気象状態が加わって，気象に変化が生じるとする考えである。例えば，2007年丁亥年では，太陽寒水の冬の時期に客気が少陽相火となるので客主加臨すると，冬なのに気温は高く推移する，と考える。

客主加臨図（外円は客気，中円は主気，内円は主運のめぐり）

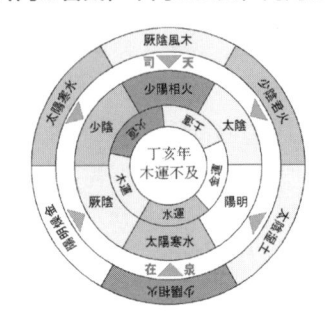

少陰君火・少陽相火が客気となる場合

多くの場合気象は平年より高温となり温疫病が流行するとされている。初の気（大寒～春分）に少陰君火の客気が加臨すると，平年より春の訪れは早く気温は大いに上昇する。この気象は実風であるが，平年よりも気温が高いので温熱邪となりやすい。病証は口鼻からの出血・目赤・血尿・瘡瘍などができて熱が非常に盛んな状態である。少陽相火では温疫病が流行する。終の気（小雪～大寒）に少陰君火や少陽相火が加臨すると，冬なのに気温が上昇して春のようになる。温暖な気象なのであまり病は生じないが，発病すると温病となる。この場合は虚風の気候であるが，症状としては軽い。少陰君火・少陽相火共に天地の陽気が盛んである初の気から四の気までは実風となるが症状は非常に重篤であり，五の気・六の気の寒冷な時期の虚風となる加臨では比較的症状は軽い。

太陽寒水が客気となる場合

次に客気が太陽寒水の場合であるが，気象は平年よりも気温が低くなる。終

の気で見ると実風であり，気温は平年よりも大きく下がり非常に寒い気象となる。症状としては寒邪による関節痛，腰臀部の痛みなどとなっている。三の気（小満〜大暑）に太陽寒水が加臨すると気象は本来暑いはずの季節に寒氣が到来して雨が降る。症状としては外に寒が襲い，かえって内に熱が内鬱して瘡瘍ができたり，熱痢・心熱煩悶神志不明などを引き起こす。これは虚風の気象である。四の気の時期も同じく症状は重篤である。太陽寒水の客気の場合は実風となるよりも虚風となるほうが症状が重篤となっている。

厥陰風木が客気となる場合

厥陰風木が加臨した気象は平年より気温が上昇して風がよく吹く。陽邪である。病情は初の気から四の気にかけて比較的重い。すなわち実風のほうが病は重い。

太陰湿土が客気となる場合

一年を通じて湿邪による病証を発する。初の気から四の気の陽気が盛んな時期は温病の湿温病に相当する症状が比較的多い。五の気から六の気では天地の寒気と合わさり寒湿邪としての病証となっている。病の軽重の差はあまりない。

陽明燥金が客気となる場合

陽明燥金の客気は燥のうち涼燥の気象を呈する。したがって病証も寒証が多い。また燥邪なので四の気の時期は主気の太陰湿土の性質と相殺して，比較的病証は少ない。虚風となるのは初の気から四の気である。病証の程度は秋から冬にかけて比較的重くなる。すなわち実風のほうが病が重い。

以上のように，客気が加臨するとほとんどの場合は気象に変動が生じて病を引き起こす。しかし季節はずれの虚風の気象だからといって，実風よりも病証が重篤であるとは限らないようだ。特に厥陰風木・少陰君火・少陽相火が客気となるような，気温が平年よりも上昇する場合は春から夏にかけてが重篤な症状を呈するとしている。平年よりも気温が低い場合は，太陽寒水は春から夏に病は重く，陽明燥金では秋から冬に重いなど，病情はまちまちである。

■結論

① 九宮八風の実風・虚風の意義は，運気論の気象病証学説に受け継がれている。

　客気のうち，主気と異なる気は虚風である。初の気（大寒より春分）の主気は厥陰風木で客気が太陽寒水であった場合，春であるのに冬のような気象となり北風が吹く，など。

　初の気～四の気：陽明燥金，太陽寒水は虚風。

　四の気（太陰湿土）：陽明燥金は虚風（雨季に燥邪という意味で）

　五の気（陽明燥金）：太陰湿土は虚風（乾燥した時期に雨という意味で）

　五の気～終の気：厥陰風木，少陰君火，少陽相火は虚風。

　ここでの主気と異なるとは，厥陰風木・少陰君火・少陽相火⇔陽明燥金・太陽寒水，太陰湿土⇔陽明燥金という相対する組み合わせである（寒熱の相対関係と燥湿の相対関係である）。

　客気のうち，主気と同じ場合（同類）は実風であるが，太過の気であり六淫外邪となる。初の気に客気として厥陰風木が加臨した場合は，春の訪れが非常に早く気温も平常より高く推移する。→温病や肝病・脾病などが多発する。

　初の気～四の気：厥陰風木，少陰君火，少陽相火は実風。

　四の気（太陰湿土）：太陰湿土は実風。

　五の気～終の気：陽明燥金，太陽寒水は実風。

　ここでの同類とは，厥陰風木・少陰君火・少陽相火は同類，陽明燥金・太陽寒水は同類である。（涼寒の同類と火熱の同類）太陰湿土は熱にも寒にも傾斜する性質を持つ。

② **九宮八風では虚風に重点が置かれていたが，運気論では変動の大きい気象は虚風・実風ともに病因を形成して病を発病させることが明確である。**

③ 九宮八風篇では虚風の定義とその作用が明らかにされた。運気論篇では，更に六節季ごとの気候変動を具体的に示し，それが病因となった時の症状を詳細に提示した。そして，虚風にとどまらず実風でも虚風と同じく重篤な病を発生させることを明らかにした。以上の考察より，**九宮八風より始まった虚風の病因論の考えは運気論篇に継承され，更に発展成熟したものと考えてよ**

いだろう。また運気論は「虚風の病因論」というよりも「八風太過の病因論」とするほうが適切であると考える。

④運気論の虚風実風の考えは比較的中期スパン（六節季ごと）であり，九宮八風の病因論は短期スパン（場合によっては数時間単位）で用いられている。特に低気圧接近時の気象モデルとして利用価値が高い。したがって，運気論に継承されたといっても九宮八風の運用価値はまったく損なわれていない。

（本篇は日本伝統鍼灸学会2007年大会発表の「虚風の病因論〜九宮八風から運気論への継承と発展」の内容を改変補充したものである。）

5 温帯低気圧と内経気象学

　低気圧通過時の気象変化と疾患の関係は，現代生気象において最も着目され研究されている分野である。内経気象学ではどのように考えるのか明らかにしたい。
　春の温帯低気圧接近時の気象を考えてみよう。グラフ・天気図の該当するナンバー〔⓪〜⑤〕（温帯低気圧・移動性高気圧と六淫の関係）を参照しながら見ていただきたい。

⓪春の移動性高気圧の間に気圧の谷（トラフ）があり，次第に発達して日本に接近する。高気圧に覆われてる間（4月3日グラフ）は，日中は短時間で気温が急上昇するので風邪となる。ただし，乾燥しているので風邪の程度は軽い。[※1] 気温がかなり上がれば暑邪となる。夜から早朝にかけては放射冷却で気温が急速に下がる。この早朝の気象状況は寒邪でありかつ虚風の状態なので（風は弱いが虚風と同じ働きがあることが臨床的に明らかである），容易に寒邪を感受しやすい状況である。

①さて，低気圧が接近すると，次第に天気は崩れてきて風向きは東よりとなり気温・湿度は徐々に上昇してくる。これは肝木を盛んにする風邪と弱い湿邪が存在する状態である（気温上昇に湿度上昇が加わると風邪の働きは強くなる[※2]）。（3月16日グラフ）

②温暖前線が通過する前後に雨が降り出し，気温・湿度ともに急激に上昇してくる。風湿熱邪が非常に盛んな状態である。

③前線が通過すると暖域に入るので気温は高いままに推移し，湿度はやや降下する。風は南よりであり実風である。この状態は同じく風湿熱邪（もしくは風熱邪）が盛んな状態である。気温が高いので腠理は開き発汗してくる。

第２章　内経気象学各論

④次に寒冷前線が通過する時，降雨とともに気温は急激に下がり風向きも北よりに変化する。気象は，虚風であり寒邪・湿邪の盛んな状態である。

⑤前線が通過して雨が止んでからも，しばらくは虚風で寒邪の強い状態が続く。腠理は急に閉じることができず，寒邪が非常に侵入しやすい状況である。寒冷前線が離れていくと天気は急速に回復し寒邪も消失していく。

　低気圧接近より温暖前線通過前後までは風湿の気象で肝木及び内湿が盛んになる。暖域に入ると風熱となり肝気に加えて内熱（心火・胃熱など）が盛んになる。寒冷前線が通過する時は寒湿であり，更に通過後は気温の急降下で寒邪が強く，腠理が開いているところへ風寒邪を感受したり腎陽が影響を受ける（これは一般的な低気圧通過前後の状況であり，低気圧の強さ・位置関係により六淫の程度や状況にはバリエーションがある）。
　以上のように低気圧通過時の気象を内経医学の六気・六淫で表現することで，身体の陰陽・気血・藏府への影響を知ることが可能となる。

2006年４月３日-４日　徳島の気温・湿度グラフと2006年４月４日天気図①

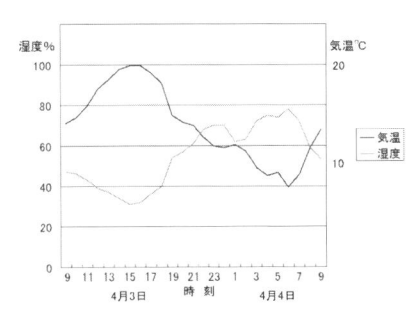

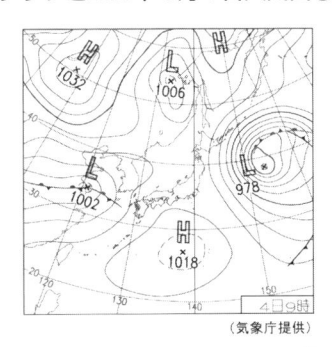

（気象庁提供）

移動性高気圧の例。徳島で４月３日の日中20℃まで上昇した気温は，放射冷却により４日朝６時に８℃まで下降する。

131

2006年3月16日徳島の気象変化グラフと天気図

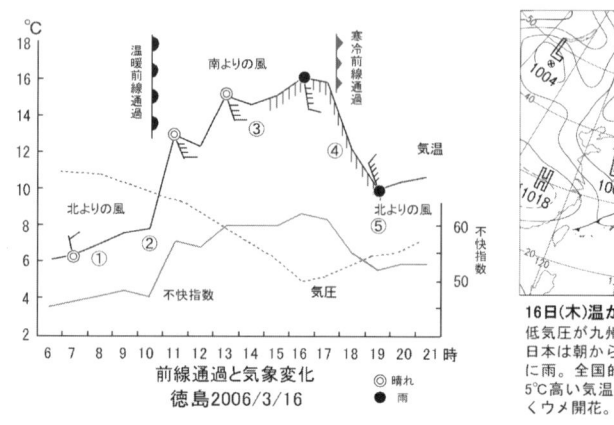

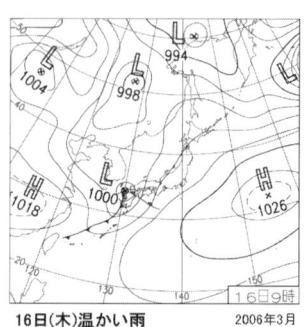

前線通過と気象変化
徳島 2006/3/16
◎ 晴れ
● 雨

16日(木)温かい雨　2006年3月
低気圧が九州から西・東日本に進む。西日本は朝から雨、東日本は午後から次第に雨。全国的に平年並みか平年より3〜5℃高い気温。富山市で平年より12日遅くウメ開花。
（気象庁提供）

温帯低気圧・移動性高気圧と六淫の関係

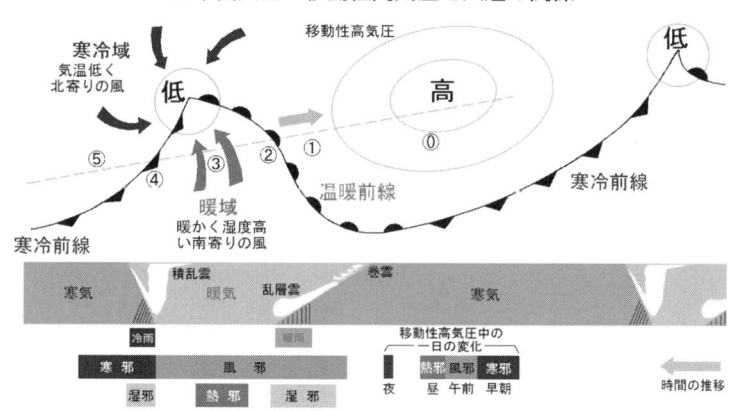

寒冷域　気温低く北寄りの風
移動性高気圧
暖域　暖かく湿度高い南寄りの風
温暖前線　寒冷前線
寒冷前線

寒気　積乱雲　暖気　乱層雲　巻雲　寒気
冷雨　暖雨　移動性高気圧中の一日の変化
寒邪　風邪　熱邪　風邪　寒邪
湿邪　熱邪　湿邪　夜　昼　午前　早朝
時間の推移

　秋は，北よりの風が実風で南よりの風が虚風となるが，六淫としては春と同じである。ただし，秋は収斂の季節であるので春よりも風邪による肝気の上昇の程度は軽く，逆に夏の暑邪による気虚・衛気虚の影響で風寒邪は入りやすい。
　「至其立春．陽氣大發．腠理開．因立春之日．風從西方來．萬民又皆中於虚風．」(『霊枢』九宮八風)
　これは春秋の前線通過前に南風で腠理開き，通過後に北風吹いて寒邪が侵入

する病理と同じである。

温帯低気圧接近時の内経気象モデル
⓪移動性高気圧：朝晩寒邪（喘息・寒痹・外感風寒），日中暑邪・風邪（湿度上昇がないので風邪は①よりも相対的に弱い）。一日に春と秋がある。
①温暖前線接近：徐々に気温・湿度上昇（風邪・湿邪）により肝気上昇，内湿・内熱盛んに。
②温暖前線通過：蒸し暑い気象（風邪・湿邪・湿熱）により肝気上昇，内湿熱盛ん。
③暖域：気温急上昇・南風（風邪・熱邪）により肝気上昇，腠理開泄，内風・陽気盛ん。
④寒冷前線通過：雷，強風，雨で気温急降下（寒邪・湿邪）により肝気下降，肺気不宣，寒湿邪感受。
⑤通過後：北風で寒い（寒邪）により寒邪・風寒邪感受，肺気不宣。

温帯低気圧通過の影響一覧

NO	位置	気象特徴	病邪	病理	起こり易い疾患
⓪	移動性高気圧	日中気温上昇	熱邪・風邪	日中腠理開き、夜早朝に風寒邪・寒邪はいる	気温低下時に喘息・寒痹・外感風寒・腰腿痛など
		夜〜早朝気温低下	寒邪・涼邪		
①	温暖前線接近	徐々に気温・湿度上昇	風邪・湿邪	肝気上昇、内湿、内熱	アトピー、眩暈、風痹・湿痹
②	温暖前線通過	蒸し暑い気象	風邪・湿邪	湿（熱）邪内盛・肝気上昇	アトピー、眩暈、風痹・湿痹・熱痹
③	暖域	気温急上昇、南風	風邪・暑熱邪	肝気上昇、腠理開泄、陽気盛ん	眩暈、のぼせ、風痹・熱痹
④	寒冷前線通過	雷、強風、雨で気温急降下	寒邪・湿邪	寒湿・風寒感受	喘息、寒痹・湿痹、心疾患
⑤	寒冷前線通過後	北風で寒い	寒邪	寒邪侵襲・風寒感受	喘息、卒中風、肝陽、寒痹、心疾患、腰腿痛

　正確には，疾患は弁証類型により病理・証を明確にする必要がある。例えば，アトピー性皮膚炎はこの一覧では，風湿熱を病邪とするものであり，風寒湿タイプで寒証に偏るものでは寒冷前線通過までは悪化しにくい。狭心症などは，気滞血瘀証程度では寒冷前線通過前までの暖湿域で悪化し，心陽虚を伴うものは，寒冷前線通過後から悪化しやすい。したがって，気象から六淫を明確にし

て病因病理・証を知ればどのような気象で悪化・軽快するかは推察できるだろう。

※1，※2 湿邪の特徴と風邪

　湿邪は，一定の気温以下では寒邪の陰寒の性質を強め，一定の気温以上ではかえって暑邪・熱邪の陽熱の性質を強める。熱邪・暑邪の陽熱が強いと火邪と同じく風を生じるので，気逆の性質が強くなる。したがって，温暖前線接近時の湿度上昇は風邪の性質が結果として強くなるのである。そして移動性高気圧中は乾燥しているので気温上昇での風邪の程度は軽くなる。

　湿度上昇が暑邪の性質を強めることは経験的に知られているが，近年WBGT（湿球黒球温度）という指標を用いて気温上昇・湿度上昇・熱中症発症率の間に明確な比例関係があることが明らかになっている。WBGTとは，人体の熱収支に影響の大きい湿度，輻射熱，気温の3つを取り入れた指標で，乾球温度，湿球温度，黒球温度の値を使って計算する。WBGT28以上で熱中症は顕著に増加するという結果が出ている。

屋外：WBGT ＝ 0.7×湿球温度＋0.2×黒球温度＋0.1×乾球温度
屋内：WBGT ＝ 0.7×湿球温度＋0.3×黒球温度

（国立環境研究所ホームページ参照）

6 気候・気象の五気・六淫への変換

　気候・気象を病因病理に用いるためには，現在の気候の影響を知り，眼前の気象の六淫への変換が正確にできなければならない。

(1) 気候の五気への変換

　この一覧は，日本での季節ごとの気候の性質と藏府気血への影響をまとめたものである。蔵気法時をベースとする。
　五気とは，春風木・夏暑火・長夏湿土・秋燥金・冬寒水のことであり，日本では長夏ではなく梅雨湿土とする。

実際の気候推移に基づく蔵気法時

季節	時期	五気	気候特徴	陰陽	五藏	生理	病理
春	立春〜	風木	気温上昇・南東風	陽	肝	陽気盛んになり始め、肝木盛ん	肝木実・木乗土・腎水虚・心熱
初夏	立夏〜芒種	暑火	気温高い	陽	心	陽気盛・肝気上昇次第に止む	心熱・肝気実
梅雨	芒種〜小暑・大暑	湿土	湿度高い	陽〜陰	脾	湿土の気候は土気をはぐくむ	湿困脾土・寒湿で脾腎陽衰・湿熱で熱邪内薀
盛夏	〜立秋	暑火	高温	陽	心	陽気が最盛	暑火で暑熱内薀・傷津・傷陰
孟秋	立秋〜	暑火・燥金	日中高温、朝晩涼	陽〜陰	肺	陽気次第に減ず	暑火で傷気・傷津・傷陰
仲秋・季秋	白露〜	燥金	乾燥して涼しい	陰	肺	陽気下降。陰気盛んになり始める	肺気不宣・脾気下陥
冬	立冬〜	寒水	低温	陰	腎	陰気が最盛	心腎陽衰・寒邪侵襲

　季節の区分は，内経での五気でなく，日本での因地制宜に基づき，春・初夏・梅雨・盛夏・秋・冬としている。実際の気候変化に基づかないと臨床で用

いることができないからである。また，梅雨が早い沖縄は，立夏から芒種が梅雨・湿土であり，その後に夏とすればよい。明瞭な梅雨がない（蝦夷梅雨という降雨はある）北海道では短期間の雨季を湿土の時期とする。秋の始まりは立秋であるが，実際に秋の涼風が吹き始めるのは白露前後なので，立秋から白露の五気は暑火として盛夏に準じる。

　ここで注意すべきは，春に南東風が吹いて気温が急上昇する時は，春の風木の気とせずに六淫の風邪とすることである。春風木とは気温が徐々に上昇する一定期間の局面を示す。その他の季節も同じことであり，急な気温・湿度の上昇下降や湿度上昇下降は六淫と考える。

　また，春は肝木が盛んな時期なので，急に気温が上昇する風邪が到来すると，他の季節よりも肝気上昇の程度は強くなるという観点は重要である。

　梅雨入りと明けの時期は地域・方面によって若干異なる。

　気候変化と五藏の関係について詳細は「蔵気法時」を参照していただきたい。

二十四節気と四季および蔵気法時

斗綱建月		一月		二月		三月		四月		五月		六月		七月		八月		九月		十月		十一月		十二月	
	大寒	立春	雨水	啓蟄	春分	晴明	穀雨	立夏	小満	芒種	夏至	小暑	大暑	立秋	処暑	白露	秋分	寒露	霜降	立冬	小雪	大雪	冬至	小寒	大寒
四季区分	冬	春						夏						秋						冬					
										梅雨															
孟仲季	季冬	孟春		仲春		季春		孟夏		仲夏		季夏		孟秋		仲秋		季秋		孟冬		仲冬		季冬	
日本（沖縄除）								初夏		梅雨		盛夏													
黄河流域								夏				長夏													
六節気		厥陰風木						少陰君火				少陽相火		太陰湿土				陽明燥金		太陽寒水					
蔵気法時		肝実・木乗土・心肝火旺・腎陰虚						心実		湿邪内盛・湿困脾土		心火腎陽盛腎陰虚肝血虚		初秋は気虚・脾気下陥肺気不宣・肝気下降						心腎陽衰・腎陰充実					

（2）六淫による気象の表現

　気象を正確に六淫に分類するために気象表現を次のようにしたい。
○六淫の成立で述べたように，夏の乾燥した高温の気象は「燥熱」もしくは「火」と表現する。

○一年を通じて，気温の上昇を伴う気象を「風」とする。冬に気温が低く風が強い気象は「風寒」といわず「寒」とする。
○乾燥して気温が非常に高い気象は「火」で表現する。
○「暑・熱・火」は気温の高い状態が続いている気象であり，「風」は短時間のうちに気温が上昇する気象である。
○「風」には，乾燥した「燥風」（フェーンなど）と湿度の高い「風湿」「風湿熱」（低気圧・台風の接近通過）がある。
○気象を表現する時は，「温」は温病の病邪でなく春の気温が暖かい気象を示す。また冬に気温が高い時も「温」「温邪」を用いる。春に客気の少陰君火・少陽燥火が加臨して気温が非常に高くなると温病が多発する。また「温」には陽邪としての「風」の意味は含めない。低気圧が接近して気温が上昇してくれば「風」「風温」「風熱」などと表現する。

　以下に伝統的な言い方を踏まえた気象の表現方法を提示する。

客気	気象表現	六淫	気象	陰陽	五行	藏府経絡（標本中気）	内生邪気
厥陰	風	風	短時間の気温上昇＋強風	陽	木	肝・三焦	内風
—	温	—	暖かい（春）	陽	火	—	—
少陰・少陽	熱	暑	気温が高い	陽	火	心・腎	内熱
少陰・少陽	暑	暑	気温が高い	陽	火	心・腎	内熱
少陽	火	火	気温が非常に高い　乾燥	陽	火	胆・三焦	内熱・内風
太陰	湿	湿	湿度が高い	陰	土	脾胃	内湿
陽明	燥	燥	湿度が低い	陽	金	肺・胃大腸	内燥
太陽・陽明	涼	寒	気温が低い	陰	水・金	膀胱・肺	内寒
太陽	寒	寒	気温が低い	陰	水	膀胱・腎・心	内寒

（3）気象の六淫への変換と虚風・実風の判別

　眼前の気象変化を見て，どの六淫であるかを決定する。
　2つ以上の外邪が組み合わされた場合は，それぞれの病邪の性質を勘案する。特に風邪が外感表証として入った場合は，寒邪・熱邪・湿邪・燥邪などと合わ

さって侵入しやすい。

更に六淫が虚風なのか実風なのかを明らかにする。

(4) 気候五気と気象六淫の組み合わせ

(1)で現在の気候を知り，(3)で気象を六淫に変換することで，気候気象を病因病理に正確に組み込むことが可能となる。

日本の季節ダイヤルと気候・気象

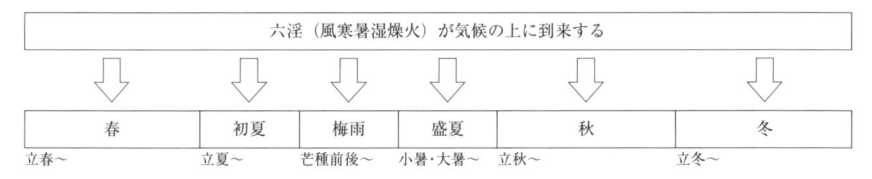

六淫（風寒暑湿燥火）が気候の上に到来する					
↓	↓	↓	↓	↓	↓
春	初夏	梅雨	盛夏	秋	冬
立春～	立夏～	芒種前後～	小暑・大暑～	立秋～	立冬～

次頁の図は気候気象を考える際の概念図である。気候変化と生理病理は蔵気法時を用いる。その気候変化の上に短期間の気象変化である六淫外邪が到来すると考える。これは運気論で五運と六気に分けて考えることに通じている。

雨季に関して梅雨は気候に入れるが，菜種梅雨・秋雨や季節はずれの長雨は期間が短く到来しないことも多いので，六淫湿邪の到来として考える。

(5) 気候変動と五気・六淫

近年の平均気温の上昇は，春が早く到来して夏の期間が長くなり秋の到来が遅く冬が短くなっているということであり，将来四季の区分は変更されるかもしれない。

第2章 内経気象学各論

日本の気候に合わせた蔵気法時図

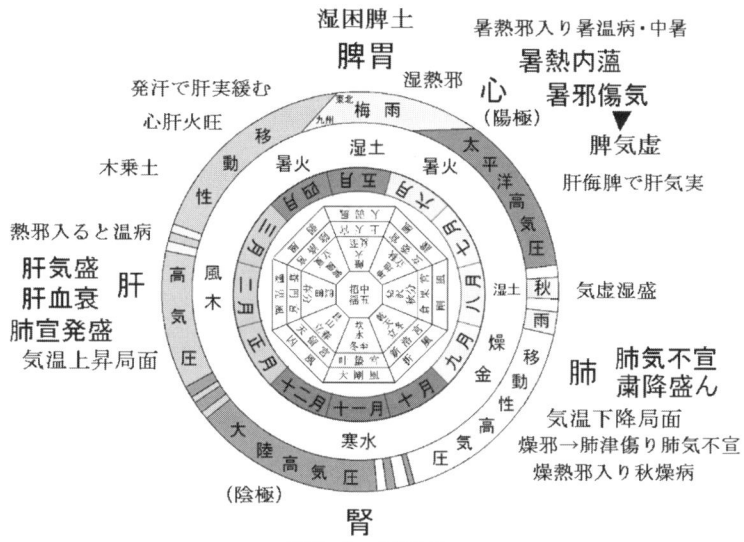

脾胃周辺：
- 湿困脾土
- 脾胃
- 発汗で肝実緩む
- 心肝火旺
- 湿熱邪
- 木乗土

心周辺：
- 暑熱邪入り暑温病・中暑
- 暑熱内薀
- 心（陽極）
- 暑邪傷気
- ▼脾気虚
- 肝侮脾で肝気実

肝周辺：
- 熱邪入ると温病
- 肝気盛
- 肝血衰
- 肺宣発盛
- 肝
- 気温上昇局面

肺周辺：
- 気虚湿盛
- 肺
- 肺気不宣
- 粛降盛ん
- 気温下降局面
- 燥邪→肺津傷り肺気不宣
- 燥熱邪入り秋燥病

腎周辺：
- （陰極）
- 腎
- 腎陰盛・腎陽衰
- 寒邪：心腎の陽気傷る
- 寒邪が表に入ると傷寒太陽病

139

7 気圧と内経気象学（試論）

　現代気象学の最も重要な気象指標に「気圧（atmospheric [air] pressure）」がある。
　内経では，六気として風寒暑湿燥火を自然界の気象要素として挙げているが，気圧は気圧計でのみ測定できるため，気圧に関する概念は当然のことながら存在しない。しかし痺病（リウマチ疾患，変形性関節疾患など），喘息などの気象病の悪化発症要因として気圧は相当な比重を占めているからには，六淫と気圧との関係を明確にしておく必要がある。当然，天地の陰陽五行の変化，六気・六淫の組み合わせの中に気圧の変化は含まれているわけで，それを抽出してみたい。

　まず高山に登山した時に生じやすい高山病の症状を通じて気圧低下の影響をみてみよう。
高山病の症状：頭痛，嘔気嘔吐，倦怠感，食欲不振。重症では心神不明，運動失調，息切れ，呼吸困難。これらは病理としては肝気上逆・肝気犯胃・肺気失調といえる。更に脾胃の弱いものは肝胃不和となる。心神不明・運動失調・息切れ・呼吸困難は明らかに低酸素血症のためであるので，肺が天空の気を取り入れられずに気の生成が阻害されて起こるものである。低気圧接近程度の気圧の変化ではこのような明確な症状は起こらない。したがって，気圧の低下は，肺気の失調を除き，肝気の上昇をもたらす，といえる。
　数年前，チベット自治区にある九寨溝に身内のものが旅行に行った。標高が1900-3000m以上あり，高山での身体への影響を知る上で有用な機会なので，どのような症状が出たか，背部腧穴や脈・舌の変化，治療によりどうなったか，などを観察するようにお願いしておいた。ホテルに着いた程度の標高ではあまり症状はなかったようであるが，3700mの高地を4時間登山するコースに行ったところ，参加者の全員が程度の差はあれ呼吸の苦しさと共に，頭頂部の強烈な痒みを生じ，皮膚は発赤した。また半分くらいのものが頭頂部の頭痛を訴え，

第2章　内経気象学各論

急に空咳をし鼻水が出てきた。ある女性の背部を診ると肝兪穴が熱を持ってひどい圧痛が生じていた。脈は硬く弦脈であった。肝兪を瀉法すると弦脈は緩み頭痛・痒みは軽快した。別の女性は呼吸困難のために合谷に鍼をしたが症状はそれほど変わらず，太淵にしたところ呼吸は急に楽にできるようになった。これは，合谷で理気降逆がうまくできずに太淵で肺気を直接動かして効果が出たのだろう。

以上の臨床事実より，気圧の急激な低下によって，肝気は鬱結上逆し肺気が失調することが理解できるだろう。

高山での気圧低下は気温降下・湿度降下であっても気逆の症状を呈することより気圧降下単独でも，肝気を盛んにする風邪の性質を持つと考える。

気圧低下は気滞・気逆を引き起こす。

低気圧接近による気圧降下局面では風邪・熱邪が盛んであり（湿邪は徐々に上昇していくが温暖前線通過後に一旦下がる），気圧上昇局面では寒邪が盛んであることが分かる。

風邪は，「六淫の成立および風邪について」で述べたように気温の短時間で上昇する局面で出現する。また風邪は陽邪であり，肝木を盛んにして肝気を上昇させる働きがある。

温帯低気圧の接近は気温上昇を通じて風邪が盛んとなる。気圧低下に関しては，高山での反応から気を上逆させる風邪と同じ働きとしてよいだろう。したがって，気圧降下により気温の変化と合わせて更に風邪が盛んになると考える。

仮説：気圧の低下は，気滞・気逆を引き起こし肝鬱を生じる

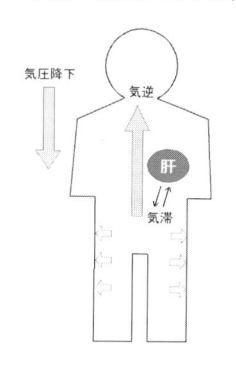

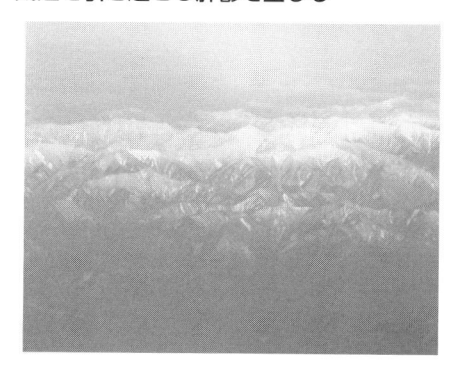

ただし低気圧接近による眩暈は，寒冷前線通過直後より急に軽減することより気圧よりも気温の影響が大きいと考える（最低気圧通過後に気圧は徐々にしか上昇しない）。これは低気圧接近による肝気上昇は気圧だけでなく，気温の上昇の関与も大きいからである。したがって風邪の概念は気圧下降の変化を含むがすべてでなく，短時間の気温上昇も風邪の概念に含まれる。

気圧と気滞

低気圧の接近による発痛のメカニズムについて生気象学の一説では，気圧の低下により細胞内圧が相対的に高まり，膨張しようとして周辺組織を圧迫して起こると考えている。この状態を内経で考察すると膨張は「気滞」であり，気滞は「通ぜざれば痛む」より痛みを引き起こす，ということになる。

8　月の影響

(1) 月と内経気象学

　月の満ち欠けにより人の気血は盛衰するという考えは，西洋にも古くからあった。内経での月と身体との相関関係を説いた内容は，おそらく世界最古のものだろう。一見迷信のように考えられがちであるが，書籍『月の魔力』などにより月と身体の密接な関係が少しずつ明らかにされつつある。月の位相変化により気血が影響を受けるというのは内経気象学の重要な一分野である。

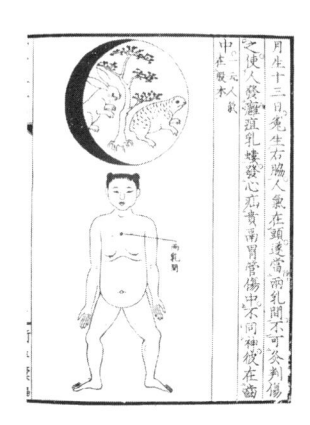

『黄帝蝦蟇経』主に月齢と禁灸穴を論ずる晋代以前の書[※1]

　「新月より月が生じ始めると気血も徐々に盛んになっていき，衛気もめぐりはじめる。満月になると気血は充実して，肌肉は気血により十分に養われ頑強となる。満月より月が欠け始めると肌肉は気血の養いを失い衰え経絡も虚ろになり体表の外衛である衛気は去り形のみとなる。」（『素問』八正神明論）[※2]
　ここでは月の位相変化と人への影響が明確に説かれている。新月では人の気血は最も弱っている。ここでは極端に表現されているが，月の位相変化に伴い，気血は充実したり虚衰したりすることを述べている。気血が弱ってくると，肌

表と衛気がその外衛としても働きを失い，外邪に対抗できなくなることを述べている。すなわち，新月に近いほど外邪の侵入が容易になり発病しやすいとしている。次に，治療に当たって月の朔望を見ず，気血の状態を知らないで行うと，虚虚実実の大きな過ちを犯すことを述べ，月の満ち欠けを常に伺い補瀉を決定すべきとしている。

　新月では気血が弱っているので外邪の侵入に十分注意して，瀉法は行わず，補法を施すべきである。

　満月では気血が充実しているので外邪の侵入は起こりにくいが，気血は充実しているので，補法を行わず，瀉法を中心にすべきである。

　ただし，臨床では新月でも気血がしっかりしていて実証のものは瀉法を行うべきであるし，満月でも虚の程度が強いものに瀉法は慎むべきである。

「満月のときは気血は充実し，肌肉は充ち，皮膚は緻密になり，毛髪は堅くしっかりし，腠理は閉じる。したがって賊風に遭っても深く入ることはない。新月のときは気血が弱り，衛気は去り，肌肉は減じ，皮膚は荒くなり，腠理は開くので，賊風に遭うと深く侵入するので卒然として重病となるのである」（『霊枢』歳露）[※3]

「気虚血虚が元来ある場合（身之虚）に新月（逢天之虚）に至ると，兩虚は相感して外邪は骨や五藏にまで深く侵入する。これを「天忌」といい治療者は必ず知っておくべきである」（『素問』八正神明論）[※4]

　月の位相変化で気血の状態が変化することを前に述べているが，ここでは個別の気血の状態をさらに見極めて，気虚血虚が元来ある場合（身之虚）に新月（逢天之虚）に至ると，兩虚は相感して外邪は骨や五藏にまで深く侵入すると警告している。これを「天忌」と表現して治療者は必ず知っておくべきであることを強調している。

　臨床的には，末期がん患者など著しく気血が弱った状況では，新月周辺で気血が更に虚して容態が悪化することが知られている。月の人への影響を論じた『月の魔力』では，精神疾患で興奮性のものが満月の時に多発する例や交通事

故が満月のあたりに多いことが紹介されている。

「月の魔力」での月の影響例より

満月では攻撃性が高まり，犯罪発生率が有意に上昇する。同じく満月の時精神病患者の救急外来が有意に上昇する。特に月と地球の距離が近い時（近日点）と太陽と地球の距離も近い時に新月や満月になると異常高潮が生じ，天候が荒れ，そして犯罪が多発する。(1974年1月－3月)

潮汐力（バイオタイド）の強い時に精神が興奮状態になりやすい。

カキは満潮の時に殻を開く習性があるが，場所（遠隔地の実験室内）を移すと2週間ほどでその土地の満潮時刻に殻を開くようにリズムが変わった。

魚の産卵サイクル：カリフォルニアのトウゴロウイワシは満月か新月直後の晩にだけ産卵する。

ヨーロッパウナギは満月翌日よりサルガッソー海にある産卵場に移動を始める。

ウニの生殖サイクルは月齢と一致している。人間の生理周期（平均値）は月の周期（29.5日）と一致している。

※1 坂出 祥伸：「『黄帝蝦蟇経』について--成書時期を中心に」，關西大學文學論集44（1〜4），關西大學文學會，1995年
※2 「月始生．則血氣始精．衛氣始行．月郭滿．則血氣實．肌肉堅．月郭空．則肌肉減．經絡虛．衛氣去．形獨居．是以因天時」『素問』八正神明論
※3 「故月滿則海水西盛．人血氣積．肌肉充．皮膚緻．毛髮堅．腠理郄．煙垢著．當是之時．雖遇賊風．其入淺不深．至其月郭空．則海水東盛．人氣血虛．其衛氣去．形獨居．肌肉減．皮膚縱．腠理開．毛髮殘．膲理薄．煙垢落．當是之時．遇賊風．則其入深．其病人也卒暴．」『霊枢』歳露
※4 「以身之虛．而逢天之虛．兩虛相感．其氣至骨．入則傷五藏．工候救之．弗能傷也．故曰天忌．不可不知也．」『素問』八正神明論

(2) 月と九宮八風

三虚について

「此八風．皆從其虛之郷來．乃能病人．三虛相搏．則爲暴病卒死．兩實一虛．病則爲淋露寒熱．犯其雨濕之地．則爲痿．故聖人避風．如避矢石焉．其有三虛．

而偏中於邪風．則爲撃仆偏枯矣．」(『霊枢』九宮八風)

　月の人への影響については更に臨床を通じて検証し，応用ができるようにしていく必要がある。多くの標本数で気虚の程度を問診表などを用いて日々計測し，統計的に有意な差がでることを証明する方法も考えられる。今後の研究課題としたい。

(3) 生気象学の月齢研究

　笠井和氏は，腺窩性扁桃炎は下弦の3日後と新月の4日前に有意に発病が増加，虫垂炎は満月前後に顕著に増加することを示した[※1]。

　新しいところでは，大阪医科大学麻酔科の大中仁彦氏は，全科目11446例の手術について調べ，満月の日の前後3日間において産婦人科での帝王切開手術および術式にかかわらず大量出血例が有意に多いことを示した[※2]。

　内経気象学において満月では正気が充実すると同時に実証が増加するので，大腸湿熱型が多い虫垂炎や血熱による出血が増加すると説明できる。

※1 笠井 和：「疾病と気象--発病日の気象と疾病予報」，『小児科臨床』32 (6) p1275〜1286，日本小児医事出版社，1979年

※2 大中 仁彦他：「月齢と緊急手術の発生・出血量の過多との関係--満月に緊急手術や出血量が多くなる可能性について」，日本医事新報 (4023)，日本医事新報社，2001年

(4)「百姓万平」と内経気象学

　著者の叔母より橋本家に百姓万平の伝聞を記した巻子が伝わっていると聞き，随分最近になって実物を見せてもらった。また，この文書については，他の伝書とともに「百姓万平を追って」※に紹介されている。

　さて，三河の国の百姓万平は，200有余歳の長寿であったといくつかの伝書に残されている伝説の人物である。

伝書によると，天保十五年（1843）九月十一日，江戸深川永代橋の懸け換えの落成日に，一家三夫婦の長寿者が渡り初めをした者を問うと，百姓万平の一族で，万平は慶長七年（1602）の生まれで大阪の陣では実に十四才であったという。また八代将軍吉宗（有徳院）のとき竹千代君（後の十代将軍家治）の誕生（1737）を祝して白髪を献上したところ百五十人扶持を賜り，十一代将軍家斉の息女種姫お輿入れに白髪を献上して二百人扶持を賜った。そして寛政八年（1796），家斉より長寿の秘訣を尋ねられ，吾が一族は（旧暦の）月初めより八日間足三里に灸をしていたからであると答えた，と記されている。

この内容は内経気象学の見地より非常に興味深い内容を含んでいる。まず，新月は内経によると最も気血が弱る時であり，足陽明胃経の足三里は脾胃を補う代表的な穴処である。およそ脾胃は後天の元気そのものであり，後天の元気をよく守るものは長寿であり，先天の元気もまた後天により補われる。新月より八日間とは最も気血が虚している時であり，この弱っている時期に外邪を感受したり，藏府の働きが弱って，病が生ずるとされている。

「至其月郭空．則海水東盛．人氣血虚．」（『霊枢』歳露）

この時に足三里に灸をするということは理にかなったことであり，万平の法螺のようなお話も実は内経・歳露の病因病理学にのっとったものであった。

現在の日本では栄養過多と休息過多により気血不足や脾胃を大きく傷めていることは少ないが，江戸時代の庶民においては常に栄養不足と重労働にさらされ，ほとんどのものが気血虚損・脾胃損傷により後天の元気を弱らせ，外邪賊風は侵入しやすく重病となり早くに亡くなっていた。足三里の灸はこのような困難な時代に少しでも長寿を得るためには不可欠の方法であったのだろう[※]。

万平の話から江戸時代の庶民の間に内経気象学説の月と気血の関係をつたえる治療内容が伝承されていたことが理解されるだろう。

松平伊豆守様領分

　　　三河国飯式郡小家村　百姓萬平　当辰二百四十三才

　右萬平……（略）

　慶長七壬寅年七月生　萬平　　二百四十三才
　元和九癸亥年三月生　萬平妻　二百二十二才（二百四十二才は誤り）
　慶安二巳丑年丑九月生　倅万吉　百九十六才
　承応元壬辰年辰八月生　万吉妻もん　　百九十三才

元禄八乙亥年申八月生　万吉倅万蔵　　百五十三才
同七■年八月生生　万蔵妻やと　　百五十一才
右長命之義御別段養生不仕毎月両足三里灸治仕候
（以下略）

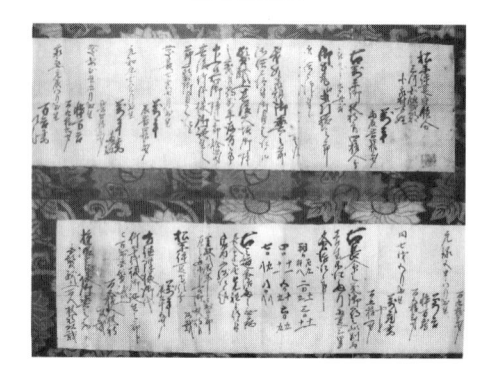

万平記文書　　　　　　**足三里の壮数を記した部分**

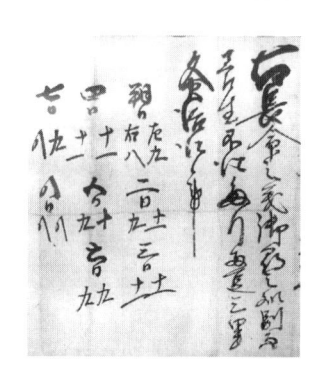

※上地栄：『長寿三百歳　百姓万平を追って』，鍼灸素霊会出版，2000年
　現在の日本人は栄養過多・飲食過多により胃熱・陽明熱盛のものが多いため，足三里の灸は脾気が弱り内熱がない場合にしか用いられないことに注意が必要である。

9　五運六気の運用方法

ここでは具体的な運気論による気候予測の方法を紹介する。

(1) 運用原則

五運六気を気候予測として用いる際の運用方法を説明する。
① 干支
② 歳運（中運），司天，在泉の決定
③ 歳運の勝復，司天在泉の勝復
④ 運気相合
⑤ 五運における客運，六気における客気の決定
⑥ 六気の客主加臨
⑦ 総合評価

① まず第一にその年の干支を求める。
② 干支が分かれば，歳運及び司天，在泉が決定される。
③ 歳運，司天在泉の気候への影響。次に歳運及び司天在泉の勝気復気の気候への影響を調べる。
④ 歳運と司天が分かれば次にこの2つを相合して，どのような気候となるかを考察する。ここで大事なのは，まず平気年であるかということと，運と気が同化関係にあるかどうかということである。同化関係にある場合，気候に特徴的な影響を及ぼす。天符であれば気候の変動は大きく，病の進行は速く症状は激しい。太乙天符であれば，更に異常な気候となり，病は急激に発病し死に至ることもある。歳会であれば気候は穏やかで，発病しても勢いは穏やかで病は進行しないとされる。また歳運と司天との相生相剋関係についても調べる。歳運が司天を剋する関係なら，気候は歳運を中心にあらわれ，司天が歳運を剋する関係なら，六気を中心にあらわれる。歳運と司天が相生関係

なら歳運,司天共に同じ程度に気候の上に影響を及ぼす。
⑤歳運より客運を決定し,司天より客気を決定する。
⑥次に六気における客主加臨を調べ,六節気ごとの気候変化を明らかにする。
⑦以上の情報を総合し気候の予測をする。

　以上のような考察を加えて,ある年の五運六気による気候の予測はなされるが,五運の太過不及や六気の勝復の発動の有無及び司天在泉の強弱については不確定な要素を含むので(特に司天在泉の勝気の発動は不確定なもので,かつ長期にわたる異常気象をもたらしやすい,とされる),予測の内容としては可能性を示し,実際の気候と照らし合わせ,五運六気を運用していく。

(2) 1995年,1996年の運気解説

次に具体例を通じて五運六気の運用方法について説明する。

1. 1995年の運気解説

　1995年は干支では乙亥(きのとい)年となる。この年,歳運は金運不及で司天は厥陰風木,在泉は少陽相火となる。運と気の関係では,歳運(金)が司天(木)を剋する関係にある。したがって運気同化でない。主運は五歩推運により太角より始まる。客運は歳運が金運不及なので初運が少(不及)商(金)より始まり,太羽,少角,太徴,少宮と続く。客気は司天が厥陰風木であるので,初気～陽明燥金,二気～太陽寒水,三気～厥陰風木(司天),四気～少陰君火,五気～太陰湿土,六気～少陽相火(在泉)となる。この年の気候は金運不及なので火運が強くなり,炎暑の気候となりやすい(すなわち勝気)。司天は厥陰風木であるので一年を通じ(または上半年)風が強く,また早く風温の気候が到来する。五運の勝気が発動すれば夏に火の勝気が起こり,大変に暑い気候となる。金不及なので金鬱は発気とならない。また勝気が起これば,秋に水の復気が生じて夏の炎暑の気候が終わると急に大変に寒い気候となる。下半年は在泉が少陽相火であるので冬が暖かい気候となる。司天が勝気となると春の到来が時令より早くなり,風が強く草木の生長が早くなる。その復気は陽明燥金で下半年は厳しい秋の寒冷な気候となる。在泉が勝気となると秋の到来が早くなる。

乙亥年（1995年）

四季	月建	二十四節気	五運				六気			
			中運	客運	主運	交司時刻	客気	主気	客主加臨	交司時刻
	十二月	大寒	金運不及（不和五運中心）	少商	太角	甲戌年大寒亥時初初刻起	在泉の左間		初　気	
孟春	正月	立春					陽明燥金	厥陰風木	陽明燥金加臨	甲戌年大寒日亥初から春分日酉初まで
		雨水								
仲春	二月	啓蟄					司天の右間		二　気	
		春分								
季春	三月	晴明		太羽	少徴	春分後十三日亥時正一刻起	太陽寒水	少陰君火	太陽寒水加臨	春分日酉正から小満日未正まで
		穀雨								
孟夏	四月	立夏					司天		三　気	
		小満								
仲夏	五月	芒種					厥陰風木	少陽相火	厥陰風木加臨	小満日申初から大暑日午初まで
		夏至								
季夏	六月	小暑		少角	太宮	芒種後十日子時初二刻起	司天の左間		四　気	
		大暑								
孟秋	七月	立秋					少陰君火	太陰湿土	少陰君火加臨	大暑日午子正から秋分日辰正まで
		処暑								
仲秋	八月	白露					在泉の右間		五　気	
		秋分								
季秋	九月	寒露		太徴	少商	処暑後七日子時正三刻起	太陰湿土	陽明燥金	太陰湿土加臨	秋分日巳初から小雪日卯初まで
		霜降								
孟冬	十月	立冬					在泉		六　気	
		小雪								
仲冬	十一月	大雪		少宮	太羽	立冬後四日丑時初四刻起	少陽相火	太陽寒水	少陽相火加臨	小雪日卯正から大寒日丑正まで
		冬至								
季冬	十二月	小寒								
		大寒								

　客主加臨については，初気は客気が陽明燥金で主気の厥陰風木に打ち勝ち，春先に秋のような涼しい気候となる。二気は客気が太陽寒水で主気の少陰君火に打ち勝ち寒い気候が続く，三気に到り，客気であり司天でもある厥陰風木の作用で寒かった気候は急速に暑くなり，風がよく吹く。四気は客気が太陽寒水で主気が太陰湿土であるので，蒸し暑い気候となる。五気は客気が太陰湿土で，秋の本来乾燥した時に雨がよく降る。六気は主気が少陽相火で，冬なのに暖かい気候となる。

　総じて1995年の気候特徴を言うと，太乙天符，天符の年に当たっていないので，それほど厳しい気候は生じないが，春の訪れは遅く，夏になって急に暑く

なり，秋まで暑さは続き，秋に雨がよく降り，冬は暖かい，と予測できる。
　また，夏に火運の勝気が起こると秋に水運の復気が起こり，大変に寒くなる。
　司天が勝気となると春の訪れはかえって早くなり，風が強くなる。在泉が勝気となると秋から冬が暖かくなり，勝気が甚だしいと気交が前に移動し夏は大変に暑くなり下半年の間，異常な暑さが続く。

2．1996年の運気解説

　干支は丙子(ひのえね)であり，歳運は水運太過，司天は少陰君火，在泉は陽明燥金である。子年は子の五行属性が水であり，子は水の正方位に当たり，歳運の水運

丙子年（1996年）

四季	月建	二十四節気	五運				六気			
			中運	客運	主運	交司時刻	客気	主気	客主加臨	交司時刻
	十二月	大寒	水運太過(歳会)	太羽	太角	乙亥年大寒寅時初初刻起	在泉の左間		初気	乙亥年大寒日寅初から春分日子初まで
孟春	正月	立春					太陽寒水	厥陰風木	太陽寒水加臨	
		雨水								
仲春	二月	啓蟄					司天の右間		二気	春分日子正から小満日戌正まで
		春分					厥陰風木	少陰君火	厥陰風木加臨	
季春	三月	晴明		少角	少徴	春分後十三日寅時正一刻起				
		穀雨								
孟夏	四月	立夏					司天	三気		小満日亥初から大暑日酉初まで
		小満								
仲夏	五月	芒種					少陰君火	少陽相火	少陰君火加臨	
		夏至								
季夏	六月	小暑		太徴	太宮	芒種後十日卯時初二刻起	司天の左間		四気	大暑日酉正から秋分日未正まで
		大暑								
孟秋	七月	立秋					太陰湿土	太陰湿土	太陰湿土加臨	
		処暑								
仲秋	八月	白露		少宮	少商	処暑後七日卯時正三刻起	在泉の右間		五気	秋分日申初から小雪日午初まで
		秋分								
季秋	九月	寒露					少陽相火	陽明燥金	少陽相火加臨	
		霜降								
孟冬	十月	立冬		太商	太羽	立冬後四日辰時初四刻起	在泉		六気	小雪日午正から大寒日辰正まで
		小雪								
仲冬	十一月	大雪					陽明燥金	太陽寒水	陽明燥金加臨	
		冬至								
季冬	十二月	小寒								
		大寒								

と五行属性を同じくするので，歳会の年となり気候は穏やかになる。水運太過なので太過が勝気となれば夏に寒気が流行し寒くなる。火が鬱気となり，もし発気が起これば四の気の時に炎熱の気候が生じる。復気は土運であり，時ならずして大雨が降る。下半年は在泉が陽明燥金なので乾燥した気候となる。

客主加臨について言えば，初気は客気が太陽寒水であり，春の訪れは遅く気温が低い。二気は客気が厥陰風木で風が強く吹き，急に風温の暖かい気候となる。三気は客気が少陰君火で主気の少陽相火と合わさって大変に暑い気候となる。しかし歳運が水運太過の為，運気相合で暑さは抑制されるだろう。四の気は太陰湿土加臨で雨が非常に多い。五の気は少陽加臨で秋は気温が高く推移し，六の気は陽明燥金で乾燥して寒いだろう。

総じて1996年の気候特徴は，歳会の年で気候は穏やかである。

春の訪れは遅く，春分以降急に気温が上昇する。夏は平年程度の暑さであり雨季は雨が多い。秋は気温高く，冬は乾燥して気温はやや低めだろう。

中運勝気が起こると夏は気温が低くなるだろう。夏以降時ならず大雨が降る。

司天勝気が発動すると夏はかえって非常に暑くなり，その後かえって非常に寒い気候となるだろう。

10 運気予測と結果からの帰納的運用

前項の1995年・1996年の運気解釈は伝統的な解釈であるが，ここでは更に踏み込んで運気解釈を行い，実際の気候・気象変化を観察しながらどのように臨床応用するのかを示したい。

(1) 2007年運気予測

運気による気候予測には，五運勝気と六淫勝気の組み合わせによって，以下の四パターンが考えられる。本来は運気相合により五行の相生相剋関係で五運中心・六気中心などが予想されるが，運気論篇自身が五運・六気の勝気の発動は実際の気候を観察しなければ分からないとしているように，この組み合せは押さえる必要がある。

五運六気	木運不及・司天厥陰	金運淫勝	厥陰勝気	相互関係	気候特徴（主に上半年）	客主加臨 初の気	二の気	三の気	四の気	五の気	六の気
①		あり	なし	なし	気温低く推移	陽明客気のため気温低く推移	太陽客気と少陰主気が争い気温上下	厥陰客気と少陽主気により気温高く風雨あり	少陰客気と太陰主気で湿熱の気候	太陰客気と陽明主気で寒湿	少陽客気と太陰主気で気温高い
②		なし	なし	あり	気候は平年並み						
③		なし	あり	あり	気温高く推移						
④		あり	あり	なし	気温が上下する						
司天勝気の発動時期							司天厥陰の勝気				
復気の発動時期								司天への陽明復気			
在泉勝気の発動時期										在泉少陰の勝気	
復気の発動時期											在泉への太陽復気
実際の気候	若干あるが発動時期遅くくる		強い		始め気温高く推移、二・三の気で気温上下激しい、四の気より高温続き、六の気から低温。	気温高く推移	気温上下激しい	気温上下激しい	始め気温低くのち高い	気温高い	気温低い

予測①（五運勝気強い・六気勝気弱い）

中運は木運不及・司天厥陰風木・在泉少陽相火。昨年と同じく天符なので気象変化は激しいとされる。

木運不及は金運が勝気となって春に金運が流行する。また初の気の客気は陽明燥金なので，立春以降でも冬のような非常に寒い気象となる。春分を過ぎても客気が太陽寒水なので気温は上昇しない。ところが小満以降（五月下旬）になると司天・客気が厥陰風木であることと，金運に鬱された木運を助けるために火運の復気が夏に大発する。したがって非常な炎熱の気象となるだろう。また在泉が少陽相火であるので，年の後半も冬まで炎熱の気象となり，春の終わりより冬に至るまで温病系の外感病が流行する可能性がある。

予測②（五運勝気・六気勝気が補完的に影響）

木運不及と司天の厥陰風木が助け合って，金運勝気も司天勝気も生じない。この場合，客主加臨にしたがって気候は推移。すなわち，春分までは陽明燥金の客気のため，気温低く推移。春分より小満は太陽寒水の客気のため気温低い。小満以降，厥陰風木の客気の為気温が上昇風雨が強い。大暑以降は客の少陰君火・太陰湿土・少陽相火の影響で気温が高く推移。

予測③（五運勝気弱い・六気勝気強い）

金運淫勝が発動せず厥陰司天が年初より発動する場合，気温は高く推移する。4月以降は太陽寒水の客気により気温が急に下がったり，気温低下が続くようになる。四の気，大暑以降は少陰君火客気によって高温が続く。在泉勝気が同時に発動するとさらに炎熱の気候となる。厥陰勝気の復気である陽明復気が起こると気温が急に下がったりする。年後半のいずれかに在泉勝気に対する復気の太陽寒水が生じて気温が非常に低くなる。

この予測は，六気中心の考えである。

予測④（五運勝気強い・六気勝気強い）

金運淫勝と司天厥陰の両方が同時に発動する場合，気温が高くなったりまた急に気温が下がったりの気候となる。春には気温上昇によって肝気実と内熱盛んなところに逆風の金気が襲来するので，寒熱病の瘧病・少陽病を呈したり，風寒邪を感受しやすかったり，内熱外寒によって肝陽が升発しやすい。

金運淫勝によって夏に火運の報復が起こるので，司天厥陰と合わせて夏季は非常な炎熱の気候となる。

以上のように基本的に五運と六気の組み合わせの上に，客主加臨を合わせて気候予測する。

丁亥年（2007年）

四季	月建	二十四節気	五運				六気			
			中運	客運	主運	交司時刻	客気	主気	客主加臨	交司時刻
孟春	十二月	大寒	木運不及（天符）	少角	少角	丙戌年大寒亥時初刻起	在泉の左間		初気	
	正月	立春					陽明燥金	厥陰風木	陽明燥金加臨	丙戌年大寒日亥初から春分日酉初まで
		雨水								
仲春	二月	啓蟄					司天の右間		二気	
		春分								
季春	三月	晴明		太徴	太徴	春分後十三日亥時正一刻起	太陽寒水	少陰君火	太陽寒水加臨	春分日酉正から小満日未正まで
		穀雨								
孟夏	四月	立夏					司天			
		小満					司天		三気	
仲夏	五月	芒種					厥陰風木	少陽相火	厥陰風木加臨	小満日申初から大暑日午初まで
		夏至								
季夏	六月	小暑		少宮	少宮	芒種後十日子時初二刻起				
		大暑								
孟秋	七月	立秋					司天の左間		四気	
		処暑					少陰君火	太陰湿土	少陰君火加臨	大暑日午正から秋分日辰正まで
仲秋	八月	白露		太商	太商	処暑後七日子時正三刻起				
		秋分					在泉の右間		五気	
季秋	九月	寒露					太陰湿土	陽明燥金	太陰湿土加臨	秋分日巳初から小雪日卯初まで
		霜降								
孟冬	十月	立冬					在泉		六気	
		小雪								
仲冬	十一月	大雪		少羽	少羽	立冬後四日丑時初四刻起	少陽相火	太陽寒水	少陽相火加臨	小雪日卯正から大寒日丑正まで
		冬至								
季冬	十二月	小寒								
		大寒								

(2) 実際の気候推移（大阪）

気温推移

　1月〜3月上旬まで2〜3℃平均気温が高く推移，5月上旬は非常に暑い。5月中旬から下旬は気温が下がる。4月から6月は，気温の最低最高温度の差が大きく，逆風が多い。7月は気温−1〜−2℃。特に7月下旬が気温低い。

8月は気温1〜3℃高く，特に中旬が3℃高かった 。8〜10月は気温高い。11月は平年より気温低かった。

降水量の推移

降水量：全般に平年よりも少ない。特に1月，3月前半と4月，6月が少ない。7月中旬は非常に多い（晴れが少なく，気温も低かった）。8月前半は高温で雨がほとんど降らなかった。9月〜12月も少ない。西日本は降雨が少ないが関東信越などは平年並み。ただし8月は何れも降雨少なく高温であった。

大阪を例に出しているが，気温に関しては南西諸島を除き全国同じ傾向で推移した。年間降水量は西日本は非常に少なく，その他は平年並みであった（気象庁）。

大阪2007年平均気温と平年値

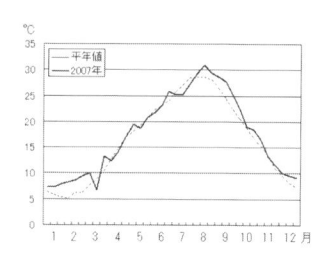

大阪2007年降水量と平年値

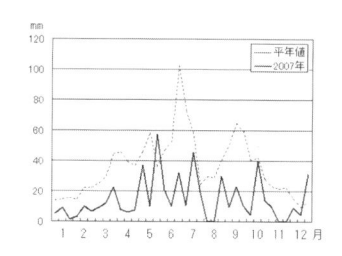

(3) 運気予測と結果からの解釈

2007年気候解説

1月〜3月の気温の高さは前年の運気からは説明できないので，司天厥陰風

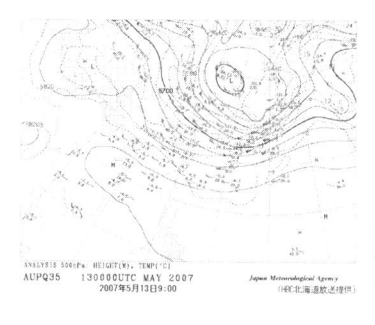

寒冷渦の高層天気図500hpa面5月13日（華北地方に−27.5℃の寒冷核を持つ寒冷渦が停滞して日本の気温を下げた）

木で解釈。4月～6月にかけての急激な気温の低下（大陸や日本海に停滞した寒冷渦による）は木運不及による金運淫勝によるものと考える。司天厥陰が初気・二気で流行したなら陽明燥金の復も加わる。

7月の気温低下も金運勝気。

8月からの急激な気温上昇は在泉の気が少陽相火＋四の気の客気が少陰君火であることより説明できる（気象庁によるとラニーニャ現象により，西太平洋海域の海水温が平年値より高いため，夏から秋にかけて気温が上昇）。

10月も気温高く雨が多い。陽明燥金の時期に太陰湿土加臨。少陽在泉で気温高いと解釈。

11月は気温が非常に下がり降雨も非常に少ない（太平洋側）。乾燥して寒い気象。→在泉少陽淫勝に対する太陽寒水による復気と考える。

以上より，予測③の予測が近いが，金運淫勝も弱いがあり，発動が厥陰勝気よりも遅れたと考える。降水量に関しては，西日本は少なかったがその他の地域は平年並みであり，予測学としてでなく病証学として西日本について金運太過もしくは陽明客気の病証を参照すればよいだろう。

このように運気予測は五運を主とするのか六気を主とするのか両方とも考慮するのかで予測結果が異なる。運気相合でどちらが中心なのか指示されるが，自在に考えないと実際の気候とは一致しないことが多い。

(4) 2007年の発病概況

2007年の春は気温比較的高く推移するが（厥陰勝気），時に急激に気温が下がる逆風（金運淫勝）が多かった。風熱の気象と逆風の寒邪により，風寒邪感受＋風熱邪の外感病が混在する。

4月になってもインフルエンザ小流行，関東ではしかの流行（温病）：関東は気温が非常に高く推移していた。これは運気予測にはないが，少陰・少陽の加臨と考える。症状を見ると温病の多発となっている。

気逆の症例が多かった。耳鳴り，眩暈，突発性難聴が多いのは，厥陰風木の気候であったからだろう。三の気への厥陰客気の病証と一致している。

5月連休明けより気温上昇して夏日となる。湿度高く蒸し暑い。GW中も寒

暖差が大きく風邪を引くものが多かった。4月から6月は寒暖差大きく（金運淫勝＋厥陰勝気の抗争→寒熱病多発），風寒・風熱感受が多かった。

8月～10月記録的高温が続く。月別の観測値過去最高を更新続出。熱中症の多発。

11月，急に乾燥して気温が下がり腰痛，風寒感受増加（太陽復気によるもので六の気の太陽客気病証を参照），アトピー性皮膚炎悪化（六の気の陽明客気病証を参照）。

以上のように実際の気候変化を適時観察しながら，いずれの五運の勝気復気，司天在泉淫勝・復気・客主加臨によるものかを考える必要がある。その上で，五運病証・六淫病証を参照しながら，病因病理を考える方がよいだろう。

(5) まとめ

五運太過不及・六淫勝気の発動は不定であるので，このようにあらゆる組み合わせを考えて気候・気象変動の予測をすることが必要である。

ある年の気候・気象推移を見て，どの運気年に該当するかどうかは，試みた

2007年客主加臨一覧

	初の気	二の気	三の気	四の気	五の気	終の気
主気	厥陰風木	少陰君火	少陽相火	太陰湿土	陽明燥金	太陽寒水
客気	陽明燥金	太陽寒水	厥陰風木	少陰君火	太陰湿土	少陽相火
気候	陽明燥金の氣が加臨して，寒氣が続き，秋の気候のようである。	少陰君火の時期であるのに寒氣が去らずに雪が待ったり，水が凍ったりする。霜が降りて，草は先が縮れ，寒雨が度々降ります。少陰君火の時期なので陽気は次第に回復してくる。	風気が度々到来する。	蒸し暑い炎暑の気候である。	燥気と湿気が相い争います。燥気も湿気も陰気なので，陰寒の気がゆきわたり，風雨が生じる。	客気として少陽相火が加臨して，炎暑の気候が出現する。冬眠していた虫が現れ，流水は凍らず，地気が大発して草木は成長する。
病証	陽明燥金の氣が加臨して，寒氣が続き，秋の気候のようである。	太陽寒水の客気のために陽気が内鬱して内熱を生じる。	涙が出たり，耳鳴りしたり，眩暈が生じる。	黄疸を発病したり，浮腫の病となる。	寒気が身体に及び発病する。	気候が暖かいので，人々は一見健康そうですが，温厲の病が生じる。

が余りにも煩雑で実用に適さないため，今回の運気予測の方法を採用している。

　ここで最も重要であると思われるのは，運気論篇に説かれる気候と病証の相関関係を臨床を通じて追試検討していくことである。これらは内経理論に基づいて臨床観察より記述されたものと考えられ，気象による病因病理を大きく発展させる可能性がある。今後の課題としたい。

(本篇は2007年北辰会臨床コースでの講義内容に加筆補充したものである。)

参考文献
李今庸主編：『黄帝内経綱目』，上海科学技術出版社，1988年
柯雪帆主編：『中医弁証学』，上海科学技術出版社，1987年
郭靄春主編：『黄帝内経素問語釈』，人民衛生出版社，1992年
呉崑著，劉之謙他編著：『黄帝内経素問呉注評釈』，中医古籍出版社，1988年
馬蒔：『黄帝内経素問注証発微』，人民衛生，1998年
渡部温訂正：『康熙字典』，講談社，1978年
高士宗：『黄帝素問直解』，科学技術文献，1998年
張隠庵（張志聡）：『黄帝内経素問集注』，上海科学技術出版社，第4版，1991年
斎藤国治：『古代の時刻制度』，雄山閣出版，1995年
王琦主編：『中医蔵象学』，人民衛生出版社，2004年
崔升勘：『内経病理学』，中医古籍出版社，2000年
神戸中医学研究会：『基礎中医学』，燎原，1995年
神戸中医学研究会：『中医臨床のための方剤学』，医歯薬出版，1992年
柯雪帆主編：『中医弁証学』，上海科学技術出版社，1987年
石田秀実他訳：『黄帝内経素問　現代語訳下巻』，東洋学術出版社，1993年
中国中医研究院：『中医証候鑑別診断学』，人民衛生出版社，1987年
楊殿興他主編：『温病学読本』，化学工業出版社，2006年
楊力：『中医運気学』，北京科学技術出版社，1995年
張隠庵：『黄帝内経素問集注』，上海科学技術出版社，第4版，1991年
田合禄他：『五運六気臨床応用大観』，山西科学技術出版社，第3版，2006年
藤本蓮風：『初心者の為の陰陽論（七.人と自然)』，ほくと第9号，1991年
山田慶児：『中国医学の起源（九宮八風説と「風」の病因論）』，岩波書店，1999年
石田秀実：『中国医学思想史』，東京大学出版会，1992年
巣元方：『諸病源候論』伝世蔵書第五冊，海南国際新聞出版，1995年
丹波康頼：『医心方』，筑摩書房，1995年
丹波康頼著，沈澍校注：『医心方校釈』，学苑出版社，2001年
楊上善：『黄帝内経太素』，科学技術出版社，1984年

図：
(1) 左・九宮八風図『黄帝内経太素』（東洋医学善本叢書　東洋医学研究会1981）底本は仁和寺本
(2) 右・九宮八風図『素問・霊枢』（日本経絡学会　1992.11）底本は明刊無名氏本『新刊黄帝内経霊枢』

河村武監他監修：『気象の事典』，平凡社，1999年

日本生気象学会：『生気象学の事典』，朝倉書店，1992年

Daniel J. McCarty;foreword by Joseph L.Hollander：『Arthritis and allied conditions : a textbook of rheumatology』9th ed., Lea & Febiger, 1979

藤本蓮風：『初心者の為の陰陽論（七.人と自然4.月齢）』，ほくと第9号，1991年

『東洋医学善本叢書. 第28冊　黄帝蝦蟇経』，オリエント出版社，1992年

アーノルド・L.リーバー他：『月の魔力』，東京書籍，1984年

第3章 日本の気候と内経気象学の臨床

1 日本の気候について

（1）日本の気候の特徴

　日本の気候は周囲を海洋に取り囲まれているため，多くは海洋性気候[※1]であり，外湿が大変に強い。中国は大陸性気候[※2]で華東・華南を除き，冬季少雨気候で秋冬は乾燥の程度が強い。日本では大陸からの北西風は日本海を渡る時に，海洋の水蒸気を吸い込んで日本海側に雪を降らせ（寒湿邪），降雪により乾燥した風は太平洋側に寒邪・燥邪となって達する。

　洛陽近くの鄭州での年間降水量は650mmと非常に少ないが，日本では1000mmから3000mmに達するところもある。

　内経成立の中国黄河内陸部に比べ降水量が非常に多いことと，日本海側では冬に降雪・降水量が多いことなどが日本の気候を特徴づけていると言える。

１．長夏と日本の降水特徴

　長夏とは黄河流域において盛夏の後に来る雨季であるが，日本では主な雨季は梅雨である。日本の梅雨は盛夏の前に到来する。

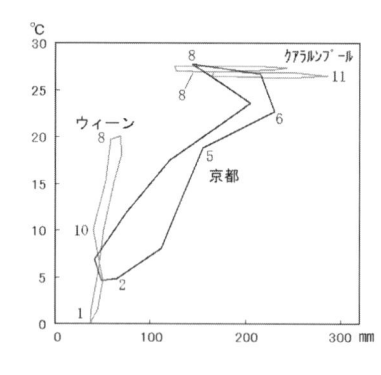

【図】京都，ウィーン，クアラルンプールのクライムグラフ（月別の平均気温と平均湿度を結んだもの）

日本は中国（東北・華北・華中内陸部）に比べて雨が大変多い。北海道の一部を除き降水量1000mm以下の地域は日本にはほとんどない。

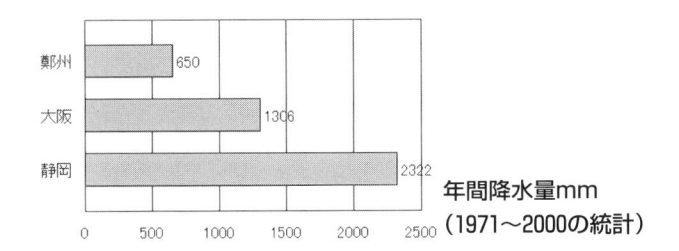

年間降水量mm
(1971〜2000の統計)

鄭州 650
大阪 1306
静岡 2322

　結論として，北海道を除く日本では雨季が梅雨と秋雨の2回あり，黄河流域よりも湿土が強い。因地制宜に基づき日本では梅雨を湿土とし，秋雨は短期間であり到来しないこともあるので六淫の湿邪とする。次に，日本の降水の気候的特徴としては，日本海側における冬の多量の降雪がある。

　下のグラフで明らかなように日本海側では冬に降雪が多く，一年の降水量は冬季にも大きな山がある。

　日本海側の冬の気候特徴は，季節風が暖かい日本海上を滑走する時に水蒸気を大量に吸収して，日本海沿岸に到達するために生じる。日本海側で降雪した後の北風は，乾燥した寒風として太平洋側に到達し，中国と同じく冬季少雨気候となり寒・燥の気となる。

　日本海側の冬に降雪が非常に多いことは，臨床的には湿土脾弱というよりも寒邪と共に陰邪として寒湿邪が痺病などの発病・悪化を招くことが多い。

2．気団と気候・気象

　日本にはさまざまな気団[※3]が季節ごとに到来して四季の気候を形成する。

　各々の気団の性質はそのまま五気・六淫となるので，現在どの気団の中にあ

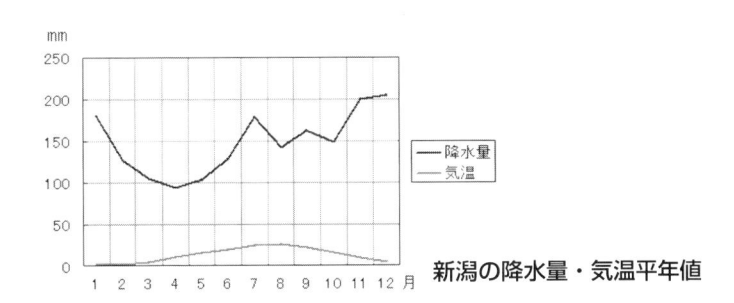

新潟の降水量・気温平年値

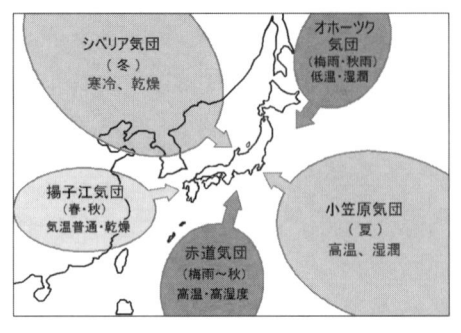

日本周辺の気団

るのか知ることが重要である。また，九宮八風説と気団とは密接な関係にある。

ただし，冬のシベリア気団は日本海を滑走し，暖かい海の水蒸気を大量に吸収して寒湿の性質に変容する。そのため日本海側では豪雪となり，脊梁山脈[※4]を越える時には乾燥した燥寒の性質に変り太平洋側では乾燥寒冷の気候となる。

揚子江気団は主に移動性高気圧として日本に到来する。赤道気団とは，日本では台風に相当する。小笠原気団（太平洋高気圧の一部）は夏の間日本を覆う高温多湿の気団である。

3．日本の気候区分と六淫

ここでは吉良竜夫氏（暖かさの指数，内陸・瀬戸内気候区），鈴木秀夫氏（表日本・裏日本気候区），中村和郎氏（サンベルト・スノーベルト）の気候区分を用いて解説する。

①サンベルト（太平洋側・山陰西端部・九州）：冬に降雪が少なく降水量も少ない。夏は雨が多い。南東斜面をもつ山岳地形による多雨帯は降水量が非常に多い。関東以南では黒潮の影響で冬でも気温が高い。東北は北東気流によって冷害が生じやすい。冬は山地を越えての季節風のため乾燥している。青森・岩手・北海道は太平洋側でも豪雪地帯である。

②瀬戸内気候（サンベルト）：中国山地と四国山地によって季節風の特徴が和らぐ。温暖多湿で夏が非常に暑く雨が比較的少ない。晴天日数が非常に多い。降雨は台風と梅雨に集中。冬は比較的暖かい。大阪も含む。梅雨は湿邪，秋冬は燥邪が強い。

第3章　日本の気候と内経気象学の臨床

③日本海側気候・スノーベルト（温帯・冷帯・内陸の区別有，裏日本気候区とほぼ重なる）：冬に降雪が非常に多い。春から夏に南風でフェーンが起こりやすい（風邪・火邪）。冬に寒湿が強い。冬は雪が多く，晴天が非常に少ない。
④準裏日本気候区：冬型の気圧配置のとき，特に北西風強いと降雪が多い地域。近畿では京都，兵庫中部など。図は大まかなラインであり，飛び地でこの気候区に含まれる地域もある。ただし近年の温暖化により，ラインは北上しているところもあるだろう。冬に寒湿邪が強い。
⑤内陸気候（冷帯・亜寒帯）：中部高地，北海道内陸部。
⑥亜熱帯（沖縄地方）：湿熱の気候

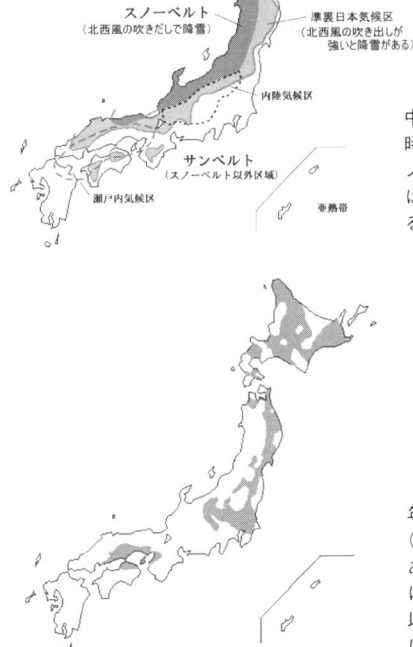

中村和郎氏は冬型の気圧配置時，冬の多雪域と少雪域をスノーベルト（準裏日本気候区は北西風が強いと多雪となる），サンベルトと呼んだ。

年間1400mm以下の小雨地域（同上）瀬戸内気候区が少雨であることが分かる。関東平野は特に乾燥が強い（湿度10％以下もある）。これらの地域では秋・冬に燥邪が強い。

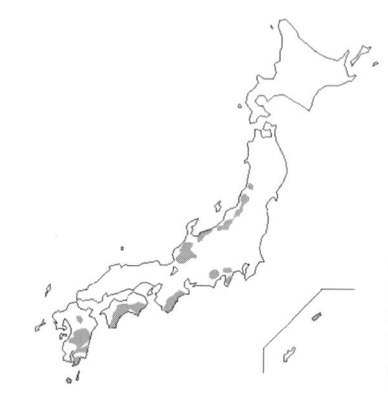

年間2600mm以上降水量の多雨・豪雪地域（1971-2000年平均・気象庁）太平洋側は梅雨から秋に，日本海側は冬に集中。湿邪が強い。

⑦サンベルト多雨区：南東向きの山岳の斜面地域：紀伊山地，四国山地，九州山地その他。暖湿な南風が吹くと山岳の強制上昇によって降雨が非常に多い。湿熱邪。

⑧奈良盆地など盆地特有の気候：放射冷却強く一日の気温差大きい。朝晩の湿度が高い。フェーン現象起こりやすい。逆風が多く，寒湿が強い。

4．地球温暖化に対する内経気象学の考え方

　1990年以降，世界的に平均気温の上昇が始まったとの報告が近年なされている。体感的にも20年以上前に比べ明らかに夏の暑さは厳しくなってきており，冬が短く，気温の高い状態が年間を通じて長くなってきている。地球温暖化に関して，生活環境・衛生状態・戦乱のみならず，気候変動が疾病の種類や病態に大きな影響を及ぼすことは，各種研究により明らかになっている。[※5]

　温暖化による影響を内経気象学では以下のように推測する。

①温暖化による季節区分・五気六淫分布の変化

　平均気温が上昇すると，夏の期間は長くなり冬の期間は短縮する。したがって夏暑火は長く，冬寒水は短くなる。気温が上昇すると偏西風は大きく蛇行しやすくなり，降雨は地域・国によって非常に多くなったり，逆に干ばつを生じたりする。

　六淫においては，暑邪・火邪の到来が増加し，寒邪の到来は減少し，湿邪は気温上昇によって寒湿よりも湿熱邪として影響することが増える。また春から初夏にかけての気温上昇過程でジグザグの振幅が大きくなり，春肝木・風邪の

程度が強くなるだろう。

②温暖化による陰陽寒熱傾向の変化による素体への影響

夏暑火の期間が増加し，春から秋にかけても暑邪がよく到来するので暑熱内薀の病理が増加し，素体は熱証へと傾斜するだろう。また一年を通じての気温上昇も内熱傾向に影響すると考えている。暑邪が強いので秋以降に気虚傾向も増加する。降雨が非常に多い地域では内湿が盛んとなり，長期にわたれば気虚を生じる。燥邪が強い地域では燥熱により陰液が傷られ内熱に加え血虚・陰虚傾向が増加し，速い気温上昇により風木・風邪の程度が強く気逆傾向が増加するだろう。

③発病する疾患・病証の変化

①②を踏まえて，熱中症の増加，狭義傷寒の減少と温病・温疫病の増加（インフルエンザが温病として発病する症例が増える，ヘルパンギーナ・咽頭結膜炎・溶連菌感染症などの増加），高湿度・高温の気候により食中毒・感染性胃腸炎などの湿温病の増加，温病の一種であるマラリアの流行地域の拡大，熱証が多いアトピー性皮膚炎・アレルギー疾患・膠原病の増加などが見られるだろう。また春は気逆を呈する花粉症などの病証が増えてきている（百日咳の増加も気温上昇率が関係しているかもしれない）。春の気温上昇と高温は，心肝火旺を引き起こし精神疾患が増える。冬が暖かいために傷寒でなく，風温病として発病するかぜ症候群・インフルエンザも増加しているようだ。ウイルス性胃腸炎は，貝類中のウイルスの蓄積・摂取という特殊要因のため冬季に流行するが，病理は湿熱であるので気温上昇が増加に関係している可能性がある。悪性

温暖化による病邪・病理・疾患の変化

斗綱建月	一月	二月	三月	四月	五月	六月	七月	八月	九月	十月	十一月	十二月
	大寒 立春	雨水 啓蟄	春分 晴明	穀雨 立夏	小満 芒種	夏至 小暑	大暑 立秋	処暑 白露	秋分 寒露	霜降 立冬	小雪 大雪	冬至 小寒 大寒
四季区分	冬	春	春	春	夏	夏	夏	秋	秋	秋	冬	冬

	梅雨		

温暖化による区分の変動例	春	夏	秋	冬
	著しい気温上昇 ↗	湿熱梅雨／旱魃／多雨もしくは少雨	暑火・暑邪がつよい	気温が高い冬季

病邪と病理	気逆病証／風熱邪・温熱邪つよい	暑熱内薀／暑邪傷気・傷津・傷陰血／湿熱邪または燥熱邪	衛気虚・営衛不和	陰不足陽亢
好発疾患の例	風温病多発／アトピー性皮膚炎／精神疾患増加 花粉症の増加	暑温病・熱中症多発／湿温病増加／熱痱・湿熱瘡悪化	喘息増加／疫病の増加	冬温病増加／疫病の減少／ウイルス性胃腸炎の増加

腫瘍も熱証が多いので経過中において影響を受け，痺病は寒湿痺が減少し，風痺・熱痺・湿熱痺が増加するだろう。

④温暖化に対応する弁証論治・養生

温暖化により，上記のような病因・病理が増加するので，弁証論治の際に気候・気象の状況をよく勘案した上で八綱弁証・藏府弁証・気血津液弁証・病邪弁証・正邪弁証を行う必要がある。

⑤過去の温暖化が病態や医論にどのような影響を及ぼしたか？

実は現在のような気温上昇は，過去2000年の間にも観察されている。中国の気象学者竺可禎氏によると，隋代以降北宋末（600年〜1100年）までの間は中国では高温期であり，現在の平均気温と同じ程度か，やや高かったと推測している。※6 この時代は傷寒でなく温病が多発していたことが運気論篇の病証から明らかであり，この時代の気温上昇が運気論篇を形成する淵源となったとも考えている。ちなみに前漢頃の原『素問』『霊枢』の形成期も温暖期であった。『素問』刺熱論，熱論，瘧論などが成立する背景に温暖期の影響があったことは藤本先生が指摘されている。

5．基礎の天気図解説

読者におかれては，天気図の見方に不慣れな方もおられると思うので，ごく簡単に天気図の基礎知識を解説したい。

①高気圧・低気圧と風向・風速

空気は気圧の高い所から低い所に流れる。この空気の流れが風である。

周囲より気圧の高い所が高気圧で，天気図上で「H」と記載されている所がその高気圧中心で気圧が最も高い。低気圧は周囲より気圧の低いところで「L」と記入されている所が中心で最も気圧が低い。

高気圧は中心から時計回りの風が吹き出し（低気圧よりは風はかなり弱く，中心ほど風は弱い），低気圧は中心に向けて反時計回りに風が吹き込む（中心に近くなるほど風は強い）。

したがって天気図上で，高気圧と低気圧が近くにあると高気圧から低気圧に向けて風（気流）が吹いていることになる。

また，高気圧の中は中心ほど風が弱く晴れているので，日射と断熱下降流による昇温※7 によって日中は気温がかなり上昇する。夜から早朝にかけては放射

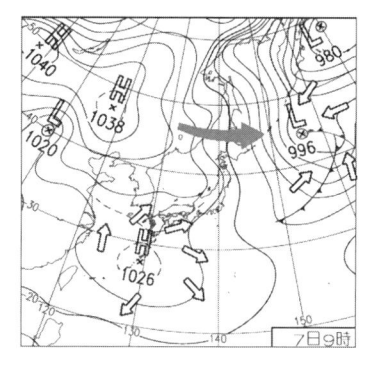

7日(水)北日本　寒さ戻る　　2007年2月
北日本は冬型の気圧配置。北海道上空約5200m付近には-40℃以下の寒気入る。東日本以西は高気圧に覆われ概ね晴れ、日中は3上旬～4中旬の気温。鹿児島市でウメ開花。　　　　(気象庁提供資料に加筆)

冷却によって気温がかなり下降する。

②海陸風

　海岸に近い所では日中海上から陸上に風が吹き，夜間は陸上から海上に陸風が吹く。例えば神戸では，移動性高気圧の中でも日中はかなりの強風が海から吹きつける。下図を見ると，午前6時では移動性高気圧の中の早朝で風が弱いが，12時になると日射により陸地が暖められ上昇気流が生じて海風が生じている様子が分かる。

　移動性高気圧の中にあると，早朝はこのように風が弱いが，寒邪で八風では虚風に相当する気象である。日中は気温が急上昇するので風向きにかかわりなく（海風は，海が南側にあれば南風，北側にあれば北風になる），春夏秋では風邪・熱邪が盛んとなる。冬は平均気温が低いので，日中は六淫となるほどの

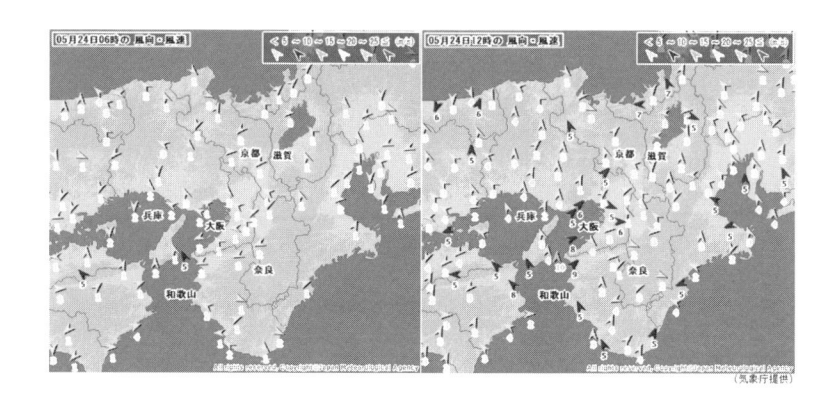

(気象庁提供)

気温上昇はないだろう。

③フェーン現象

フェーン現象は，湿潤な空気が低気圧に向けて移動する際などに山越えした時に起こる現象である。山頂に至る途中で水蒸気の凝結高度を超えると，雲が生じ始め降雨によって空気中の水蒸気が減少して乾燥した空気として山を吹き降りる。湿潤な空気よりも乾燥した空気のほうが，気温の上昇率が大きいために乾燥・高温の空気が吹き降りる。日本海に低気圧がある時に日本海側地域で起こりやすい。急な気温上昇であるので，風邪の性質と共に熱邪・火邪となる。

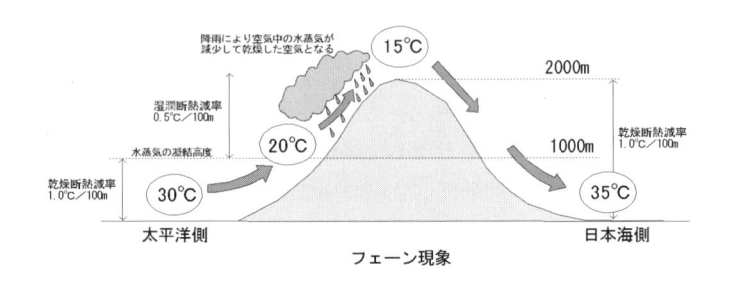

フェーン現象

④偏西風とブロッキング現象

日本では盛夏を除き，一年中大気の高層で強い西風の偏西風が吹いているので，低気圧・高気圧・前線は東に移動していく。偏西風が蛇行してブロッキング現象が起こると，日本海上空などに非常に寒冷な低気圧が停滞して気温低下

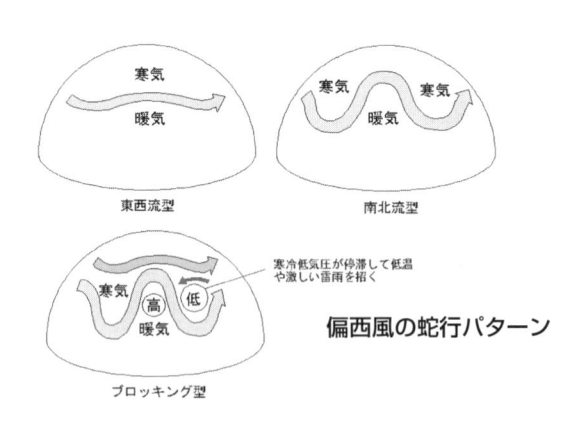

偏西風の蛇行パターン

をもたらしたり，高温の持続など異常気象を起こす原因の一つとなる。

⑤前線の構造

　台風を除く低気圧は，冷たい空気と暖かい空気のぶつかる所に前線が形成されて発達する。北半球では低気圧中心の東側で温暖前線が，西側で寒冷前線が形成される。

　地上の温暖前線から，暖気の上に寒気が緩やかな傾斜で昇って雲を発生させる。

　前線から200kmくらいまで近づくと降雨が始まり，湿度・気温が高い。

　温暖前線が通過すると晴れて暖域に入り，湿度はやや下がって気温が更に上昇する。寒冷前線が近づくと急に天気は悪くなり，前線通過直後の激しい降雨時に雷雨などを生じて，風向きは北よりとなり気温が急に下がる。寒冷前線が通過すると湿度も下がる。気圧は低気圧の接近と共に低下していき，低気圧中心に最も近い時に最低となる。したがって寒冷前線通過より前に最低気圧となることが多い。

⑥天気図と現在地に関して

　この天気図は，地域によって冬の気象と春の気象が同時に存在することを示している。北日本の盛岡では，中国華北の寒冷な高気圧と北海道のはるか東の

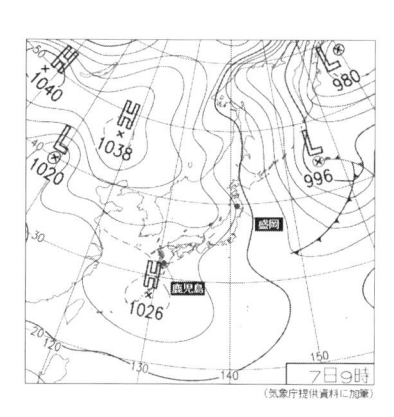

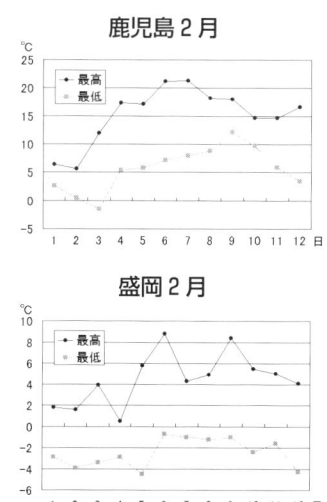

低気圧の間に西高東低の気圧配置を形成して，冬の北西風が吹いて前日よりも気温は5℃も下がっている。鹿児島を見ると，移動性高気圧中心近くで風は弱く快晴で日中の気温が22℃度まで上昇し，春の気象である。このように同じ天気図でも，どの地域に居住するかで気象は大きく異なることに注意が必要である。

※1 海洋性気候：水温変化が小さい海洋の影響で最低気温と最高気温の差が小さい。一般的に降水量は多い。季節風の影響を受ける地域では，季節により降水量が大きく変わる。内陸部より相対的に湿度が高い。
※2 大陸性気候：夏と冬の気温差，昼と夜の気温差が大きい。冬の気温が非常に低い。空気が乾燥して降水量は少なくその多くが夏に降る。
※3 気団とは広範囲にわたり均一な性質を持つ大気の塊。
※4 主要な分水嶺となっている山脈で，本州の奥羽山脈，越後山脈，飛騨山脈など。
※5 気候変動に関する政府間パネル　IPCC第2作業部会第8回会合ブリュッセル2007年4月2～6日『気候変化が自然および人間環境に及ぼす，観測された影響に関する現在の知見』「予測される気候変化に関連した暴露は，①栄養不良及びその結果としての疾患の増加②熱波，洪水，暴風雨，火災及び干ばつによる死亡，疾病，及び障害の増加③下痢性の疾病の増加④気候変動に関連した地表面オゾン濃度の上焦による心臓・呼吸器疾患の発生率の増加⑤いくつかの感染症媒介生物の空間的分布の変化」などをもたらすと報告されている。
※6 竺可禎著・邵国儲訳：「中国の気候―5000年来の変化」，中国科学院『中国科学』1973年2号p114～127, 古今書院，1975年
※7 断熱下降による昇温：空気塊が周囲の空気と交わらずに下降する時気温が周囲より上昇すること。風の弱い移動性高気圧や太平洋高気圧に覆われた日中に生じやすい。

(2) 春　～五気・風木の気候

風木・風邪・熱邪・逆風の寒邪が病因病理の中心となる。

1．立春

冬の間，西高東低の気圧配置（北西の季節風が吹く）が大勢を示しているが，立春の前後より気温上昇と共に東風が吹き始めると肝木が生じ始める。寒い中

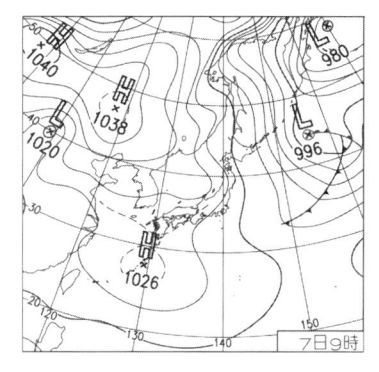

第3章 日本の気候と内経気象学の臨床

7日(水)北日本 寒さ戻る 　2007年2月
北日本は冬型の気圧配置。北海道上空約5200m付近には-40℃以下の寒気入る。東日本以西は高気圧に覆われ概ね晴れ、日中は3上旬～4中旬の気温。鹿児島市でウメ開花。
（気象庁提供）

にも日差しの中に春の訪れを少しく感じる頃である。春は肝気が上昇する季節であり，肝気が盛んになってくると相対的に肝血が虚してきて，筋の引きつれが起こりやすくなる（経絡経筋腰痛，寝違いなどは春先に多い）。更に肝木が盛んなため，腎水が吸いあがり腎陰虚の病理も生じやすい。また，肝気実より肝鬱化火して心に熱を持つものは「春眠暁を覚えず」ではなく逆に不眠となる。この心熱が異常に高ぶると心神を乱す。したがって春先は精神疾患が悪化・発病しやすい。肝気の急激な上昇は，次第に木乗土により脾の弱りを生じ俗に言う５月病に代表される鬱症を引き起こしやすいので，脾の弱い人は冬のうちから脾胃を立て直しておく必要がある。

　西高東低の気圧配置（日本の東側に発達した低気圧，西側にシベリア高気圧のある気圧配置。強い北西風が吹き，大変寒い）。

　立春以降にこの気圧配置なら逆風の気象である。春一番以降に寒の戻りでこの気圧配置になると，腠理が開いているところに逆風の寒邪が襲い，傷寒中風を発病しやすい。

２．春一番（木気・風邪の本格的な到来）

　２月中旬～３月上旬に春一番が吹く（日本海で発達した低気圧が日本海沿岸を通る時に起こり，強い南東風が５，６月並の気温の上昇をもたらし，日本海側ではフェーン現象が起こる）。

　春一番が通り過ぎた後，気温は平年並みに戻り大変寒くなる（「寒の戻り」と言う）。この後は４月上旬までに春二番，春三番が到来する。「寒の戻り」は北西の逆風となる。

175

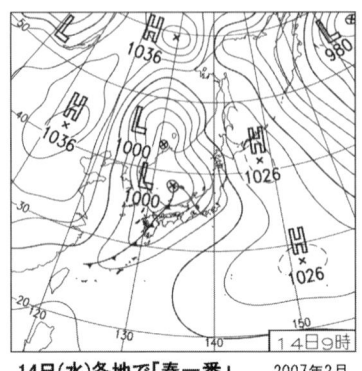

14日(水)各地で「春一番」　2007年2月
低気圧が発達しながら日本海を北東進。
前線近傍では雷を伴い激しい雨。高知県
安芸市で54.5mm/1h、宿毛市で最大瞬間
風速35.0m/s。海上も大荒れ。西日本～
東日本で「春一番」。　　　（気象庁提供）

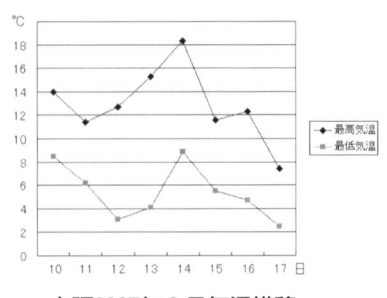

大阪2007年2月気温推移

　春一番の気圧配置（日本海を低気圧が東進して、この低気圧に向かって南から暖かい湿った強風が吹き込むため、気温が急上昇し、日本海側ではフェーン現象により、高温乾燥の気象になる）。

　大阪では14日に気温は急上昇して、翌日は最高気温が急降下している。

　春一番は六淫風邪で順風であるが、急激な気温上昇を伴う東南風（風邪）が吹くため肝気上昇して腠理は開きやすい。この後、気温が降下（逆風）すると容易に寒邪が侵入する。

3．春の雪

　2月上旬～3月上旬にかけて、東シナ海低気圧が本州南岸沿いを発達しながら東へ進むと太平洋側に降雪をもたらす。北寄りの冷たい風が吹く。

4．季節風の交代時期（3月より4月にかけて）

　春は、北半球においては太陽の照射時間が長くなり入射角が小さくなるので大地が温められ、大陸の寒冷な高気圧の勢力はしだいに弱く、冬の西高東低の気圧配置は緩んでくる。また日本の南にある北太平洋高気圧の勢力が強くなってくるために、冬に吹いていた北西の季節風が次第に東南の季節風に取って変わるようになる（陽気・木気が次第に強くなってくる）。

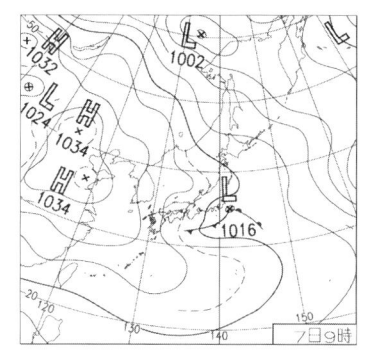

逆風の気象：
寒邪，寒湿邪

7日(金)東京で今年初の雷　2008年3月
高気圧に覆われ各地とも晴れた。関東の東海上に低気圧が進み、遅れて上層の寒気が通過。東京では、にわか雨とともに雷を観測。伊豆の河津桜は満開で祭りのにぎわいが続く。
（気象庁提供）

代表的気圧配置の出現回数（1972〜1981年）

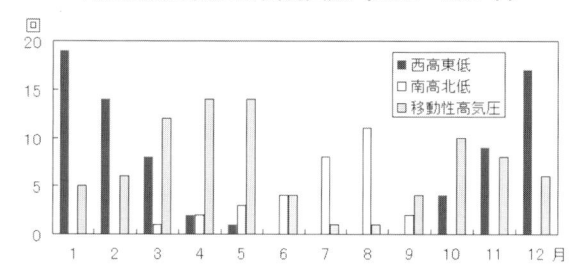

■ 西高東低
□ 南高北低
□ 移動性高気圧

5．春の気温の上昇率

　日本沿岸部は，海洋性気候のため中国と同じ緯度であっても気温の上昇は比較的緩やかであり（それでも春の気温の上昇率は年間を通じて最も大きく生物は大きな影響を受ける），大陸性気候の中国内陸部は海洋の影響を受けないので太陽の照射による気温上昇，南東風の温暖な風の影響がそのまま現れるため日本よりも急激に気温が上昇する。したがって中国の内陸部では春は日本以上に木気が強く，肝気は急激に盛んになり上昇してくる，と考えられる。

　春のこの時期は冬から夏への移行期でもあり，天地の陰陽が大きく動く時である。この時期に気候の影響で発病は多く症状も変化しやすいことは，春の主気「風」の性質である「主動」「よくめぐりしばしば変ず」をよく反映している。

月別平均気温推移

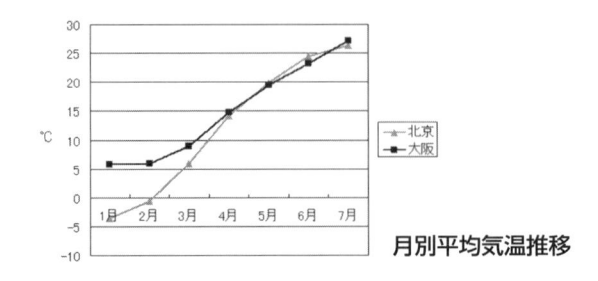

6．春の移動性高気圧（逆風を生じやすい）

　春と秋は一年で移動性高気圧が最も出現しやすい季節である。
　冬から春にかけて，次第に太陽の日差しが強く長くなってくるにつれて大陸の空気は暖められ，徐々に寒冷なシベリア高気圧の勢力が弱り，中国・揚子江付近の乾燥して気温がやや低い高気圧が西から日本に到来するようになる。この高気圧のことを移動性高気圧という。移動性高気圧の中に入っている時は晴天で気温はやや低め，風向きは高気圧の中心から吹き出すので，その中心と低気圧との位置関係によって決まる。
　春は移動性高気圧が一週間に2回程日本を通過するので，3，4日に一度くらい，高気圧と高気圧の間の低気圧が通過する際に天気が悪くなる。移動性高気圧が日本を通過する経路は3パターンあり，その経路によって天気の変化も異なる。

①華南や華中から日本の南海上を東進する型
　南から風が吹き出すので，北日本以外全国的に天気が良く暖か。

②華北方面から本州の上空を通過する型
　一番多い型で，全国的に乾燥して，気温は低め。

③華北や中国東北区から日本海をへて北日本を通る型
　北日本は天気が良く，関東から西の太平洋側は気温低く天気が崩れる。

　移動性高気圧の中にあって風が弱いと，日射によって日中は気温がかなり上昇する。反対に早朝に放射冷却によって気温が10℃以上下がることが多い。**この場合風は弱いが，人に及ぼす影響は日中は順風であり，早朝の気温低下は逆風と同じ意味を持つ**。また日中は気温が短時間で急上昇するので，風邪が盛んであり夜間より早朝は寒邪が盛んとなる。

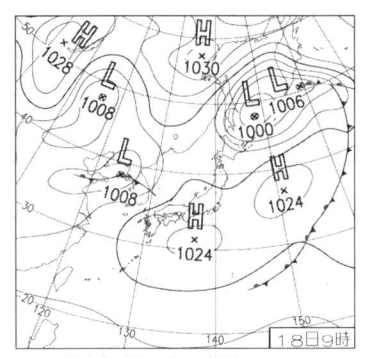

18日(火)東・西日本で黄砂　2006年4月
南高北低の気圧配置。北海道や東北北部は一時雨や雪。東北南部から南は晴れ。山陰や東日本で5月上旬～下旬の最高気温。東京大手町は平成12年4月14日以来の黄砂。　　　　　　　　　（気象庁提供）

①高気圧中心が太平洋沿岸にある

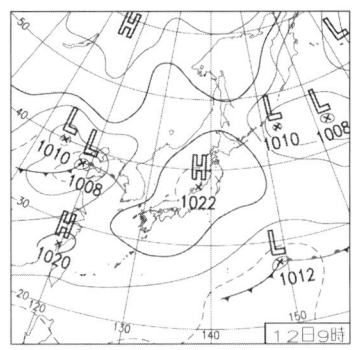

12日(木)全国的に晴れる　2007年4月
北海道は、上空の寒気の影響で曇りや雨本州付近は広く移動性高気圧に覆われ晴れたが、明け方を中心に霧が発生。山形県酒田市で平年より4日早くサクラ開花
　　　　　　　　　　　　　　　（気象庁提供）

②本州中心付近にある

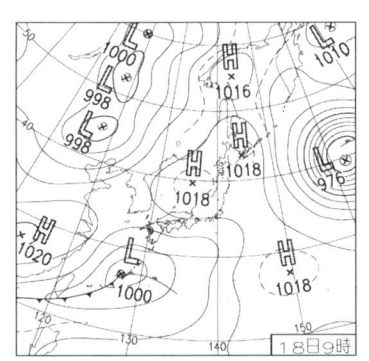

18日(水)富山県立山町でなだれ
低気圧が日本の南海上を東北東進。西日本から雨が降り出す。移動性の高気圧に覆われた北日本を除いて気温が低く、最高気温は2月下旬～3月中旬並。秋田市でサクラ開花。（気象庁提供）　　2007年4月

③中心が日本海にあり低気圧が奄美方面にあるので北から寒冷な風が吹きだす

　したがって，この時は特に寝冷えしないように注意することが大変重要である。

179

ちなみに張景岳は『景岳全書』で身柱を中心とする肩背部を寒邪から守ることが長寿の秘訣としている。

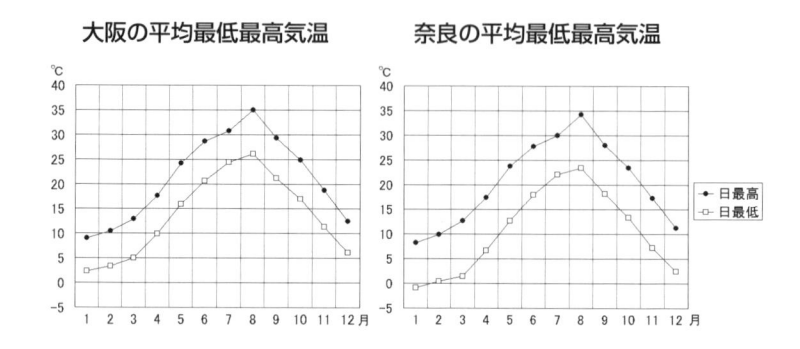

大阪の平均最低最高気温

奈良の平均最低最高気温

大阪と奈良12月2日気温・湿度推移

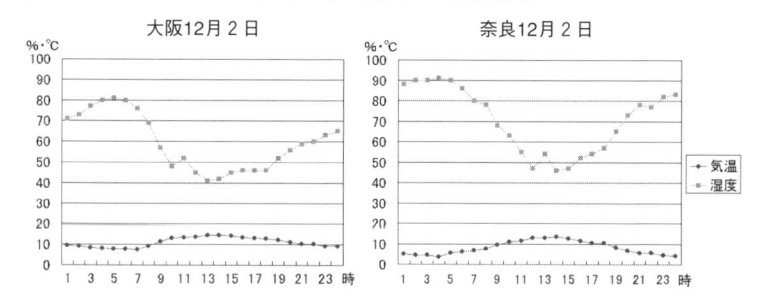

大阪12月2日

奈良12月2日

3月を見ると，大阪は7℃程度，奈良は11℃程度の高低差がある。また最高気温は同程度であるが最低気温は大阪は5℃，奈良は2℃以下である。これより盆地気候の奈良は朝晩の気温低下が大きく，海洋の影響を受ける瀬戸内気候の大阪よりも春早朝の逆風が強いことが理解される。また朝晩の湿度も奈良は90％以上に上昇することより寒湿邪が強いことも分かる。実際に寒湿の影響で京都や奈良は痺病が多い。

春の低気圧の通過は病因病理を形成しやすい

移動性高気圧が通過し，温帯低気圧が接近してくると，気温・湿度は徐々に上昇してくる。温暖前線が通過する際には湿度は急激に上昇し（80〜90％以上にもなる）気温も高くなり蒸し暑くなってくる。暖域に入ると南風が強く吹き始める。

低気圧の構造

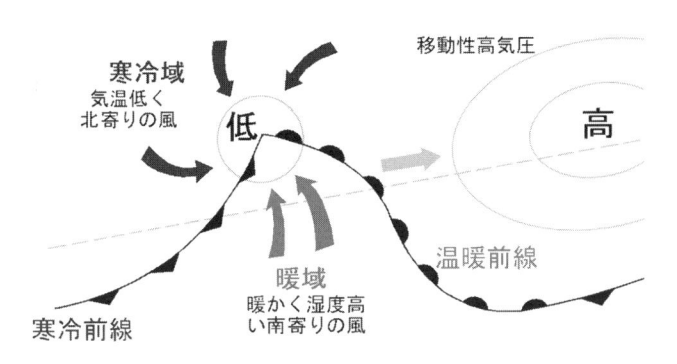

```
           移動性高気圧
寒冷域
気温低く    ↘ ↙
北寄りの風   低  →      高
           ↗
                   温暖前線
  寒冷前線   暖域
          暖かく湿度高
          い南寄りの風
```

　いわゆる天気の下り坂の気象状況で，痺病（熱痺・風痺・湿痺）が悪化・発痛したり風湿熱邪によるアトピーなどが悪化する。これは，外湿が盛んになり内湿が生じるのと，風邪による肝気上昇と熱邪による内熱のためである。前線が通過すると，急に北風に変わり，雨が降り出し湿度も急速に下がり，気温も低くなる。この気象では寒痺・寒湿痺・喘息が悪化・発症しやすい。このように低気圧の通過に伴い，目まぐるしく気象は変化して生体に大きな影響を及ぼす。天気が崩れて雨が降り出す前になると，いわゆる神経痛（内湿が盛んになり，湿が停滞して気の停滞を引き起こす。また同時に気圧低下により気滞が生じる）が起こってきたり，脾気の弱い人や内湿が盛んな人は身体がだるくなったり（内湿が脾気をおさえる・内湿が経気を阻滞する）するのは，このような気象の影響を受けているからである。

　寒冷前線通過前は南東の風が外湿と肝気の上昇を生じ，前線通過後は逆風である北西の風が吹いて寒邪が盛んとなる。また前線通過前の気温の上昇は腠理を開き，前線通過後に逆風の寒邪が非常に侵入しやすいので，細心の注意が必要である。

　2006年3月15日から18日にかけての天気図を示した。「温帯低気圧と内経気象学」で用いた天気図の前後である。15日は北日本を除き移動性高気圧に覆われて気温は上昇し，日中は風熱邪が盛んで早朝は寒邪である。16日は温帯低気圧に伴う時間単位の気温・湿度・風向きの変化が激しい。17日は発達した低気圧に北から吹き込む寒風により寒邪が強い。18日は高気圧の影響で晴れて気温が急上昇しているが，西より低気圧の影響で天気が崩れてくる。このように，

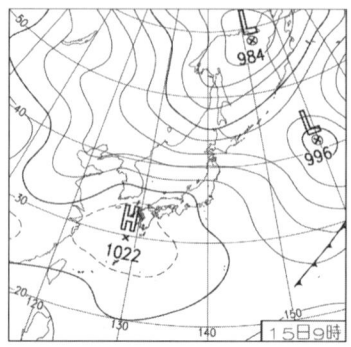

15日(水)ソメイヨシノ開花 　2006年3月
東シナ海の高気圧に覆われる。北日本は曇り一部で雨や雪、その他は晴れ。ほぼ全国的に平年並み〜4月上旬の気温。高知市で平年より8日早くソメイヨシノ開花、一番乗り。
（気象庁提供）

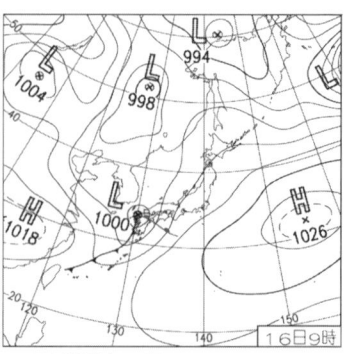

16日(木)温かい雨 　2006年3月
低気圧が九州から西・東日本に進む。西日本は朝から雨、東日本は午後から次第に雨。全国的に平年並みか平年より3〜5℃高い気温。富山市で平年より12日遅くウメ開花。
（気象庁提供）

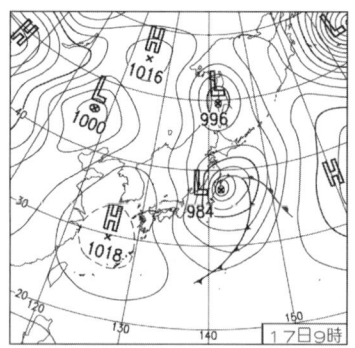

17日(金)春の嵐 　2006年3月
低気圧が発達しながら本州を通過、全国的に強風が吹き荒れた。所々で最大瞬間風速が30m/sを超え、東京大手町では西南西32.0m/sを観測。静岡市でソメイヨシノ開花。
（気象庁提供）

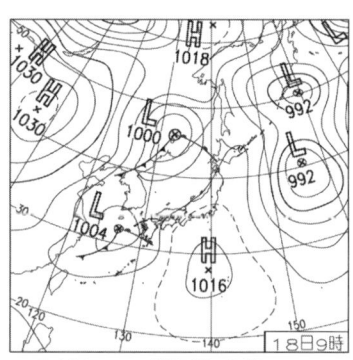

18日(土)二つの低気圧　東進 2006年3月
沿海州と東シナ海から低気圧が東進。北日本は曇り、西日本から雨が降り出し東日本も順次雨に。宮崎市でソメイヨシノ開花。新潟市でヒバリの初鳴。
（気象庁提供）

春は一日・時間単位で気象が変化して六淫・八風・虚風実風は目まぐるしく入れ替わる。

7．春の雷

春の雷は「界雷」であり，寒冷前線付近で暖かい空気と冷たい空気がぶつかり合う所で上昇気流が生じて雷が発生する。春の到来を告げる雷で天の陰陽の錯綜する状況を示している。大気は不安定であり，気機も乱れる。

8．菜種梅雨

関東以西，西日本特有のもの。4月20日頃は二十四節気の穀雨に当たるが，この時期に降る長雨を「菜種梅雨」という。移動性高気圧が数珠つなぎに訪れるようになり，この帯伏の高気圧が，日本の北側に北上すると日本の南岸沖に前線や低気圧が発生して，梅雨のようなじめじめした天候をもたらす。六淫の湿邪（寒湿または湿熱）とする。

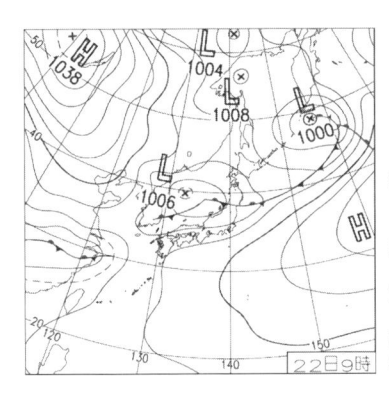

寒湿・逆風（時に湿熱）の気象

22日（日）菜種梅雨　　2007年4月
日本海を低気圧が東進。停滞前線に伴う活発な積乱雲を含む雲域が本州をゆっくり南下。関東の沿岸部は，南南西の風が強く，東京都千代田区で最大瞬間風速27.1m/sを観測。　　（気象庁提供）

9．春の気温の変化

昼と夜の気温差，日ごとの気温の変化が年間で最も大きい。三寒四温の暖かくなったり寒くなったりの気温の上昇をするので，腠理が寒暖の変化についていけず，逆風となった時に風寒邪を受けやすい。

10．メイストーム（五月あらし）

5月のゴールデンウイークの頃より旧暦の夏となる。5月は帯伏の移動性高気圧がよく現れるようになる。高気圧同士が近づいているので低気圧が発生し

にくく，五月晴れの穏やかな天気が続く。しかし時に日本海北部，沿海州で低気圧が急激に発達して，メイストームと呼ばれる暴風雨が生じることがある（2007年の5月は非常に荒れた気象であった）。

　五月晴れの時：早朝に気温低下により逆風で風寒邪の侵入に注意。

　暴風雨の時は気温・湿度・風向きをよく観察して順風逆風と外邪の存在を見極めること。

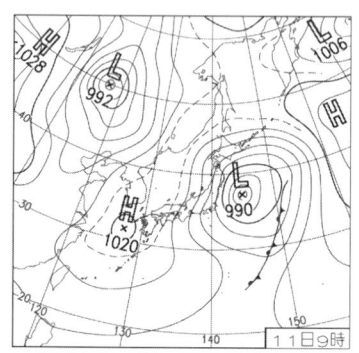

11日(金)東～北日本　風強まる 2007年5月
低気圧が発達しながら三陸沖を北東進し，北日本は曇りや雨。その他は高気圧に覆われて晴れ。東～北日本は風強まり，福島県白河市で最大瞬間風速31.7m/s。
〈気象庁提供〉

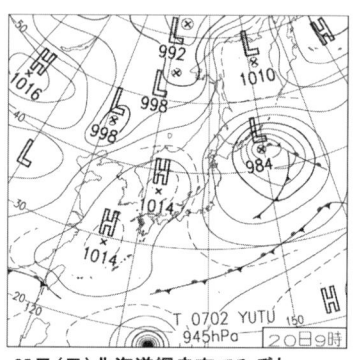

20日(日)北海道網走市でみぞれ
東～西日本の日本海側と北日本は低気圧や寒気の影響で曇りや雨。北海道は初め所々で雪やみぞれも次第に晴れ。他は高気圧に覆われて概ね晴れ。北海道釧路市でサクラ満開。〈気象庁提供〉　2007年5月

11．春に発病・悪化しやすい病気

温病（春は陽気・風木盛んで風邪・温熱病邪が強い。ウイルス性髄膜炎，麻疹，溶連菌感染症，インフルエンザ，かぜ症候群※など，風温病・春温病として発病する）

傷寒中風（寒の戻りの時に寒邪を感受しやすい。立春以降，最低気温が低く推移するとインフルエンザが流行する。その他かぜ症候群）

躁鬱病（陽気盛んで心肝胃に熱邪内薀したり，肝が脾胃を剋して心脾両虚となる）

精神病全般（基本的に躁鬱と病理は同じ）

不眠・嗜眠（肝鬱化火して心熱なら不眠。木乗土で脾が弱ければ嗜眠）

痹病（逆風多く，風寒湿邪を感受して悪化）

花粉症（春の肝気上昇で水湿が足陽明に沿って鼻竅に上逆する。内熱傾向のものは湿熱と化す）
頭痛・眩暈（肝気上逆）
経絡経筋病（卒腰痛，落枕，筋肉のひきつり），肝気盛んで相対的に肝血が虚して起こる。虚風の寒邪により経絡阻滞して腰腿痛も起こりやすい。

12．春の気候・気象の影響

陰陽：陽盛陰衰（陽気の上昇局面）
気血津液：気は盛ん相対的に血・津液の虚。
八風
　順風：東南風（春一番，前線の通過前）→肝木上昇，腠理開・汗泄，内熱盛ん
　逆風：北西風（移動性高気圧の中での朝晩の気温降下，前線通過後，西高東低気圧配置）→風寒邪の侵入
　春の雨季（菜種梅雨）：外湿邪により湿邪内盛。特に木乗土の場合に影響が大きい。

蔵気法時
肝：風木の気で肝気実・肝気上昇。相対的に肝血虚，腎陰虚を起こしやすい。
心：肝火盛んで心火を生じる。相対的に心血不足。
脾胃：肝気盛んで木乗土により肝脾不和・肝胃不和。陽気盛んで胃熱を生じる。
肺：肝気上逆すると肺気は降りず肺失粛降，宣発は盛んとなる。
腎：肝木盛んで腎陰虚。

六淫
　春一番・温帯低気圧接近で風邪が盛んになると肝気は更に上逆する。外熱も盛んとなり心熱が生じる。菜種梅雨などで湿邪があると湿困脾土を生じる。寒冷前線通過・移動性高気圧中の早朝の放射冷却で気温が下がると風寒邪が入りやすい。気温上昇が強く高温になると温病の風温病・春温病が流行する。春は気温上昇局面で身体は陽盛・陰衰となる。肝気は上昇して肺は影響を受け，宣発作用は活発になり発汗しやすくなる。逆に粛降作用は阻害されて風寒感受すると咳症状が出やすく，膀胱への水湿通調が減る。これは春の花粉症が

治りにくい理由でもある。胃気は肝気の影響を受けて上逆しやすい。

　基本的な春の病因病理図を提示した。気温の推移により五藏の盛衰は変化する。この状況に個別の七情・飲食労倦・居住環境などの病因が合わさって各種病の病因病理を形成する。五藏の蔵気法時図も同時に参照すると理解しやすいだろう。

春の気候・風邪による病因病理図

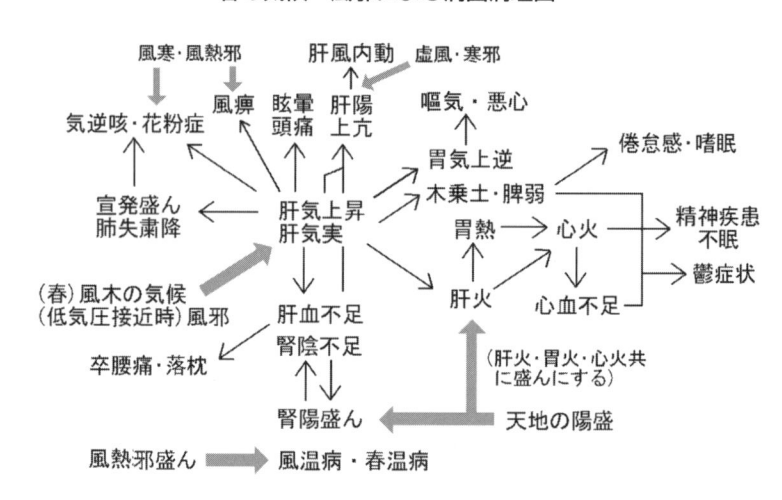

（図）風寒・風熱邪／肝風内動／虚風・寒邪／気逆咳・花粉症／風痺／眩暈頭痛／肝陽上亢／嘔気・悪心／倦怠感・嗜眠／宣発盛ん 肺失粛降／肝気上昇 肝気実／胃気上逆／木乗土・脾弱／精神疾患 不眠／鬱症状／（春）風木の気候（低気圧接近時）風邪／胃熱／心火／卒腰痛・落枕／肝血不足／腎陰不足／肝火／心血不足／腎陽盛ん／（肝火・胃火・心火共に盛んにする）／天地の陽盛／風熱邪盛ん ⇒ 風温病・春温病

春の気候・六淫風邪による病証と治法・配穴

気候気象	病理	治法	湯液	弁証配穴例	
風木の気候・風邪	風熱表証	辛涼解表	銀翹散	十二井穴，外関	外風により触動される。寒邪が外包すると肝陽は上逆。（立春以降注意）
	肝風内動	鎮肝熄風・滋陰潜陽	鎮肝熄風湯	百会・人中・湧泉	
	〃	平肝熄風	天麻鈎藤飲	百会・湧泉・照海	
	風痰上擾	化痰熄風・健脾祛湿	半夏白朮天麻湯	百会・豊隆	
	肝気上逆・肝火上炎	清瀉肝火・瀉肝降逆	当帰竜薈丸・瀉青丸	百会・内関・行間・気海・照海	
	肝鬱気滞	疏肝解鬱	四逆散・柴胡疏肝散	百会・内関・合谷・行間・太衝・肝胆兪	
	風湿熱邪侵襲	疏風養血・清熱除湿	消風散	合谷・百会・後谿・上廉	
	血虚生風	滋陰養血・祛風止痒	当帰飲子	三陰交，脾兪，合谷	
風寒邪	風寒表実証	辛温解表	麻黄湯	合谷・身柱	風邪により腠理は開き寒邪は入表する
	風寒表虚証	調和営衛・解肌解表	桂枝湯	申脈・三陰交・後谿	

気候気象	病理	治法	湯液	弁証配穴例
春の風木・熱邪	心火（熱邪と肝火）	清心瀉火	三黄瀉心湯	後谿，神門，百会
	肝火（風邪熱邪による）	清肝瀉火	瀉青丸	行間，大敦，百会
	胃熱（飲食不節，熱邪）	清胃瀉火	白虎湯	内庭，厲兌，解谿，曲池
	心肝火旺	清心肝瀉火・清熱安神	柴胡加龍骨牡蛎湯	内関，百会，神門

気候気象が病証を引き起こした場合の弁証配穴例を提示する。臨床では四診合参により全体の病因病理を明らかにして証を確定後に臨機応変に配穴を決める。配穴は一穴もしくは二・三穴までを用いる。

13. 春の養生法と初夏・梅雨の病の予防

『素問』四気調神大論での「廣く庭を歩み，髪を被き形を緩め，以って志を生ぜしむ。生かして殺す勿れ，予えて奪う勿れ，賞して罰する勿れ，此れ春氣の應，養生の道なり。」とは，春は肝気が盛んになりやすい時期なので肝を高ぶらせないように，生活は余裕を持って過ごし気持ちもゆったりと持ちなさいとの指摘である。また，木乗土により脾が弱りやすいので脾胃の養生が大事である。陽気が盛んになる時期なので心胃に熱がこもりやすい。したがって，油濃いもの・甘いもの・肉食・香辛料や肝気を亢ぶらせるコーヒー・緑茶・紅茶も控えるのがよい。

春は逆風の寒邪がよく到来して，意外に風寒邪を感受しやすい時期であり，特に気温差の大きい移動性高気圧の時は就寝中の寒邪に用心すべきである。

次の初夏は一年のうちでも最も過ごしやすい時期であるが，脾の弱いものは春の木乗土で脾弱となっているので食べ過ぎない，軽い運動をするなどが大事である。また梅雨になると外湿により本格的に脾土が弱るので，季春から初夏にかけて脾気を立て直しておくべきである。このように，発病しやすい時期の前に防治しておくことは非常に効果的である。例えば，外感熱病において陽明熱盛による日晡潮熱は午後から発熱してくるが，昼までに先んじて内庭・厲兌などより清熱しておくと早期に治癒していくことと同じである。

※インフルエンザ・かぜ症候群は傷寒，温病いずれでも発病する。

(3) 梅雨期 ～五気・湿土の気候 四季では夏

湿邪による湿困脾土が，病因病理の中心となる。

前半は寒湿邪となりやすく，後半は気温が上がって湿熱の気象となる。近年，年毎に平均気温は上昇し梅雨を通じて湿熱型が多くなってきている。

1. 梅雨とは

　オホーツク海高気圧から吹き出す冷たい湿った気流と，小笠原高気圧からの暖かい湿った気流が衝突してできる前線が日本付近に停滞したものを，梅雨前線という。両高気圧は共に水蒸気を多量に含むので外湿邪が盛んな気候となる。中国の東北部と同じく北海道には梅雨はない。

　日本の雨季である梅雨は非常に湿度が高く，外湿が盛んで内湿を生じ，湿困脾土の病理を形成し，脾の運化・昇精の働きは弱り，脾の病証を発症しやすい。したがって脾の弱いものは，梅雨前より健脾化湿して，脾を立て直しておかないといけない。梅雨になると脾の病は治しがたく悪化しないように注意すべきである。

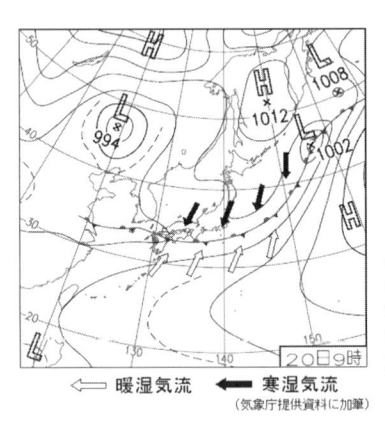

典型的な梅雨の天気図（オホーツク海の高気圧と日本のはるか東に中心をもち日本の南海に広がる太平洋高気圧の間に梅雨前線が形成されている）。

⇐ 暖湿気流　　← 寒湿気流
（気象庁提供資料に加筆）

2. 梅雨の気象の変化

　梅雨前線が北上すると蒸し暑い晴天になり（南東風吹き湿熱の邪），南下すると肌寒い晴天になる（北東の逆風が吹き寒湿の邪）。

3. 梅雨の性質

　東日本，北日本はシトシトといつまでも降るような陰性梅雨（寒湿）が多く，西日本はザーと降った後蒸し暑くなる陽性梅雨（湿熱）が比較的多い。

4. 梅雨前線と台風

　7月に梅雨前線があるところに台風が南から接近すると，台風から大量の水

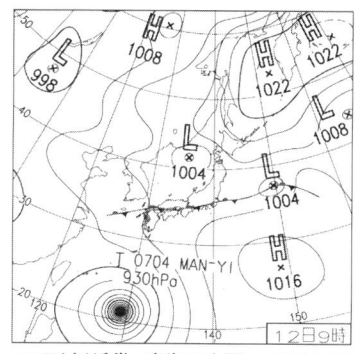

12日(木)近畿、東海で大雨　2007年7月
梅雨前線は関東の沿岸部から西日本にのびる。北日本から西日本にかけて曇りや雨。近畿、東海では大雨。京都市花背峠では70.5mm/1hの非常に激しい雨、観測史上1位を更新。
（気象庁提供）

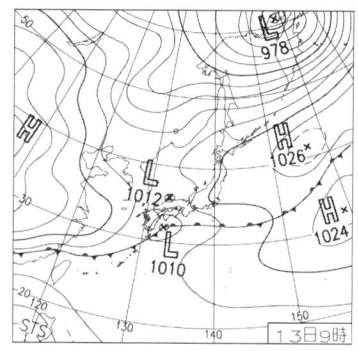

13日(土)奄美地方 梅雨入り発表
南海上にのびる前線上を低気圧が東進。東北以西は全般に雨。北海道は晴れ。札幌は最高気温20.2℃で、6月上旬並み。東京は日中の気温が概ね12℃で、3月上旬並みの寒さ。（気象庁提供）　2006年5月

蒸気が流入して前線が発達して豪雨をもたらすことがある。気温・湿度が短時間で急上昇して東風が強くなり，風湿熱邪が盛んとなる。

5．梅雨明け

オホーツク海高気圧の勢力が弱ってきて，梅雨前線が中国の華北地方へ北上

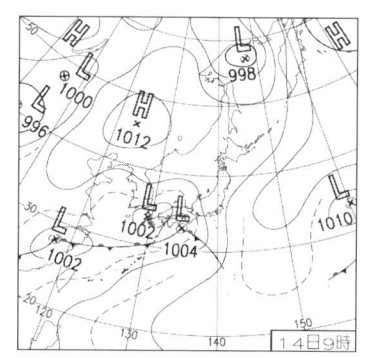

14日(木)中国～関東梅雨入り　2007年6月
梅雨前線上の低気圧が本州の南岸を東進。中国・近畿・東海・関東甲信は梅雨入り。鹿児島県肝付町前田で54mm/1hの非常に激しい雨を観測し、6月の極値を更新。
（気象庁提供）

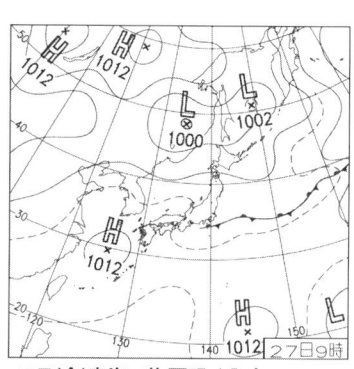

27日(金)東海で梅雨明け発表　2007年7月
梅雨前線が弱まり、西日本から東日本は晴れ。宮崎県西米良村で37.3℃など九州を中心に西日本で猛暑日。関東地方でも群馬県伊勢崎市で35.2℃を観測し今年初の猛暑日。
（気象庁提供）

すると，日本の梅雨は明ける。そして中国黄河流域では長夏の雨季を迎える。

6．梅雨時の病

外湿が内湿を生じて脾胃を弱らせる。湿困脾土の病理を生じやすく，各種胃腸病，着痺の悪化，湿邪による皮膚病など悪化・発病。気温が低いと寒湿邪によって寒湿痹・腰腿痛・寒湿痢が発病悪化する。

気温が高いと，不潔な飲食物による湿熱邪・湿熱毒邪による食中毒なども多発する（細菌性胃腸炎，温病の湿温病に相当）。近年高温多湿の梅雨が多くなり，梅雨時期の熱中症も増えてきている。

7．梅雨の気候・気象の影響

陰陽：陽衰陰盛（陰性梅雨），陽盛陰盛（陽性梅雨）
気血津液：津液・水湿の停滞→気の困窮
八風
順風：東南風→腠理開・汗泄，内熱盛ん
逆風：北西風→涼邪・寒邪の侵入
蔵気法時
肝：寒湿で肝気上昇やむ。湿熱は上昇しやすい。
心：湿熱は心熱盛んとなる。

梅雨の気候・湿邪による病因病理

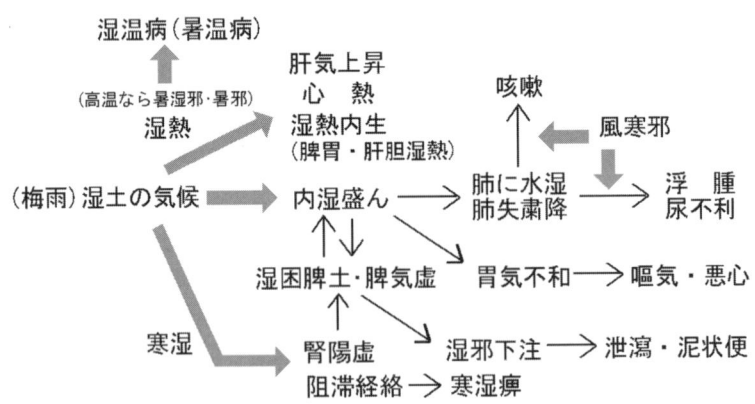

湿温病（暑温病）
（高温なら暑湿邪・暑邪）
湿熱
（梅雨）湿土の気候
寒湿

肝気上昇
心　熱
湿熱内生
（脾胃・肝胆湿熱）
内湿盛ん
湿困脾土・脾気虚
腎陽虚
阻滞経絡

咳嗽
風寒邪
肺に水湿
肺失粛降 → 浮腫　尿不利
胃気不和 → 嘔気・悪心
湿邪下注 → 泄瀉・泥状便
→ 寒湿痹

脾胃：外湿盛んで湿困脾土または脾気虚。湿熱であれば脾胃湿熱または暑邪傷気。

腎：気温低いと寒湿邪で腎陽虚損。湿熱は腎陽盛ん。

六淫：気温が下がると寒湿邪が強く腎陽・脾陽を傷る。熱邪暑邪で気温が上がると湿熱邪が脾胃を侵す。湿度・気温が高いと温病の湿温病が発病しやすい。梅雨で外湿が強い時に風寒邪を感受すると，水湿内停があると上半身の浮腫を生じたり，肺に水湿が昇り哮喘を生じたり，脾が弱いと嘔吐下痢をする。

梅雨の気候・湿邪による病証と治法・配穴

気候気象	病　理	治　法	湯　液	弁証配穴例	
湿土の気候・湿邪	湿困脾土	燥湿運脾・行気和胃	平胃散	豊隆，中脘，脾兪，胃兪	
	脾虚湿盛	健脾化湿	六君子湯	足三里・脾兪・胃兪・中脘	
	風寒感受水飲内停	滌飲解表・温肺降逆	小青竜湯	合谷・豊隆・列缺	哮喘・風水
	夏季の外感風寒・寒湿阻滞	解表化湿・理気和中	藿香正気散	合谷・外関・足三里	夏季寒湿霍乱
	湿熱鬱阻中焦	燥湿清熱・理気和中	連朴飲	上廉，胃兪，中脘	湿熱霍乱
	水湿阻中焦	利水滲湿・燥湿運脾	胃苓湯	足三里・陰陵泉・中極	湿盛霍乱
	膀胱蓄水証	利水滲湿・解表	五苓散	中極・申脈・復溜	
	膀胱湿熱	利水清熱	猪苓湯	照海	
	脾陽虚水飲停滞	温化水飲・健脾利湿	苓桂朮甘湯	足三里・陰陵泉	
	腎陽虚水気内停	温陽利水	真武湯	陰谷・復溜・陽池灸	

8. 梅雨の養生法と盛夏の病の予防

梅雨は外湿が非常に盛んなので，過食やもち米類・牛肉・麺類など湿邪が多い飲食物に注意すべきである。脾胃の病は治しがたい時期であるので，悪化しないように養生指導も含めて治療をしていくのがよい。

長期にわたる外湿は脾気をかなり虚損させるので，元来実証であっても脈力・舌・脾胃の穴処などの状態を通じて，正気の状態をよく把握しておき瀉法は用心深く用いるべきである。

梅雨は年毎に，また地域によって降雨量・湿度の推移が大きく異なる。したがってその年毎に影響を勘案する必要がある。近年梅雨時の気温が上昇している。湿熱邪が続くと，暑邪傷気・湿困脾土の病理が同時に起こり脾胃の虚損は強くなる。本来梅雨前半が寒湿の気象である地域で湿熱になると逆風といえる。

盛夏は暑火の気候であり暑邪も盛んとなるので，脾胃の弱りおよび気虚は梅雨明けより直ちにしっかりと立て直しておく必要がある。また暑邪傷陰するので，血虚・陰虚の人も前もって滋陰補血しておくべきである。

（4）北東気流　〜春から夏にかけて生じる逆風

　4月から7月にかけて，移動性高気圧の中心が三陸沖に抜けた時（左天気図），または梅雨時のオホーツク海高気圧が三陸沖まで南下した時に（右天気図），気温は低く湿度の高い北東風が東北地方の太平洋側と関東地方に吹くことがある。これを北東気流という。東北の日本海側や関東以西では背が低い気流なので，山越えできずにかえってフェーンにより気温は高くなっている。北東気流は，春から初夏にかけて農作物に冷害をもたらし，東北地方では「やませ」と呼ばれ恐れられてきた。三陸沖にある寒冷な高気圧から吹きだす北東風が，海上から水蒸気を受けて冷湿な気流に変化したものである。虚風・逆風で六淫では寒湿邪であり，腰腿痛・痺病や喘息が悪化する。

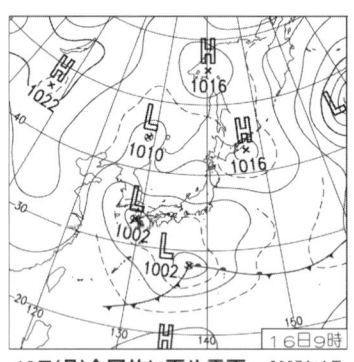

16日(月)全国的に雨や雷雨　2007年4月
上空に寒気を伴った低気圧が本州通過。西日本〜東日本中心に雨。最高気温は東日本〜東北で平年より5〜9℃低い。熊本市，高知県土佐清水市足摺岬でひょう。九州・沖縄で黄砂。　　　（気象庁提供）

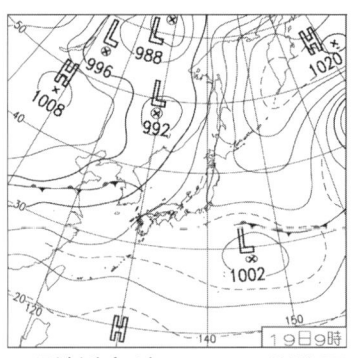

19日(木)やませとフェーン　2007年7月
オホーツク海高気圧からの北東風により北〜東日本の太平洋側は曇りや弱い雨。日本海側ではフェーン現象により昇温し所々で真夏日。中越沖地震の被災地も午前中を中心に晴れ。　　　（気象庁提供）

◆北東気流の影響
　陰陽：陰盛陽衰
　六淫：寒湿邪・寒邪
　五藏：脾陽虚・腎陽虚
　虚風：逆風の気象

(5) 夏　〜五気・暑火の気候

1．初夏　春から夏への移行期

　内経では暦どおり立夏（5月6日頃）より夏とする。気象庁が春を3月〜5月としているため一般に5月は春とされているが，その他の四季と同じく四立を季節の始まりとする。

　立夏を過ぎると日中は気温が高くなり，発汗するようになる。春の気候で盛んになった肝気は発汗により緩み，治まってくる。ただし高温が続くと肝気上昇は継続する。蔵気法時にしたがい気温上昇と共に心熱が盛んになっていく。梅雨前の初夏は気候としては穏やかである。ただし六淫を生じるような気象変化は病因となる。移動性高気圧がつながって到来するようになり天気が崩れにくいが，日中は暑邪で早朝に気温がよく下がれば風寒邪を受ける。

2．梅雨

　梅雨も四季では夏であることに注目する必要がある。したがって蔵気法時では陽気盛ん・心熱盛んであり，前線の北側にあって気温が低い寒湿の気象なら逆風となる。

3．梅雨明け十日　〜盛夏の到来

　オホーツク海高気圧が弱って梅雨前線が北上すると南より小笠原高気圧が日本を広く覆って，南東の季節風が吹き込んでくる。梅雨明けから8月上旬までの間は最も天気が安定し，晴天の日が続く。夏はこの暑く湿度の高い高気圧の影響で熱帯並の気象となる。日本海側・盆地では南よりの風が吹くと乾燥・高温のフェーン現象が起こりやすい。

　兵庫北部・豊岡の気温変化を見ると14時頃に最高気温38.6℃を記録し湿度も30％と大きく低下している。神戸では気温は32℃程度で湿度も57％までしか下がっていない。このようにフェーンによる気温の急上昇は強い乾燥を伴う。この程度まで気温が上昇するものは火邪であり，最高気温がやや低いものは風邪と考えてよい。急な気温上昇による火邪は内風を生じるし，風邪も内風を生じて共に肝気は上逆する。更に火邪では内熱が盛んになるため，熱証が悪化しや

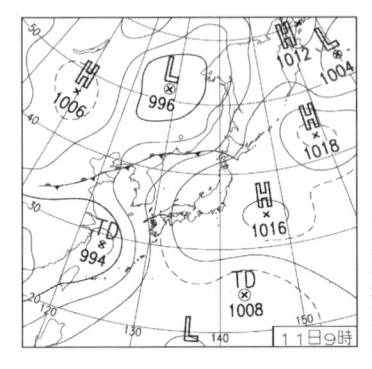

11日(土)南西諸島で大雨 2007年8月
本州付近は高気圧に覆われて概ね晴れ、各地で気温上がる。兵庫県豊岡市で38.6℃。南西諸島、九州南部、北海道は所々で雨。那覇市で427.5mm/日。東北北部梅雨明け。
(気象庁提供)

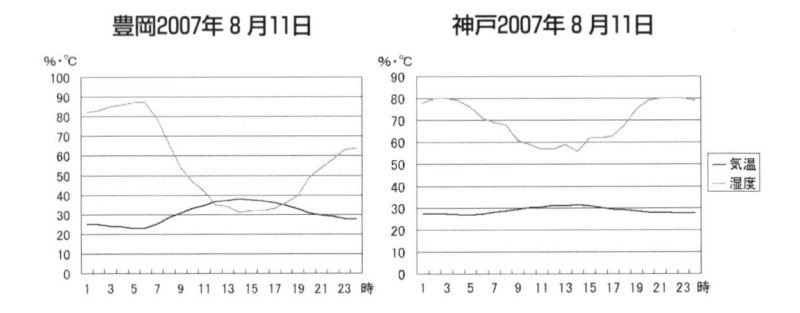

豊岡2007年8月11日　　神戸2007年8月11日

すく血熱を起こしやすい。欧州のある地域では、フェーンの時に出血しやすいので手術は控えるとのことである。

　ところで太平洋側は多湿といっても、梅雨の外湿よりは脾への影響は軽い。それは梅雨の湿度は100％に近いことと、脾は太陰で五藏のうちでも陰に属し、陰寒を嫌い陽熱を好むからである。したがって夏になると内湿は少し乾き、脾の運化作用は活発になり化湿されていく。ただし夏中盤になると暑邪傷気して脾気はまた弱ってくる。

暑火・暑邪の病因病理

　夏の気候気象による影響は、暑熱内蘊（ないうん）と発汗という現象の為に比較的複雑な病因病理を形成する。

　暑火・暑邪の気候気象は長期に続くので、暑熱内蘊により、心・胃などに暑熱が内蘊し、暑邪傷気して次第に脾気虚となっていく。発汗過多は津液不足から陰血不足を生じ、また冷飲食により水湿が内停したり脾陽虚となる場合もあ

夏によくみられる病因病理

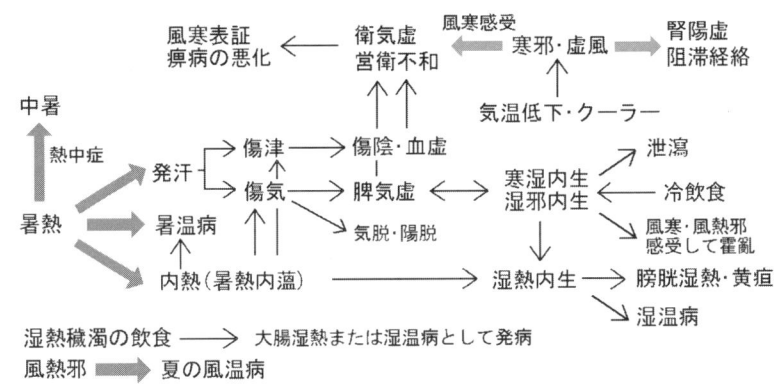

```
                    風寒表証     衛気虚    風寒感受              腎陽虚
                    療病の悪化 ← 営衛不和  ⇔ 寒邪・虚風 → 阻滞経絡
                                ↑↑        
   中暑                          ↑↑       気温低下・クーラー
    ↑                                                     → 泄瀉
    │熱中症         → 傷津 → 傷陰・血虚                    ↗
   暑熱 → 発汗 →                          寒湿内生
    │         ↘    → 傷気 → 脾気虚 ⇔    湿邪内生   ← 冷飲食
    │          暑温病              ↘                     風寒・風熱邪
    │           ↑                気脱・陽脱               感受して霍乱
    ↓           ↑                                       ↗
          → 内熱(暑熱内蘊) ────────→ 湿熱内生 → 膀胱湿熱・黄疸
                                                      ↘
  湿熱穢濁の飲食 ─→ 大腸湿熱または湿温病として発病    湿温病
  風熱邪    ⇒  夏の風温病
```

る。したがって盛夏から秋口にかけては，普段は正気が充実している人でも，暑熱内蘊・気虚傷津・水湿内停の病理を形成し虚実挟雑になりやすい。論治には祛暑(きょしょ)清熱・利水と同時に補気健脾・滋陰などの配慮が必要となる。また脾気虚・内湿があると風寒感受や温熱病邪感受で嘔吐・下痢の霍乱症状を呈しやすい。

臨床的には，猛暑が続くと気虚・水邪を挟む軽い暑温病（清暑益気湯証）として，暑熱内蘊・気虚傷津・水湿内停により微熱・発汗・倦怠・口渇・食欲不振・悪心・軽い浮腫・小便濃少・脈滑数按じて無力などの症状が見られる。また風寒邪を兼ねている場合も多い。発熱なく上記症状を呈する場合は，例えば太白（健脾益気）・後谿・神門（清心瀉火）または公孫（健脾・降逆清心）などを用いる。高齢者や虚弱なもので元来正気が弱いと気虚から気脱となったり，脾陽虚・腎陽虚を起こし陽脱へと至る場合がある。倦怠感などなくても夏季は暑熱による傷気と発汗によって他の季節よりも気血は弱り気味なので，置鍼時間・番手・壮数などドーゼは軽くするのがよい。

暑邪と暑温病と風温病について

暑温病は気分から初発する。夏季に咽痛を伴い衛分から発病する場合は風邪が存在するので風温病である。暑邪により内熱が盛んであると，風熱邪を受けて風温病となったり，暑熱病邪が入って暑温病になりやすい。

現代中医学では熱中症を除き，気分の発熱から始まり営血分に邪熱が入る経過をとるものを暑温病としているが，本書では炎熱の気象（暑熱邪）を病因と

して，咽痛なく発熱・口渇冷飲・小便黄赤少量・舌紅を呈するものも暑温としている。

4．台風　〜風湿熱邪・肝気上逆

　台風の"たまご"は赤道近くの前線上に発生して西進していき，熱帯の湿った暑い空気を吸収して成長を続け，熱帯低気圧になる。経度180度以西の北太平洋と南シナ海で勢力が強まり，台風となる（中心付近の最大風速17.2m/s以上のもの）。このように台風は南方の熱帯海上で発生するため，大量の「湿」と「熱」を持っている。

　台風が近づくと，北東風や東風が吹き続け（東よりの風），大変に蒸し暑い気象になる。風向きも接近から通過の間に刻々と変化し，北に向かっている台風が現在地の西側を通る時には風強く，東→南東→南→南西→西と風向きが変わり，東側を通る時には，西側より比較的風は弱く，東→北東→北→北西→西と風向きが変わる。

　東風を中心に吹くため，肝気は盛んとなって上昇しやすく，また風向きが非常に早く変わるので気機も乱れやすい。湿と熱が強いので湿熱の邪が内生しやすい。梅雨前線，秋雨前線がある時に台風が近づくと影響を受けて大雨や集中豪雨となる。

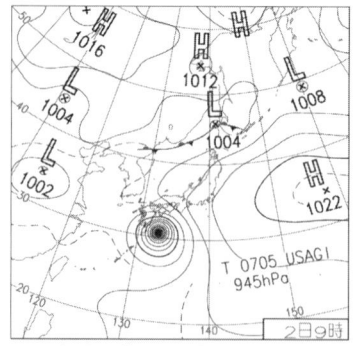

2日(木)台風第5号宮崎県上陸　2007年8月
台風は宮崎県日向市付近に上陸。宮崎県日之影町見立で91mm/1h，226.5mm/3hの猛烈な雨。同県日南市油津で最大瞬間風速41.2m/s。北陸はフェーンとなり富山市で38.5℃。
（気象庁提供）

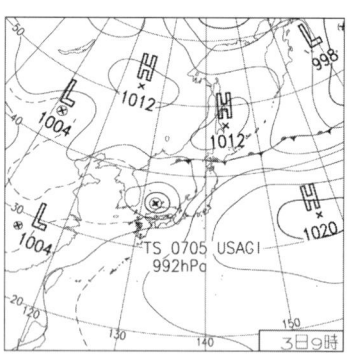

3日(金)台風第5号日本海へ　2007年8月
山口県宇部市付近に再上陸後、日本海を北東進。九州、四国は所々で総雨量400mmを超える大雨。東北の日本海側や北陸はフェーンとなり気温上昇、各地で猛暑日。
（気象庁提供）

台風前後の気象変化は激しいので六淫の観察が重要である。

◆**台風の影響**

風湿熱邪が盛んで肝気上逆・湿熱内盛をもたらす。夏の台風が接近すると，五気・暑火と合わせて短時間に気温が急上昇するので肝気上逆・熱邪内蘊の作用が強い。

5．夏の天気のくずれ

夏の天気のくずれには三つのパターンがある。

①台風の来襲

②梅雨前線の南下（北海道，東北，北陸の真夏の豪雨）

③上空への寒気の流入

梅雨前線の南下

中国華北地方に北上していた梅雨前線が8月に南下する場合がある。北海道ではこれを蝦夷梅雨といって雨季・湿土の時期になる。ただし通常の梅雨と異なり期間も短い。北海道は北方にあるため五行の火気が弱く，したがって湿土の到来も弱い。

東北・北陸では夏の豪雨となりやすい。前線の北側では気温低く，逆風で風寒邪・寒邪を受けやすい。

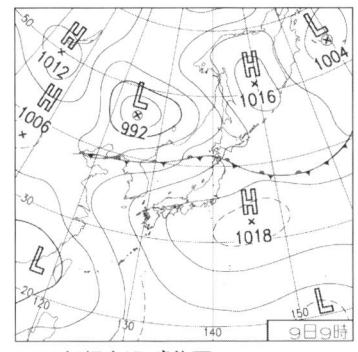

9日(木)蝦夷(えぞ)梅雨 2007年8月
東北北部や北海道は前線の影響で曇りや雨。九州は湿った空気のと強い日射しの影響で所々で雷雨。最高気温は全国的に高め札幌市も31.2℃。台風第7号は消滅。
（気象庁提供）

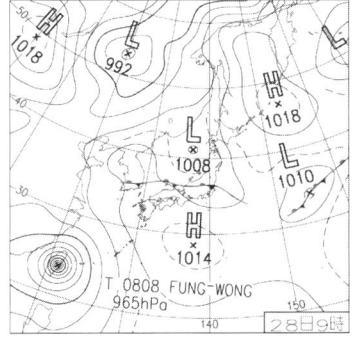

28日(月)北陸、近畿 猛烈な雨 2008年7月
活発化した前線が本州中部を南下。北陸は朝まで、日中は近畿を中心とした西日本や東海で激しい雨や雷雨。石川県、兵庫県で河川の増水による被害発生。北日本は寒気による雨。
（気象庁提供）

寒気の流入

太平洋高気圧に覆われて上昇気流が生じている所に上空に北から寒気が流入すると大気の状態が不安定になり，積乱雲が発達して激しい雷雨・強風・強雨をもたらす。降雨の前は非常に蒸し暑くなり，風邪・熱邪が盛んである。降雨後，気温が下がると暑邪による気虚もあり容易に風寒邪が入る。近年は気温上昇のため降雨前の湿熱邪は強く，雨も激しいので外邪として影響が強くなっている。2008年の8月は上空から寒気が下層へは暖湿気流が入り各地に記録的な大雨をもたらした。

6．クーラーの影響

日本においては，ほぼ全世帯にクーラーが普及している。夏の間一日中クーラーで冷やされた室内に入っている人も珍しくない。クーラーの風は寒邪であり，暑邪により腠理が開いているので容易に風寒邪としても影響する。近年は温暖化により，都市部などではクーラーを全く使用しないと屋内で熱中症にかかり，高齢者では死亡するほどの暑さである。適度の使用は必要であると思うが，夏は本来暑気によって身体の陽気を養うべき時期であるので長時間低温状態にあると，秋以降陽気不足の病に罹りやすくなる。また，直接には寒邪が脾胃を痛め寒湿痢を生じたり，脾陽虚による症状が現れるだろう。夜間にクーラーを付けて就寝すると，睡眠時には衛気は沈み体表の守りが手薄になるので風寒邪を感受しやすい。暑邪により衛気・営血も弱ってくるので，更に邪気を感受しやすい状況となる。したがって，特に夜間の冷房には十分注意する必要がある。

7．近年の温暖化の影響について

近年，世界の平均気温は急激に上昇を始め，地球規模の温暖化が明確になってきている。2006年は大阪では連日のように36℃を越える日が続いた。日本の夏は元来熱帯地方並みの猛暑であり，近年このように高温傾向が顕著である。暑邪による熱邪内蘊・津血虚損・気虚，冷飲食による寒湿内停・湿困脾土の病理も一層顕著であり，夏以降に各種疾患を起こす病理を形成するので，暑邪の影響を各種弁証に基づき十分に認識することが「治未病」の観点より極めて重要である。

8．冷夏
冷夏となる原因は，北東気流と北西気流による二つがある。
①北東気流によるもの
　夏になってもオホーツク海高気圧の勢力が強く南下して三陸沖にあると冷夏となる。多くは，関東・東北日本海側・北海道で顕著である。
②北西気流型（ブロッキング高気圧もしくはエルニーニョ現象）
　偏西風の蛇行やエルニーニョ現象による太平洋高気圧の東への偏向によって，シベリア大陸の寒冷な高気圧が日本まで南下する気圧と配置が続くと全国的に冷夏になる。共に，寒湿邪が強く更に逆風であるので，病邪として大きく作用する。
　◆冷夏の気候：寒邪，寒湿邪。逆風。喘息・寒痢・腰腿痛・痺病。

9．夏に発病・悪化しやすい病気
　中暑・傷暑（暑邪が心・心包に入る。暑邪傷津・暑邪内薀）
　胃腸病（暑邪による脾気虚と冷飲食過多による水湿内停による泄瀉，更に風寒邪を受けて嘔吐下痢などが起こる）
　疲病（暑邪による脾気虚，冷飲食による湿困脾土，気虚内熱による発熱）
　皮膚病（発汗による肌表の湿邪停滞，暑邪により肌表に熱邪燻上）
　脳梗塞（発汗過多により津虚陰虚を起こし陰虚陽亢，津虚より痰を生じて風痰が上擾）
　夏風邪（夏の風温病・暑温病。ヘルパンギーナ，春から続く咽頭結膜炎など。クーラー・低温による傷寒中風病）
　ウイルス性髄膜炎（多くは夏の風温病として発病。細菌性髄膜炎は通年で発病し，季節毎の気象変動の影響を受けない）
　細菌性胃腸炎（梅雨と同じく湿度が高いと，湿温病・大腸湿熱である食中毒なども流行する）
　癌（暑邪が傷気・傷陰血して暑熱は内薀し正虚邪実の病理が悪化）

10．夏の気候・気象の影響
【初夏】
陽盛陰衰。発汗と共に肝気上昇止み，陽気盛んになってくる。移動性高気圧

中で朝晩逆風の気象。

【盛夏】

陰陽：陽盛陰衰（陽極）

気血津液：津液の虚→血虚・陰虚。気虚。更に津虚が続くと内痰を生じる。
　　　　　　気虚・発汗により衛気虚。燥熱は血熱を生じる。

八風

順風：南風→腠理開・汗泄，内熱盛ん。

逆風：北西風→風寒邪（傷寒中風タイプの夏風邪。暑邪のため衛気は弱り，
　　　　発汗過多により再感受しやすく治りにくい）

蔵気法時

肝：発汗により風木おさまり上逆止む。

心：陽熱最盛で心熱盛ん，発汗過多で心血不足。

脾胃：暑邪傷気して脾気虚。

肺：脾気虚から肺気虚。燥熱なら肺津・肺陰虚損。

腎：陽熱で腎陽盛ん。燥熱で腎陰虚損。

六淫

少陰君火・少陽相火が加臨すると猛烈な炎暑の気象となり，暑邪・火邪は五藏の気を傷る。発汗過多により次第に津液・陰液を傷り陰血不足となる。かえって涼気が至ると風寒を感受したり，心陽・腎陽は弱ったり，経絡経筋に寒邪が阻滞する。盛夏に風寒感受した場合，気温が高く津液不足があるので発汗し過ぎないように辛温は軽くする。

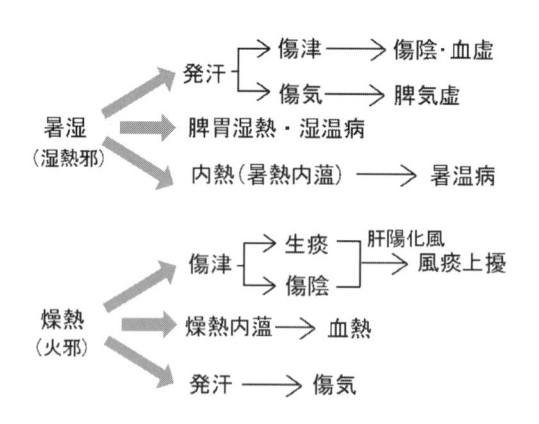

```
                  ┌→ 傷津 ──→ 傷陰・血虚
           ┌→ 発汗 ┤
           │      └→ 傷気 ──→ 脾気虚
  暑湿    ─┼→ 脾胃湿熱・湿温病
 (湿熱邪)  │
           └→ 内熱（暑熱内蘊）──→ 暑温病

                         ┌→ 生痰 ┐ 肝陽化風
           ┌→ 傷津 ──────┤      ├→ 風痰上擾
           │             └→ 傷陰 ┘
  燥熱    ─┼→ 燥熱内蘊 ──→ 血熱
  (火邪)   │
           └→ 発汗 ──→ 傷気
```

湿度が高いと熱邪内蘊が強く熱中症は多発し，湿熱により湿困脾土・脾胃湿熱・温病の湿温病を生じやすい。

乾燥して高温なら燥熱邪であり，傷津・傷陰が強く生痰して肝陽化風とともに風痰上擾して卒中風を生じやすい。また熱邪内蘊・血熱盛んで出血しやすく，火邪生風して肝気上逆を起こしやすい。

暑熱邪によるものは前述。これは暑湿（高温・高湿度）・燥熱（高温・乾燥）による病理。

8月下旬くらいになると，元来脾の弱いものは程度の強い脾気虚や脾陽虚を起こしていることが多い。鍼でなく施灸や温灸が適応になる場合もあるので，症状・脈・舌などをよく見て気虚の程度を見極めておくことが大事である。

盛夏の気候・暑邪による病理と治法・配穴

	病理		治法等		弁証配穴例
夏季によくみられる病理	暑邪傷気		健脾益気		太白，足三里
	暑邪傷陰		滋陰清熱		照海，公孫，神門
	水湿内停		健脾利湿		足三里，陰陵泉
	暑邪内蘊		祛暑清熱	心熱	後谿・神門・百会・十二井穴
				胃熱	内庭・厲兌
				肺熱	魚際・少商
	暑熱感受・津気両傷		清暑益気	清暑益気湯	太白・足三里＋祛暑清熱

11．夏の養生法と秋の病の予防

脾胃のために冷飲食を避けて消化の良いものを摂取。適度な水分摂取。睡眠をよくとる（正気と陰血を守る）。熱中症の予防は一般的な方法の上で，内熱をとり，陰虚血虚を滋陰補血しておくことが大事である。気温が平年より高く推移すると暑温病が流行する。内熱盛んなものは祛暑清熱しておく。西瓜・胡瓜などは暑熱を清熱利水するので予防となる。

秋になると夏の暑邪による気虚に乗じて風寒邪が侵入しやすいので，営衛不和や脾肺の虚があれば前もって調和営衛・補益肺脾しておくことが大事である。

癌末期など重篤な病や高齢者では，陰陽寒熱の傾斜・気血虚損の程度が強いので夏の暑火・暑邪による影響が大きい。気色・舌・脈をよく見ながら弁証論治して，邪実の勢いを勘案しながら気血精津を丁寧に補っておかなければならない。

(6) 秋 〜五気・燥金の気候

　日本での燥邪は中国内陸部よりも弱い（ただし関東平野内陸部などは同程度）。湿度は低下するので内湿を乾かすことができる。秋雨前線は六淫湿邪となる。

　秋は，孟秋までと仲秋・季秋に区分する。立秋（8月7日頃）から白露（9月8日頃）までは残暑であり，天の陽気は衰え始めるが暑火・暑邪はいまだ強いからである。白露以降は気温が大きく下がり始め，秋らしい気候となっていく。したがって白露までは盛夏に準じる。孟秋は特に暑邪傷気が明らかになってくる。

1．立秋が最も暑い＝気温の下がり始め

　一年で最も暑い日は立秋前後であるが，陰陽論での立秋の直前に陽が極まって立秋で一陰が生じて以後，陽が衰えていき陰が長じていく，という太極陰陽の考えに一致した結果となっている。ところでこの数年平均気温の上昇と共に8月中旬頃に最高最低気温共にピークがあるが，温暖化の影響だろう。

　気温は最も高いが，立秋を過ぎると空高く巻積雲（うろこ雲・さば雲）が生じ始め，気温に先がけて秋の到来を示している。

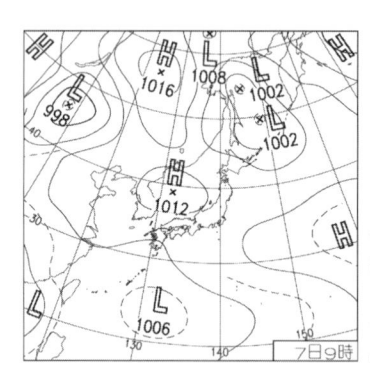

7日(木)真夏の暑さの「立秋」　2008年8月 南海上の低圧部に沿って湿った空気が西日本に流入，紀伊半島〜九州南部で激しい雨や雷雨。北日本〜東日本は概ね晴れて気温上昇。群馬県館林市で37.6℃。福島市で37.2℃。
(気象庁提供)

2．残暑

　立秋以降の暑さを残暑という。暑くなったり，涼しくなったりを繰り返しながら徐々に気温が下がっていく。南高北低の気圧配置では，暑さが厳しく，移動性高気圧では涼しくなる。ただし白露辺りまでは移動性高気圧であっても，日中の気温は高く暑邪が盛んであるので蔵気法時は盛夏に準じる。

　秋より天の陽気は衰え始め，陰気が増していく。夏の暑気により，多くの人は程度の差はあるが相対的に気虚を起こしていることが多く，体表の守りである衛気も虚している。したがって，順風であるが秋の涼風（風寒邪）は容易に侵入し外感病を生じさせやすい。金気が盛んとは涼燥の気が盛んということで肺気不宣を生じやすい。蔵気法時での「病在肺．……起於秋．」ということである。

　別な病理として，暑邪による脾気虚は相剋の肝を高ぶらせることがある。また脾気虚は，子である肺を養えず肺気虚を次第に引き起こし，肺脾両虚となると非常に外感を感受しやすくなる。

　このように夏の暑邪により気虚を起こすことで，秋にさまざまな病理を生じて発病しやすい状況にあるため，脾をしっかりと立て直すことが大切になる。

3．秋雨　〜六淫・寒湿邪

　9月中旬頃より北上していた梅雨前線が，北極方面の寒気が強まり，太平洋の高気圧の勢力が衰えてくることで南下してきて，日本付近に停滞し梅雨の様な雨を降らせる。これを秋雨前線という。梅雨と反対に初期の方が雨足が強く，

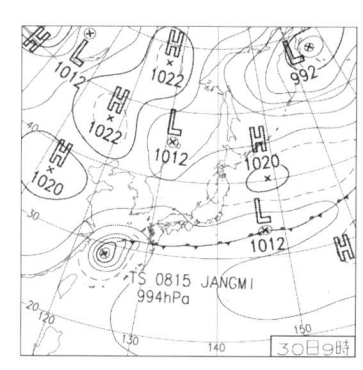

30日(火)九州に台風第15号接近
東シナ海から東にのびる秋雨前線により、西日本から東日本は雨または曇り。台風に近い九州南部では前線の活動が活発となり、鹿児島県では200mm/24h前後の大雨。（気象庁提供）　2008年9月

梅雨のない北海道でも降雨がある。また西日本よりも東日本の方が顕著に現れる。また秋雨前線が現れない年もある。中国の黄河流域・華北地方では長夏の梅雨前線が南下して乾燥した秋の気候となるので秋雨という現象はない。

◆秋雨の影響

寒湿邪により寒湿内盛。湿困脾土。風寒邪を感受すると肌表に寒湿邪が停滞しやすい。

4．秋の移動性高気圧

秋雨前線が衰えて消滅すると，日本は帯伏の移動性高気圧に覆われて秋晴れのすがすがしい天気となる（10月中旬より11月上旬）。比較的乾燥した気象であり，燥邪は肺陰・肺の津液を傷り，肺気不宣を起こしやすく風寒邪を感受しやすい状態となる。関東内陸部などは太平洋側であり，海より離れているため秋冬を通じて乾燥が非常に強く，咽乾，目乾，皮膚乾燥，ひどいと鼻出血などを引き起こす。

夏が猛暑であると，暑熱によって多くの人が脾気虚や脾虚湿困を生じているので，残暑が終わる頃よりこの移動性高気圧の頃にかけて，内湿を乾かし脾気をしっかりと立て直しておかなければならない。ここで治しきらないと衛気虚・肺脾両虚の状況を生じて秋以降傷寒中風に罹りやすくなる。なお，暑邪が

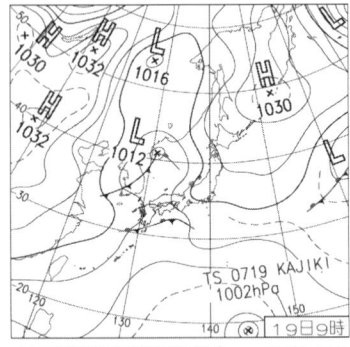

19日(金)台風第19号発生　2007年10月
前線を伴った低気圧が発達しながら日本海を北東進。本州南岸には前線が停滞。本州は全般に雨で，奈良県日出岳で日降水量173.5mmを観測。マリアナ諸島近海で台風第19号発生。　（気象庁提供）

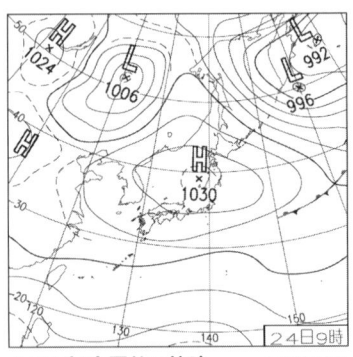

24日(水)全国的に快晴　2007年10月
日本付近は，移動性の高気圧に広く覆われ各地で快晴。放射冷却の影響で，朝方，盆地や川沿いの低地で霧が発生。札幌市で初氷，福島県会津若松市で初氷と初霜を観測。　（気象庁提供）

去り気温が急に下がった時は，一時的に脾気が下陥して鬱症状を呈することある。気温低下が続くと治まってくる。

5．秋の温帯低気圧

　春と同じく秋は移動性高気圧の間に低気圧があって，通過する際に変化にとんだ気象をもたらす。六淫や気象病理は春の低気圧と同じであるが，秋は涼燥の気象が順風であるので，低気圧接近時の暖湿な気象は逆風であり寒冷前線の通過以降は順風となる。この場合，逆風の暖湿な気象は腠理を開き寒冷な順風が非常に入りやすい状況をもたらすことになる。したがって春よりも寒邪・風寒邪は入りやすい。

6．秋の天気のくずれ

　①温帯低気圧の通過
　②秋雨前線
　③台風

　台風は，4月から11月にかけて来襲する。秋に来る台風は逆風であり，季節に反して非常に気温が上昇し，また涼燥の気候である秋に湿邪をもたらすため，逆風としての性質が強く台風通過後に気温が下がると風寒邪を感受しやすい。

7．秋に罹りやすい病気

　傷寒中風病（燥涼邪により肺気不宣を起こしやすく風寒邪を感受）
　温病（乾燥して気温が高いと秋燥病＝風温病の内燥症状が強いもの）
　喘息（気温下降と燥邪により肺気不宣を起こし，発症しやすい）
　痺病・痺痛（逆風多く，腠理が開いて風寒湿邪が侵入しやすい）
　うつ病（夏の暑邪傷気により心脾両虚・肝気虚，気温低下で脾気下陥）
　花粉症（脾弱に肝が乗じて肝気上逆で鼻竅に水邪上擾，または風寒感受・外寒水飲）
　疲病（立秋以降より暑邪傷気と冷飲食摂取による脾陽の弱りが倦怠感をもたらす）

8．秋の気候・気象の影響

陰陽：陽衰陰盛（陽気の下降局面）
気血津液：燥邪強ければ津虚・血虚。涼風燥気により気虚の回復。
八風
順風：西風→涼燥邪（風寒邪）
逆風：南東風→腠理が開き，順風になると容易に風寒邪を侵入させる。
蔵気法時
肝：涼燥の気至り肝気下降。脾気虚弱なら木侮土により，かえって肝気実。
心：暑邪が去って心熱が治まる。
脾胃：孟秋は夏の暑邪による脾気虚。気温が急に下がると脾気下陥。次第に気虚は回復。
肺：涼燥の気は肺気不宣・傷肺津を引き起こし，風寒邪を容易に感受。
腎：腎陰は次第に盛ん。
六淫：寒邪至り気温が非常に低いと風寒邪を容易に感受する。気温が高く推移すると更に脾気は弱り，また秋燥など温病が流行する。燥の季節なのに湿邪が多いと，寒湿なら腎陽虚・湿困脾土・阻滞経絡，湿熱なら脾胃湿熱となる。燥邪が非常に強いと更に肺陰・肺津を傷り肺気不宣となる。

秋は陰盛陽衰の気温の下降局面であるので，肝気は下降して肺に影響して肺気不宣となりやすく，逆に粛降作用は強くなる。燥邪は肺津を乾かし肺気不宣

秋の気候・燥邪による病因病理

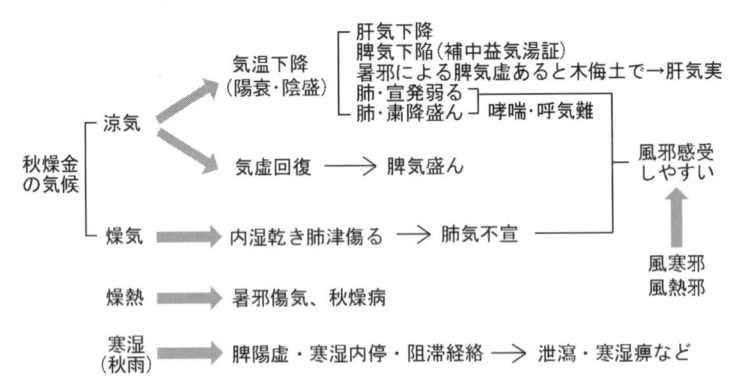

```
                    ┌─ 肝気下降
                    │  脾気下陥（補中益気湯証）
          気温下降   │  暑邪による脾気虚あると木侮土で→肝気実
         （陽衰・陰盛）┤  肺・宣発弱る
        ↗           │  肺・粛降盛ん ─── 哮喘・呼気難
   ┌ 涼気            └
   │    ↘                                          風邪感受
秋燥金│      気虚回復 ──→ 脾気盛ん                    しやすい
の気候│                                              ↑
   │                                           風寒邪
   └ 燥気 ⟹ 内湿乾き肺津傷る ─→ 肺気不宣        風熱邪

     燥熱 ⟹ 暑邪傷気、秋燥病

     寒湿
    （秋雨）⟹ 脾陽虚・寒湿内停・阻滞経絡 ─→ 泄瀉・寒湿痺など
```

を更に起こしやすい。したがって秋の涼燥の気候は風寒邪を受けやすい状況をもたらす。秋でも気温が夏の様に高いと暑邪となる。

普段より内熱・陰虚があるものは燥邪に感受しやすいので，清熱・滋陰しておく。大都市部は地面の舗装・緑地の減少により近年乾燥化が著しく，夏でも燥熱邪が強い。

燥邪による病証と治法・配穴

気候気象	病理	治法	湯液	弁証配穴例
燥邪	涼燥感受	辛温解表・肺津滋潤	杏蘇散	外関・合谷・魚際
	燥熱感受	辛涼軽宣・肺津滋潤	桑杏湯	十二井穴・魚際
	肺陰虚	滋陰清熱		魚際
	脾陰虚	滋補脾陰・潤腸通便	麻子仁丸	公孫

9．秋の養生と冬の病の予防

暑さの和らぐ仲秋以降は，夏の暑邪による気虚・陰虚を大いに回復させる時期である。ここで立て直しておかないと，更に気温が下がった時に風寒邪を容易に感受したり内傷病の原因となる。

気温上昇時の発汗に要注意：発汗したらこまめに着替え汗を拭いて，涼燥邪・寒邪が侵入しないようにすることが大事である。特に風門から心兪付近の肩背部を冷やさないことが重要である。

冬に向けて陽気不足・気虚のものは寒邪から守るために温陽補気しておく。また営衛不和のものは調和営衛しておく（申脈・三陰交などを用いる）。近年，ウイルス性胃腸炎が秋冬に大流行しているが，脾虚と湿邪内盛が発病および症状の悪化を左右する重要な要因となる。したがって，脾の弱いものは脾胃の兪穴を用いて健脾化湿をしておく必要がある。

(7) 冬　〜五気・寒水の気候

寒冷で乾燥。寒邪，燥邪が強い。日本海側など雪が多い所は寒湿邪（ただし，東北北部・北海道など気温が非常に低い所では日中も雪が融けずにかえって乾燥している）。

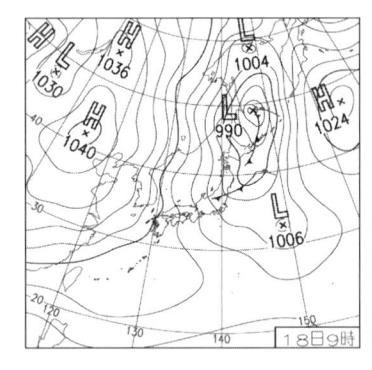

18日(日)木枯らし1号 　2007年11月
北日本～東日本を寒冷前線が通過し、西高東低の冬型の気圧配置。日本海には筋状雲が拡大。強い寒気の流入で、東京地方、近畿地方で木枯らし1号発表。宇都宮、甲府で初氷。
（気象庁提供）

1．立冬

　立冬の前後において，次第に大陸のシベリア高気圧が発達してきて，日本を通り東の海上へ移動して発達した低気圧（アリューシャン低気圧）との間に「西高東低」の気圧配置を形成して，冬の北西風が吹き始める。初めて現れるこの北西の季節風のことを「木枯らし一号」という（木枯らし一号の吹く平均日は11月8日でちょうど立冬と一致している）。しかしシベリア高気圧の勢力はあまり強くないので，すぐに帯状の移動性高気圧の配置となり，暖かい気象になる。この日和のことを「小春日和（びより）」という。また季節が進んで12月下旬以降の暖かい日は「冬日和」という。

　北からの季節風（西高東低）と移動性高気圧に覆われた暖かい日を何度か繰り返しながら，大陸の高気圧が発達していき，冬の気候へと変化していく。

　冬は西高東低の気圧配置が60％前後で，北西よりの寒風が吹くことが最も多い。その合間に揚子江からの移動性高気圧がくると，冬日和と呼ばれる暖かい気象となる。気温が上昇すると腠理は開くので，その後，冷たい北西気流に戻ると風寒邪は容易に侵入するので注意が必要である。

冬の太平洋側が晴天時の天気図：
①移動性高気圧に覆われた時：日中は気温がかなり上昇→風邪
②西高東低の気圧配置の時：気温低く乾燥して北風で寒い→寒邪・燥邪
③気圧の谷が通過した後の気圧傾度緩やかな時：気温上昇で風は弱い→風邪
④高層に低温の寒波入った時：気温非常に低い。→寒邪・燥邪

日本海側の晴天
①と③のみで，②④の時は北風強く降雪。

第3章 日本の気候と内経気象学の臨床

　次の図は2007年1月の天気図推移である。春や秋と同じように移動性高気圧→低気圧と通過するが、低気圧が北上すると非常に発達して数日間、北海道の東北カムカッチャ半島付近に停滞して西高東低の気圧配置を形成して日本は北西の季節風が強く吹く。

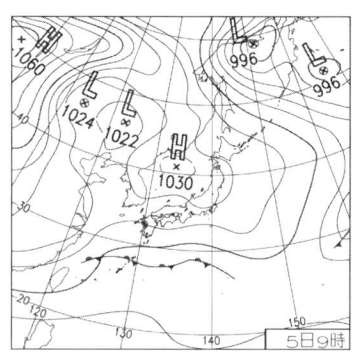

5日(金)日本海に高気圧 2007年1月
北日本～東日本はこの高気圧に覆われて晴れたが、西日本は次第に曇りとなり一部で雨。関東を除いて気温が平年より高く、最高気温は多くの所で3月上旬～中旬並。
（気象庁提供）

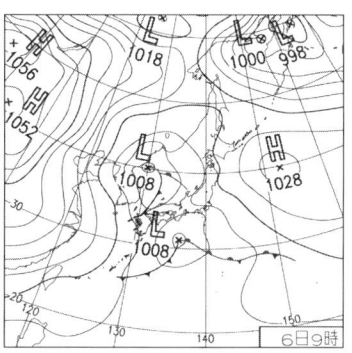

6日(土)日本海と南岸に低気圧 2007年1月
南海上の低気圧、太平洋側沿岸を急速に発達しながら北上。各地雨や雪。長野県上田市菅平で日降雪量37cm。岩手県宮古市で54mm/1h。高知県室戸岬で最大瞬間風速40.5m/s。（気象庁提供）

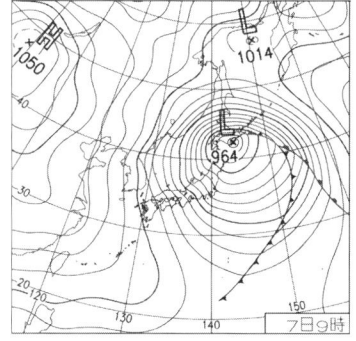

7日(日)全国的に大荒れ 2007年1月
北海道釧路沖に急速に発達中の低気圧。全国的に風が非常に強く、関東は晴れたが北海道から西日本まで雨や雪。東京都八丈町西見で最大瞬間風速48.5m/s。
（気象庁提供）

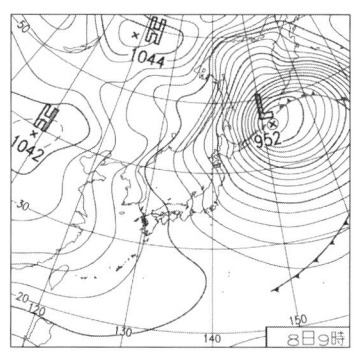

8日(月)冬型気圧配置 2007年1月
千島列島の低気圧は950hPa(15時)と、猛烈に発達。日本付近は冬型の気圧配置。日降雪量は山形県大蔵村肘折で49cm。太平洋側は相対的に乾燥し、最小湿度は東京都大手町で18％。　（気象庁提供）

2．冬の日本海側，太平洋側の気候

　西高東低の気圧配置の時，大陸からの乾燥した大気は日本海を渡る時に海面より大量の水蒸気を吸収して上昇気流とともに雪雲を形成して，日本海側に大雪を降らせる（寒湿の気象）。降雪によって再び乾燥した北西風は太平洋側に寒冷で乾燥した気象をもたらす（燥寒の気象・冬の燥邪）。乾燥の程度は西日本より東日本のほうが強く，2003年2月28日の東京で6％という最小湿度が観測されている（燥邪）。

新潟・小名浜の降水量

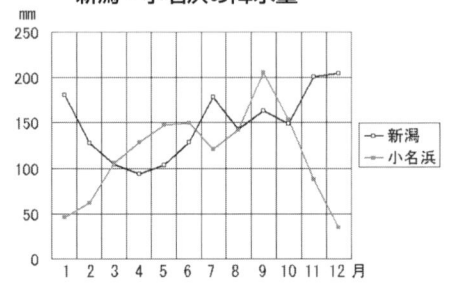

新潟と小名浜の位置

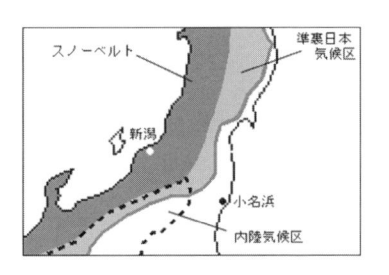

　上のグラフは，新潟市と福島県太平洋側の小名浜の降水量である。冬に注目すると新潟は降雪によって年間最多降水量になっている。逆に小名浜では冬の降水量が冬に最も少ない。このように冬は日本海側では寒湿の気候であり太平洋側は燥寒の気候となる。

2007年12月31日衛星画と天気図

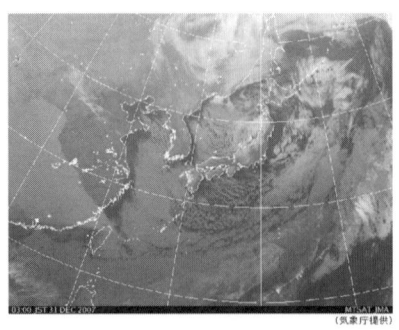

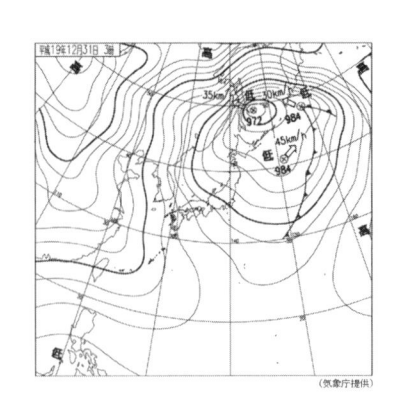

第3章　日本の気候と内経気象学の臨床

　衛星写真を見ると，大陸からの寒気の吹き出しによって日本海に筋状の雲列が発生している。日本海側の白い明域は降雪を示している。太平洋側では暗域となり，低温で乾燥して晴れている。

3．寒気団

　北極上空で冬の間に発達した寒冷な空気の塊が大きくなり，一部がちぎれて日本上空に流れ出してくる。この寒気団が日本海側を中心に大雪をもたらす。「大寒波」といわれるもので，「日本の上空5500mに-40℃の寒気団がきている」などと報道される。500hpa面の高層天気図で上空の寒気を観察すればよい（インターネットでリアルタイムに入手可）。これは，八風で言う大剛風であり強い寒邪となる。

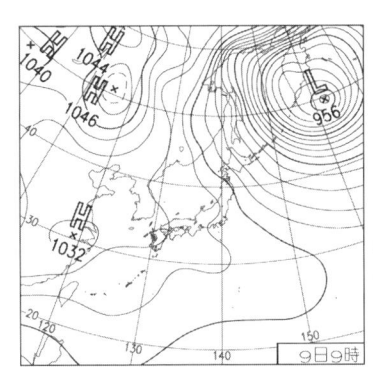

9日(火)北日本　冬型続く　2007年1月
朝9時，稚内市上空約5100mで-41.3℃の寒気。北日本日本海側は雪、青森・山形・福島県等の各所で30cm以上日降雪量。高松市で平年より14日早くウメ開花。
（気象庁提供）

4．暖冬と寒冬

　冬になると，日本上空に吹いている偏西風が蛇行し始めるが，この蛇行の程度が強いと，日本が蛇行のへこんだ部分に当たるか，突出した部分に当たるかによって，寒気団が北上して暖冬になったり，逆に南下したりして寒冬になったりする。

　暖冬であれば温病が早く到来し（冬温病），寒冬であれば傷寒病が流行する。

5．冬に発病・悪化しやすい病気

　痺病（風寒邪・寒邪を感受しやすい）

　傷寒中風病（風寒邪）

211

心疾患（寒邪により心陽衰微または心陽阻滞）
脳出血（肝陽上亢のところへ寒邪が襲い，陽気は閉塞して上逆し発病）
中経絡（顔面麻痺。風寒邪が経絡に入り経気阻滞）
腎臓病（寒邪が腎陽を弱らせる）
ウイルス性胃腸炎（ノロ，ロタウイルス。湿重熱軽の大腸湿熱型や湿毒霍乱
　　　　　　　　―激しい嘔吐下痢を起こす広義の霍乱。狭義ではコレラ―）
癌末期（気血の虚損が強いと風寒邪を感受して正虚邪実の肺熱になりやすく
　　　　　危険）

6．冬の気候・気象の影響

陰陽：陽衰陰盛（陰極）
気血津液：気温低いと気血は体表深く沈み腠理は固く閉じる
八風
順風：北風→寒邪
逆風：南風→風邪により腠理が開き，順風の北西風で容易に寒邪が侵入する
蔵気法時
心：天地の陽衰で心陽虚。
脾胃：寒気が強いと脾陽虚。
肺：寒気・燥気強く肺気不宣を起こしやすい。
腎：天地の陽衰で腎陽虚。腎陰充実。
六淫：寒邪が非常に強いと心陽・腎陽は傷られる。また傷寒病が流行する。
　かえって気温が高いと腎陰が養われないで内熱となり，温熱邪が入ると冬温病となる。湿邪が強いと寒湿痺は悪化し，腎陽は傷られる。燥邪が強いと肺陰を傷り肺気不宣を起こしやすく風邪（風熱邪・風寒邪）が入りやすい。
　近年，冬の気温上昇が顕著である。気温が高く推移すると鬱熱しやすく春以降温病が多発しやすい。飲食物が陽熱に偏らないように注意すべきである。
　寒邪・風寒邪・寒湿邪（降雪・盆地・日本海側）・燥邪（太平洋側）
　寒湿痺は梅雨などでもよく悪化・発症する。日本海側の寒湿の気候で寒湿痺となっているが飲食不節などで内湿盛んなものは冬に乾燥した地域でも寒湿痺を発病することがある。

7. 冬の養生と春の病の予防

　気温が上昇する小春日和・冬日和後の寒邪に注意しなければいけない。心陽・腎陽の弱いものは寒邪をつとめて避ける必要がある。

　大寒頃より流行するインフルエンザは腠理の間隙をついて風寒邪が入り込んで発病することが多いので気温上昇の後の寒邪に用心すべきである（冬温病・春温病として発病することもある）。

　春に向けては，内熱や陰虚のあるものは温病に罹りやすいので，正気を傷ら

冬の気候・寒邪による病因病理

```
                    燥気       肺津傷る→肺気不宣
                   (太平洋側)   肌膚枯燥→肌表閉鬱→熱邪内鬱→皮膚病悪化
冬寒水                         寒気
の気候                         腎陽虚・脾陽虚→水湿停滞→下肢浮腫・尿不利
                    寒気       腎不納気→虚喘
                              心陽虚衰→心不全
                              心陽阻滞→眞心痛
                   寒邪        足太陽→風寒感受→傷寒中風病・痺病
                  (実風)       経絡経筋→寒邪阻滞・寒痺
                              寒邪外包→肝陽暴発→卒中風

                    寒湿       脾陽虚・腎陽虚
                   (日本海側     ↓↑
                   ・盆地)      寒湿痺・寒湿阻滞経絡経筋

                    高温       腎陰虚・腎陽盛ん・鬱熱 ──→ 春に温病多発
                   (虚風)       風温邪盛ん→冬温流行
```

冬の気候・寒邪による病証と治法・配穴

気候気象	病理	治法	湯液	弁証配穴例
寒水の気候・寒邪	風寒表実証	辛温解表	麻黄湯	合谷・身柱
	風寒表虚証	調和営衛・解肌解表	桂枝湯	申脈・三陰交・後谿
	中焦阻滞	温中散寒・補気健脾	理中湯	足三里・中脘
	心陽阻滞・心腎陽衰	回陽救逆	四逆湯	陽池・関元・気海・百会灸，命門，神闕
	腎陽虚・水気内停	温陽利水	真武湯	陰谷・復溜・腎兪・陽池・湧泉
	寒邪阻滞経絡	温経散寒・養血通脈	当帰四逆湯	関元・申脈・後谿
寒湿痺	表虚・寒湿痺	調和営衛・散寒祛湿	桂枝加朮附湯	申脈・三陰交・腎兪・志室
	表実・寒湿痺	辛温解表・散寒祛湿	葛根加朮附湯	合谷・腎兪・志室

ないように清熱滋陰しておくのがよい。

心肝や心胃に実熱があるものは，冬のうちに清熱しておくことで精神疾患を予防することができる。脾弱による鬱傾向の者は健脾益気しておく。

以上，ごく簡単に四季ごとの養生法などを述べたが，その人の八綱陰陽藏府の状態を見極め五気・六淫の影響を考えていくことが大事である。

(8) 気候・気象まとめ

日本の気候は中国と同じく春夏秋冬の四季を持つが，季節ごとの特徴は異なるところがある。一つは年間を通じて降雨が多いことであり，土気・湿邪が強いことを示す。降雨量のグラフで明らかなように黄河流域では長夏に降雨が集中しているが，日本では梅雨に加えて秋雨の時にも土気・湿邪が現れる。また冬季日本海側の大量の降雪は中国には見られない。このように日本独自の気候特徴を十分知悉して気候・気象分析を行う必要がある。

四季の気象気候が人に及ぼす影響を見てきたが，考えられている以上に藏府気血の偏向をもたらすことが理解されるだろう。

2 気候・気象と病証の鑑別および症例

(1) 気候・気象鑑別と鑑別の手順

①現在の気候を観察し，陰陽の推移・五気を明らかにする。
②現在の気象を観察し，六気・六淫に変換して虚風・実風を明らかにする。
③現在の諸症状と気候・気象との相関関係を考える。
④同時に気候・気象以外の病因を考え，気候気象が病因となっているかどうかを考える。
⑤気象・気候を踏まえた病因病理・証の確定。
⑥月齢を考慮する「月の影響」。
⑦論治する。
⑧感作しやすい気象状況や外邪を明らかにして養生指導を行う。

以上が気候気象を病因病理に組み込む手順と方法である。

解説

気候変化を①で観察し，気象変化を②で見ることは，運気論篇で気候気象を五運と六気に分けたことに通じる。

①現在の気候を観察し，陰陽の推移・五気を明らかにする

気候推移は四時の陰陽五行変化であり，間接的に病因として働きやすい。例えば，春に仕事のストレスが生じて七情不和により肝鬱気滞を起こした場合，春の木気盛んによる影響はあり，他の季節よりも肝鬱の症状は強く出やすい。

直接影響するケースは，春の鬱病などで春の気候によって木乗土を生じ肝脾不和もしくは心脾両虚となる場合などがある。

気候変化は，ゆっくりとした天地陰陽の変化であり，誰人も生理的に大きく影響を受けている。元来，陰陽気血藏府に偏りがあると正常な気候変動でも病因となり悪化・発病原因となる。

季節区分は，四立を基準にして春・初夏・梅雨・盛夏・秋・冬を用いる。

②現在の気象を観察し，六気・六淫に変換して虚風・実風を明らかにする

　気象（六淫）変化・虚風は，病の直接の病因となりやすい。例えば，夏の暑邪によって中暑を発病。春先に寒冷前線通過後に虚風の寒の戻りで風寒邪を感受するなど。

　短期の気象変化は，影響が出やすい人と出にくい人がある。正気がしっかりしていると生理的には反応するが，病理を形成することは少ない。逆に正気が弱っていたり，内生病邪が強いと気象変化の影響を大きく受けやすい。

③および④に関する証明方法

Ⅰ．単独の気象が病因となる場合は，気象発生と症状発現が同時的に起こることが必要である。
　　例：気温急降下と腰腿痛。前線通過と痺病の悪化や喘息発作。気温急上昇と眩暈・頭痛・搔痒。

Ⅱ．季節という期間での影響の証明：四季ごとの影響は生理的には必ずあるので，病因として影響しているかどうかを証明する必要がある。

　春の気候で肝気上昇・内熱盛が病因となっているかの証明は，七情不和の有無から肝鬱気滞を除外して，肝胆の穴処反応，脈弦などより行う。梅雨に内湿盛んは，飲食不節を除外して，舌苔が厚くなる，脈濡軟，便軟などが必要である。

　ただし，気候の影響とその他の病因が同時に関与することも多い。その場合可能性として提示する。

Ⅲ．六淫外邪ごとの病因としての影響の判別
○肝気上昇が，七情の不和によるものか気温上昇の風木の気象によるものなのかの判別方法→気温が急上昇した時から肝の病候が出現した。かつ肝気実の反応（肝胆兪・太衝実，肝胆気色抜け，肝相火の邪など）がある。
○低気圧接近やフェーン（火邪ほどでない気象）による肝気の上昇は，短時間の変化なので注意深くみる必要がある。春に急に気温が上昇した時の反応は，のぼせ，興奮，目赤，舌先紅，脈滑弦，など。春になると，脈滑弦傾向，気分の高揚・躁状態やのぼせ，またはかえって鬱状態などを呈しやすい。春になってから，のぼせ，眩暈が起こる場合，七情不和の原因があっても春の気

候の影響はあるとしてよい。外感表証を呈すれば，風邪に侵されたことが明らかである。更に風邪に寒邪・湿邪・熱邪などを兼ねているか判別する必要がある。

○外湿邪によるものは判別しやすい。外湿に反応する場合は，多くは内湿が存在して脾の働きも悪い。したがって，湿度上昇による部分と飲食不節による部分を明確に分けて認識する必要がある。

○寒邪による症状は，気温降下による腰腿痛・風寒感受・痺証の悪化などにより判別しやすい。

○暑邪・熱邪は，中暑など急激に症状が現れ，暑邪傷気は盛夏以降に徐々に気虚などの症状が出てくるので判別しやすい。

○燥邪は多くは秋冬に到来し，乾燥が強い時期に，皮膚の乾燥，咽乾，咽痛，口乾などを呈することにより判別できる。

○火邪は夏のフェーン現象や盛夏の高温・乾燥が持続する気象時に存在し，のぼせ・面赤・目赤・口乾・鼻血・喀血・頭頂部頭痛，などにより判別できる。また火邪は燥熱邪でもある。

六淫と証候一覧

六淫	気象	陰陽	五行	五藏（蔵気法時）	藏府経絡（標本中気）	内生病邪	病理	症状
風	短時間の気温上昇（＋強風）	陽	木	肝	肝・心包	内風	肝気上逆，肝陽上亢，内熱生風	眩暈，痙攣，搔痒，のぼせ，頭頂部痛，目赤など
						風邪入表	風邪開竅腠理入表	外感風邪：脈浮・発熱
熱・暑	気温が高い	陽	火	心	心・腎	内熱	心熱，内熱盛，暑邪傷気，熱入心包，温熱病	発汗，発熱，口渴煩躁，不眠，意識不清
火	気温が非常に高い，乾燥	陽	火	心	胆・三焦	内火・内風	心火，胆火，内熱熾盛，火邪傷陰傷気，熱入心包	面赤，口渴煩躁，高熱，譫語，赤疹，瘡瘍，小便赤など
湿	湿度が高い・降雨	陰	土	脾	脾胃	内湿	湿邪内盛，湿困脾土，湿鬱化熱	体重，倦怠感，浮腫，便軟溏泄，生痰，食欲不振など
燥	乾燥	陽	金	肺	肺・胃大腸	内燥	燥邪は肺陰を傷り，肺気不宣，肺失粛降。胃大腸の陰液を傷る	皮膚乾燥，口乾，鼻乾，空咳，鼻血，腸燥便秘など
寒	気温が低い	陰	水	腎	膀胱・腎・心	内寒	寒邪表襲，傷寒中風，心腎の陽気傷る	腰腿痛，寒痹，風寒感受，心痛，悪寒など

⑤気象・気候を踏まえた病因病理・証の確定

病因病理解析例

後述の症例⑫の病因病理図は以下のようになる。

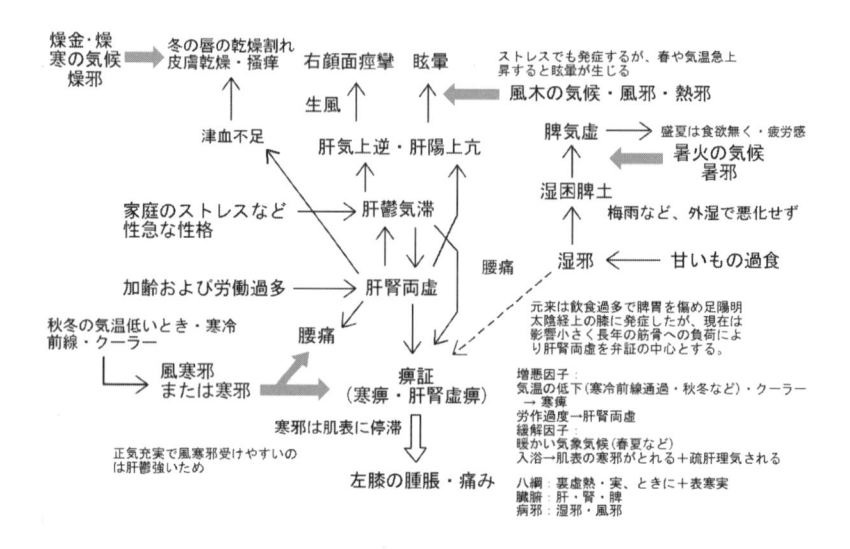

```
燥金・燥                 冬の唇の乾燥割れ                             ストレスでも発症するが、春や気温急上
寒の気候  →  皮膚乾燥割・掻痒    右顔面痙攣   眩暈    昇すると眩暈が生じる
燥邪              ↑              ↑        ↑    ← 風木の気候・風邪・熱邪
                津血不足          生風
                           肝気上逆・肝陽上亢     脾気虚 → 盛夏は食欲無く・疲労感
                              ↑                ↑     ← 暑火の気候
         家庭のストレスなど → 肝鬱気滞           湿困脾土     暑邪
         性急な性格              ↑↓              ↑
                                         腰痛   梅雨など、外湿で悪化せず
         加齢および労働過多 → 肝腎両虚           湿邪 ← 甘いもの過食
                                ↓
  秋冬の気温低いとき・寒冷                                元来は飲食過多で脾胃を傷め足陽明
  前線・クーラー          腰痛                        太陰経上の膝に発症したが、現在は
      ↓                ↗    痹証                   影響小さく長年の筋骨への負荷によ
     風寒邪          (寒痹・肝腎虚痹)                  り肝腎両虚を弁証の中心とする。
     または寒邪                ↓
                                       増悪因子：
         寒邪は肌表に停滞            気温の低下(寒冷前線通過・秋冬など)・クーラー
                                     →寒痹
                                     労作過度→肝腎両虚
       正気充実で風寒邪受けやすいの       緩解因子：
       は肝鬱強いため                 暖かい気象気候(春夏など)
                                     入浴→肌表の寒邪がとれる＋疏肝理気される
              左膝の腫脹・痛み
                                     八綱：裏虚熱・実、ときに＋表寒実
                                     臓腑：肝・腎・脾
                                     病邪：湿邪・風邪
```

　主訴は左膝の痛みで弁病は痹病であるが，春に気温上昇により眩暈が特に生じやすい。これは春風木の気候により，肝気は盛んであり更に急激な気温上昇（風邪・熱邪）により発病している。梅雨は外湿によって症状は発現せず（食べすぎると胃重となり白膩苔は常に呈している），したがって本図では外湿邪は記載されていない。盛夏になると暑火の気候と暑邪により暑邪傷気されて短期的に脾気虚を生じ，秋になると気虚は直ちに回復する。秋から冬にかけて涼燥・燥寒の気候，皮膚が乾燥し，掻痒を生じて唇は割れて痛む。痹病に関しては秋冬の気温が低い時や，その他季節でも急に気温が低下すると，風寒感受して外感表証となったり寒邪が肌表・経絡に停滞して痛みは増強する。

　肝腎陰虚による痹病の場合，関節の腫脹・発赤が強い熱痹を呈することも多く，その場合は衛気の守りが弱ければ風寒邪を受けて悪化することもあるが（熱痹と寒痹を兼ねる），多くは春や夏に悪化し気温上昇時に悪化することが多い。

　このように，病因病理に応じて五気・六淫外邪は季節・気象ごとにさまざまな影響を及ぼしていることが理解されるだろう。

⑥月齢を考慮する

　満月近くは瀉法を用いやすく，実証では補法は慎むが虚証では補法が非常に効果が出やすい。新月近くでは，瀉法は実証であっても用心深く用いて，虚証

では挟雑の実でも瀉法は慎むべきである。特に癌末期などの正気が著しく弱ったものは特段の配慮が必要である。

⑦論治

配穴は，例えば脾胃の虚ならば脾胃にかかわる兪穴の補法，湿邪内盛なら瀉法，肝鬱気滞なら肝胆にかかわる兪穴の瀉法，肝血不足は三陰交・太衝などの補法，理気は合谷など，平肝熄風は百会の瀉法，辛温解表は合谷の瀉などであるが，北辰会独自の少数穴に基づく配穴・選穴理論の詳細は是非『経穴解説』『臓腑経絡学』『上下左右前後の法則』を参照していただきたい。

⑧感作しやすい気象状況や外邪を明らかにして養生指導を行う

八綱弁証・蔵府弁証・虚実弁証・病邪弁証により明らかになった病因病理から，感作しやすい気候と気象は類推されるので，論治に生かす必要がある。

例えば，脾気虚で湿邪内盛のものは，季節では雨季と暑邪の盛んな盛夏から秋口に悪化しやすいので，梅雨の前に脾を立て直しておく必要がある。また，梅雨時期では治りがたいことを患家に告げておく必要がある。

気象では肝気上逆傾向のものは，春と低気圧接近時に悪化しやすい，などである。

(2) 内経気象学の症例

１．低気圧通過

■低気圧接近時の眩暈・肩こり・のぼせなど

低気圧接近による気温の短時間での上昇は，いずれの季節でも肝気の上昇を生じる。ただし春に起こるものは木気盛んな気候のため，最も顕著に反応する。

肝気上逆の体表観察所見：脈弦，太衝，肝胆兪の実，肝相火の邪，気の上昇を示すものとして舌尖紅など呈する。低気圧接近に合わせて症状が出ていることが必要。

症例①

50代女性：5月来院。過去，腎陰虚・肝鬱気逆・瘀血の素体で子宮筋腫があったが疏肝理気・活血化瘀の鍼治療で治癒している。従来より春と秋を中心に低気圧接近で天気が下り坂になると，回転性の眩暈・側頭部痛・肩凝りを生じ，

寒冷前線通過で雨が降り出すと症状は軽快する。脈力充実，梅雨などの雨季に倦怠感などは生じにくいので脾の弱りはない。七情不和によっても眩暈が起こるが，低気圧接近時には必ず症状が強くなることより，低気圧接近による外風邪により肝気が上昇して諸症状を生じたと考える。また腎陰虚の為，肝気は更に上逆しやすいと考えた。

配穴：百会瀉，左照海補，にて各種所見改善して諸症状とれる。ただし，繰り返し発症しやすいので普段より疏肝解鬱・補腎陰しておく必要がある。継続した治療により以前より低気圧接近時の諸症状は大分軽減した。

臨床的には，飲食不節により湿痰が盛んで肝気上逆と共に風痰上擾証となることも多い。

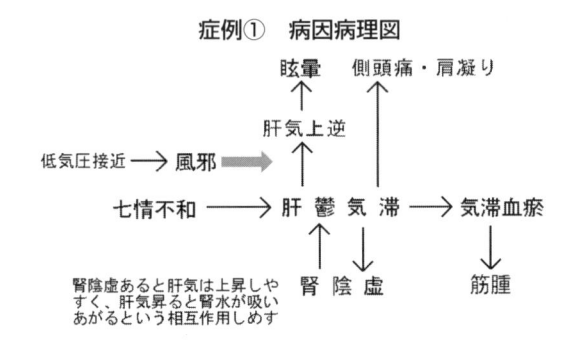

症例① 病因病理図

眩暈　　側頭痛・肩凝り
　↑　　　↑
　　肝気上逆
　　　↑
低気圧接近 → 風邪
七情不和 → 肝鬱気滞 → 気滞血瘀
　　　　　　↑　↓
　　　　　腎陰虚　筋腫

腎陰虚あると肝気は上昇しやすく，肝気昇ると腎水が吸いあがるという相互作用しめす

名古屋大学環境医学研究所准教授の佐藤純氏[※1]の研究によって気圧感知センサーは内耳前庭部にあることが最近判明した。内経医学では風邪は肝の藏が応答し足少陽胆経の流注は耳に入っている。本症例のように気圧変動で肝の病証を呈する人は，肝鬱気滞に加え足少陽の臨泣・竅陰に左右差と実の反応があることより，生気象学の知見は十二経絡の流注の正しさを証明している。

■五十肩と前線通過

症例②

50代男性：4月2日，昨日は寒冷前線通過前に気温が高く，発汗するくらいであった。本日午前中雨が降り出し気温が急に下がり，肌寒いくらいである。前線通過後，夕方より悪寒して頭痛し元来あった右五十肩が悪化して右肩関節が痛む。発汗はない。脈をみると浮緊であった。舌はやや胖嫩でいつもと変わ

らない舌であった。
　解説：季節は春で陽気盛ん，五行では肝木で肝気上昇の季節である。寒冷前線通過前であるので，実風であり南よりの風強く気温湿度高く，腠理を開かせる気象である。前線通過とともに北よりの逆風の寒冷な風が吹くので，風寒邪を非常に受けやすい気象状況に変化していた。
　風寒邪を受けたことは症状より明らかであり，風寒感受とともに五十肩の痛みが増強していることより気象変化と症状の間に明確な因果関係がある。これは春の温帯低気圧の接近で順風の南風が吹いて腠理が開いたところに低気圧通過後の北よりの寒冷な風の逆風によって，風寒邪が侵入して表実証となったものである。寒邪が経気を阻滞して五十肩の痛みが増強した。

2．鬱症状と気象
■春の鬱症状
　春先になると疲労倦怠感とともに気分の落ち込み・意欲減退など鬱症状を呈する人が増えるが，①春の肝木盛んな気候によって木乗土により脾気虚を起こし心脾両虚となるもの。②肝気盛んで心肝火旺により鬱症状呈するもの。これは実証であるが燥状態になる場合と鬱状態を呈する場合がある（一見おとなしく陰性症状のようであるが実証なので，倦怠感なく舌紅老で実脈である）。③肝脾不和によるもの，がある。
鑑別：七情不和によるもの，労働過多などによる気虚によるもの。
ポイント：春の気温急上昇時以降，気分の落ち込みなど鬱症状が起こっていること。

■秋の鬱症状
　秋口に気温が急降下した時に，夏の暑邪で弱った脾気が下陥・下降して心神を養わず心脾両虚となり鬱症状を呈する。生気象学の調査でも，四季の季節が明瞭な温帯地域では，気分障害は春にピークがあり，秋にも増加傾向が出ている[※2]がこれに相当する。春と病因病理が異なることに注意する必要がある。

症例③
20代女性：2007年9月下旬。夏の猛暑が過ぎて気温がこの数日急降下する。

気温が下がってから，倦怠感強く，食欲が減退する。気分が落ち込んで悲しくなるという。元来，脾気虚・腎陰虚傾向であり，脈は常より虚脈傾向が強い。舌は胖嫩。太白・脾兪の虚の反応が更に強くなっている。今回の倦怠感の前に仕事・家庭などでのストレス・過労は特にないという。これは，暑邪により気虚が悪化していたところへ，気温の急降下により脾気は下陥して心を養わず憂愁感が強くなったものとする。証は心脾両虚証。配穴は太白八分灸，左神門鍼。一回の治療により鬱症状・倦怠感は大きく改善する。

　秋の鬱症状は，このように脾気虚・脾気下陥を中心とするものが多い。別名冬季うつ病という。10月頃より鬱症状が始まり，2・3月頃に軽快する精神疾患が報告されているが，夏の暑邪により気虚を起こし脾気下陥から心脾両虚・脾陽虚を起こしたものが，冬の間続くと考えられる。症状は過食（体重増加・甘いもの炭水化物嗜好）と過眠であり，程度の軽い脾気虚もしくは湿困脾土で見られる症状である。

　夏型は食欲不振・不眠を呈する。これは気虚の程度が更に強く陰虚も兼ねていると考えられる（気陰両虚）。脾気を立て直すことで軽快すると考えられる。

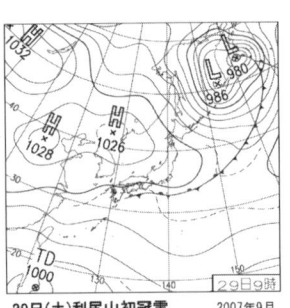

季節性情動障害と秋の鬱症状

心 → 昇精できず心神不養 → 心脾両虚
夏の暑火・暑邪で気虚 → 脾 ← 秋燥金の気候 気温の急降下
（心に影響なければ立ち眩み・倦怠感など呈する）
脾気下陥

陽気の上昇局面　春　秋　陽気の下降局面

29日(土)利尻山初冠雪　2007年9月
寒気流入が強まった北海道で筋状雲が現われる。稚内の利尻山で初冠雪を観測。関東地方は前線や海上からの北東風の影響で終日小雨が続き，日中の気温は10月上旬並み。
（気象庁提供）

■春の精神疾患

　春先からは精神疾患（統合失調症・躁病・鬱病・不安神経症など）の発病・悪化が多いことが分かっているが，これは①春の陽盛と肝気実により心肝火旺を起こすもの②天地の陽気盛んで元来ある胃火と心火が結びつくもの③肝気実

が脾気を抑えて鬱症状を呈するもの，などがある。

①②は実証であり，③は虚実挟雑証または虚証である。また①②③が複合したものもある。呈する病像は，あるものは陽性の病状を示し，あるものは陰性の病状を示す。一見おとなしく陰性の状態でも実証のこともある。

したがって，実証タイプは春になる前から疏肝解鬱して心・胃などの内熱をとるようにしなければならない。脾の弱いものは健脾益気しておくことが大事である。初夏以降に発汗するくらいに気温が上がると，肝気の上昇は止んで精神疾患は落ち着いてくる（近年気温上昇により寒湿梅雨になるまで肝気上昇傾向である）。

症例④

20代女性：精神ストレスによる鬱症状が20代よりある。従来，仕事で心身ともに疲労すると気分の落ち込み・悲哀感・強い倦怠感・食欲不振・嘔気・強い不眠・午前中特に強い倦怠感が生じる。毎年，3月初めごろより前記症状が強く出てくる。脈滑数。按じてやや無力。舌紅尖特に赤い・白黄膩苔。肝胆兪実。脾兪虚中の実。太白虚。太衝虚中の実。神門虚。梅雨など外湿にも反応する。春（木乗土・心熱）・梅雨（外湿により湿困脾土）・秋（暑邪傷気により心脾両虚）に症状が強い。

病因病理は，七情不和による肝鬱気滞，飲酒による胃熱湿盛，生来の正気不足と木乗土による脾気虚，心神不安から心血虚心熱があり，証は心脾両虚と肝

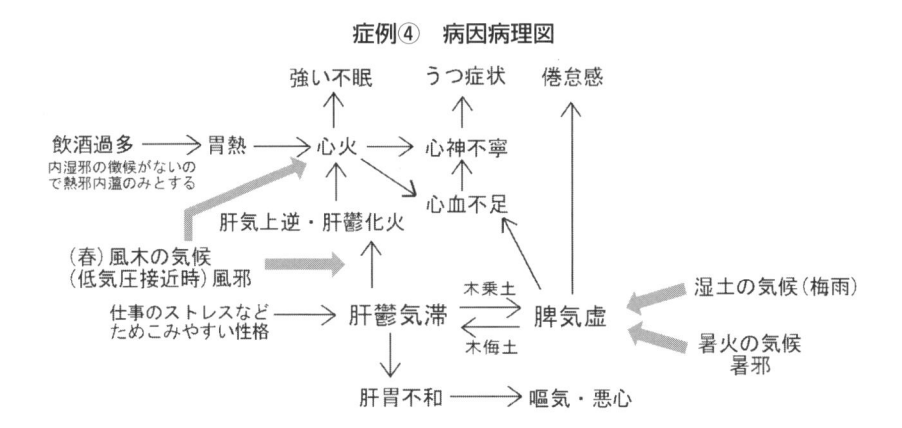

症例④　病因病理図

気実を同程度として論治した。太白・神門補と疏肝解鬱で百会・行間瀉など交互または同時に治療継続することで，鬱症状はかなり軽減した。

本症例は，季節のうち特に春に症状が強く出る理由として，脾だけの問題でなく，春の肝気実が木乗土として大きく病理をなしているからである。

また，低気圧接近時にも症状は悪化し，温暖前線では症状不変で寒冷前線が通過して雨が降り出すと軽快することより，肝気が大きくかかわることが理解できる。

3．喘息と気象

生気象学の研究によると，気温・湿度の降下・気圧の上昇により主に小児喘息は発作を誘発するというのが現在のコンセンサスになっているようである。[3][4] 笠井和氏による喘息の生気象学における初期の研究[5]では，主に高気圧に覆われた時に発作が起きやすく，低気圧の接近や気温上昇ではかえって発作は減少するとされている。これは，日中気温が上昇して夜間から早朝に気温が急降下する気象だからであると考えられる。更に気圧上昇局面も関係しているようである（肺気粛降・肺気不宣）。著者の日本伝統鍼灸学会（大分大会）の発表[6]でも気温降下時が最も発症しやすいという結果となった。

内経気象学では秋に喘息発作が多い理由として，風寒感受しやすいことと，秋の気温下降局面による肺気不宣・秋の燥邪による肺気不宣とを主要な病因病理として考える。12月から1月の冬季に発作が減少する理由は，気温は低いが安定しているために肺気不宣が起こりにくいためと考えている。[7] また移動性高気圧中では夜間から早朝にかけて放射冷却により気温は急速に降下するため，やはり肺気不宣を起こしやすいので季節と一日の蔵気法時の両方からこの時期の夜間帯は発作を起こしやすい。[4] 慢性化した成人の喘息では肺脾両虚・脾虚湿盛・腎不納気などの虚証が多くなり，外感感受時を除き，急な気象変化に比較的影響を受けにくく，類型ごとに梅雨の外湿や夏の暑邪傷気・冬の寒冷などで次第に悪化しやすい。[6]

症例⑤

4歳女児：2歳半頃風邪を引いてから咳が止まらなくなり，喘息と診断される。気管支拡張剤の吸入を続けていたが，月に一度は発作を起こし入院していた。ステロイド吸入を勧められ，鍼灸で治して欲しいと当院を来院する（10月）。

一年中発作が起こるが特に秋冬に発作が多い。

来院時は喘鳴があり，咳をしている。呼吸も少し困難である。脈7至滑浮数有力。舌紅白膩苔。心下脾募肝相火邪。軽度発熱・悪風あり。痰がからんでいる。

証は，風寒実証・湿痰内盛。ベースに肝鬱気滞があるため肝気が肺気の粛降を妨げている。

配穴：左心兪浅刺・打鍼にて心下脾募の邪に散じる鍼。

1回の治療で症状は大きく改善する。2か月ほど治療を継続して発作は起こらなくなった。ステロイド吸入は使用しなかった。翌年以降も発作は起こっていない。

この症例では，低気圧接近時は変化なく，寒冷前線通過時や移動性高気圧時の早朝から発作が起こりやすい。気温降下時に風寒邪を感受して発症するタイプであった。

肝脾不和の病因病理図

```
                              哮喘
                               ↑
                               肺    ← 風寒邪・寒邪
                              ↑ ↑      秋冬の気候
                   (肺失粛降)    (肺気不宣)  六淫の涼燥・寒邪
                    肝気上逆       ↑
                       ↗         湿痰上擾
  春風木の気候              ↑            梅雨湿土の気候
  六淫風邪    ⇒  肝鬱気滞 → 湿困脾土  ⇐  六淫湿邪
                        木乗土
                    ↑          ↑
                   七情不和    飲食不節
```

最も多い類型であり，小児喘息に多い。湿困脾土は実証なので本類型は実喘となる。本症例では梅雨の影響はない。肝鬱気滞の病理以外の部分で風寒感受した場合が表寒裏飲証（小青竜湯証）である。肝気上逆が肺を攻めれば肝気犯肺証である。

虚喘タイプであるが，臨床的には風寒を感受すると表寒実証となることもある（多くは表寒虚証を呈する）。燥邪は通常肺陰を傷るが，肺気虚では秋の涼燥の気候で肺気不宣を起こしやすい。労作により悪化する。

哮喘の各種弁証類型は進行すると最終的にこのタイプとなることが多い。腎

肺脾両虚証の病因病理図

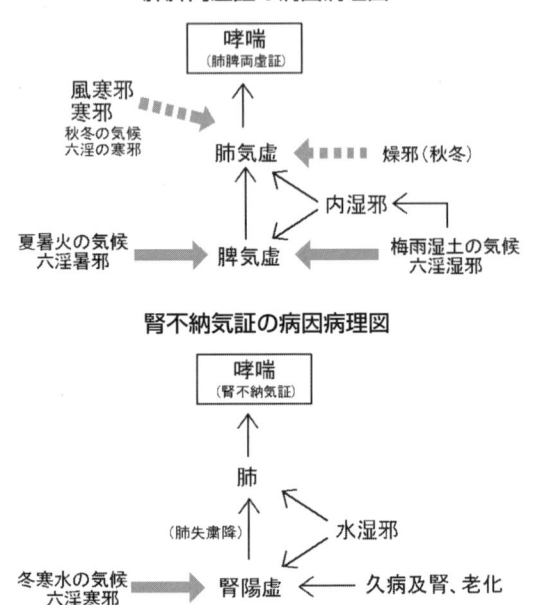

```
        哮喘
      (肺脾両虚証)
         ↑
風寒邪
寒邪   ┈┈▶ 肺気虚 ◀┈┈ 燥邪（秋冬）
秋冬の気候      ↑ ↖
六淫の寒邪    内湿邪 ←
              ↑    ↖
夏暑火の気候 ━━▶ 脾気虚 ◀━━ 梅雨湿土の気候
六淫暑邪                    六淫湿邪
```

腎不納気証の病因病理図

```
        哮喘
     (腎不納気証)
         ↑
         肺
         ↑
    (肺失粛降)  水湿邪
         ↖    ↗
冬寒水の気候 ━━▶ 腎陽虚 ◀━━ 久病及腎、老化
六淫寒邪
```

の封蔵作用が衰え，肺気は粛降できずに吸気がしにくく喘証（呼吸困難）を呈する。肺脾気虚を兼ねることも多い。慎重に腎気・腎陽・気虚を補う必要がある。

4．アトピー性皮膚炎と気候・気象

　アトピー性皮膚炎は基本的に風湿熱（寒）の実邪が肌表を侵す疾患である。実証のものが中心であるが，慢性化して陰血不足または気虚を兼ねるものも最近多い。これはステロイド外用薬の影響もあるが，湯液での清熱薬の長期連用で気虚陽虚を起こしているものも見られる。この場合は脾を中心に補気を丁寧に行い，清熱は弱くする必要がある。この場合，熱証を呈しているのに舌は淡白もしくは色褪せ傾向で秋冬に非常に寒がる。

　多くのアトピーは，冬の乾燥して寒冷な気候では悪化する。これは元来肌表に病位があって腠理の開閉がうまくいかず，燥邪により津液・衛気のめぐりが悪くなり，寒邪によって寒邪外包でかえって腠理は内熱を洩らすことができず

に内熱が盛んになるためである。

　春になると，内熱が強くないものは軽快することが多い。実熱証のものは多く風邪・熱邪の盛んな春に悪化する。梅雨は外湿邪が強いが，熱証タイプは気温の低い寒湿の気候でかえって良好で，高温多湿の湿熱の気候で悪化する。夏は発汗が多く泄熱により軽快するものも多いが，湿熱傾向のものは汗がかえって湿（熱）邪となり悪化する。虚実錯雑のものは，注意深く虚の程度と実の程度を判別することが重要である。

　アトピー性皮膚炎は，気鬱化火・内火生風により肝鬱気滞が大きく影響している。気候変化・アレルゲンの接触や飲食・外寒感受と関係なく急に悪化する場合は七情不和が原因であることが多い。気候変化と肝鬱の病因鑑別が重要である。

　鑑別ポイント：季節ごと（春・梅雨・夏・冬など）の症状変化を聞くこと。大きな気象変化（急に気温上がった・急に寒くなった）のあった時に症状がどう変化するかを問診することで類推できる。

症例⑥
　30代女性：5月来院。就職してから，ストレスと食事・飲酒の不摂生でアトピーが発症。顔，首，前胸部，背部を中心に発赤，痒み。ひどい時は湿疹が破れてじくじくになる。

　ステロイド外用薬を嫌ってほとんど使用していない。脈滑弦按じて有力。舌紅白黄膩苔。肝胆兪実・脾兪胃兪実。上廉など胃経上実で熱感が強い。腹診は肝相火心下脾募臍周に邪。

　気候の影響では，春に気温が上昇してくると赤疹・掻痒などの症状が強く出てくる。5月以降に発汗しだすと軽快してくる。初夏から秋は調子が良い。11月ごろより乾燥して寒くなると，かえって皮膚が乾燥してきて，発赤はあまりないが掻痒が強くなってくる。これは肝鬱気滞・湿熱内盛の証で風湿熱タイプのアトピーであるが，春は肝木と陽気充実により内風・内熱が盛んとなり悪化する。夏になると発汗により陽気（熱邪）・湿邪が外出して軽快する。冬は寒邪により腠理が閉じてかえって陽気が内鬱して悪化するものと考えられる。

　百会瀉・右上廉瀉・肝兪一行鑱鍼・左三陰交補・左公孫補などを適時用い半年ほどでほぼ治癒する。一年後の春以降はほとんど症状が出なくなった。

症例⑥　病因病理図

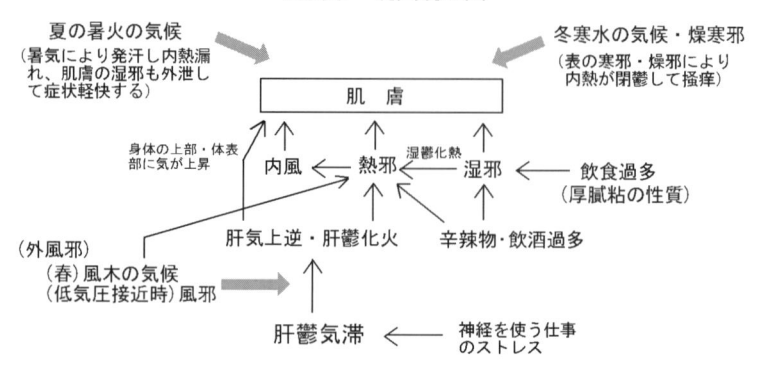

```
夏の暑火の気候                               冬寒水の気候・燥寒邪
(暑気により発汗し内熱漏                        (表の寒邪・燥邪により
れ、肌膚の湿邪も外泄し                          内熱が閉鬱して掻痒)
て症状軽快する)
                    ↘         ↙
                    ┌─────────┐
                    │   肌 膚   │
                    └─────────┘
          身体の上部・体表  ↑   ↑ 湿鬱化熱 ↑
          部に気が上昇
                    内風 ← 熱邪 → 湿邪 ← 飲食過多
                                         (厚膩粘の性質)
         (外風邪)      ↑           ↑
                    肝気上逆・肝鬱化火   辛辣物・飲酒過多
          (春)風木の気候    ↑
          (低気圧接近時)風邪 ↗
                    肝鬱気滞 ← 神経を使う仕事
                              のストレス
```

夏の暑火の気候や暑邪の気象で発汗すると，汗疹ができて悪化する場合も多い。これは内湿熱邪が強い場合やステロイドの長期連用により肌膚が薄くなって肺気のめぐりが悪くて起こるようだ。いずれにせよ熱邪・湿邪・風邪の原因をできるだけ減らし，熄風清熱化湿による治療をベースにして，陰虚があるものは滋陰を気虚があるものは補気をしていく。

5．花粉症と気象

春の花粉症は，肝鬱気滞，肝気上逆傾向で内湿・内熱がある人は発症しやすい。症状の悪化は，花粉の飛散量と肝気上昇をもたらす気温上昇が大きくかかわる。したがって飛散花粉量だけでなく，平年よりも高い気温と上昇率の時は症状が強く出やすい。また目は肝の竅であり，耳は腎の竅なので肝火があれば目の症状強く，腎虚であれば耳の症状が生じやすい。近年の気温上昇によって（風邪・熱邪が強い），春は風寒型の症状（透明・水様な鼻水）より風熱型の花粉症が多くなっている。

秋の花粉症は夏の気候で脾弱となり木侮土で肝気がかえって高ぶり，水邪を持ち上げ発病する。また気温は下降していくので風寒を感受して発症するものも多い。

現代生気象学では，花粉飛散量の多少を中心に論じているが，内経気象学では生体側の五藏寒熱虚実の偏向および内生病邪の存在こそが発症の重要な要因であると考える。

治療は，疏肝理気降逆，疏風清熱，健脾利水，清熱化湿などを行う。気逆には，百会，内関，肝火には行間瀉または肝兪一行鑱鍼，風熱症状が強ければ手の井穴刺絡。腎陰虚があれば照海補。内湿邪がかかわる場合は，足三里・太白補・豊隆・陰陵泉・中極瀉など。以上の兪穴は弁証に基づき適宜1～2穴を用いる。

症例⑦
40代女性：3年ほど前よりスギ・ヒノキに感作して2月下旬から4月末にかけて花粉症を発症する。目赤もあり充血している。鼻症状は閉塞気味で黄粘状である。咽痛が少しあり。素体は肝鬱気滞・脾胃湿熱である。舌紅老舌白膩苔。脈浮滑数有力。心下脾募肝相火邪。肝胆兪実・太衝実・胃兪脾兪実・衝陽・足三里上廉実。

証は風熱表証・肝鬱気滞・湿熱内盛である。表証を呈しているので，辛涼解表を中心に疏肝理気・清熱化湿を従として治療する。少沢・少商刺絡・百会瀉。表証が取れてきたら百会瀉・右豊隆瀉・右肝兪瀉などを適時用いた。5回ほどの治療で症状はほぼ消失した。以降年次では花粉飛散でも症状が非常に軽くなった。

6．気温降下と病証
気温急降下と腰腿痛もしくは風寒感受の関係
寒冷前線通過などで気温が急降し，腠理が開いていると風寒邪を感受しやすく，腠理が閉じているものは下部に寒邪を受けて腰腿痛を生じやすい。通常，気温降下後より発症して，局所に自他ともに冷感がある。脈は通常緊脈傾向。傷寒中風の場合はそれぞれに応じた病証・脈を呈する。
　①寒冷前線後の気温降下：腠理が開いていて風寒邪を感受しやすい。
　②移動性高気圧内での降下：寝冷えで風寒邪を感受しやすい。日中は暖かい。
　③冬の西高東低での降下：寒邪で腰腿痛，心痛。または風寒感受。卒中風。
　④春や初夏の気温低下：逆風なので風寒邪を受けやすい。
　⑤梅雨の気温低下：寒湿が強く痺証や腰腿痛悪化発病。逆風の気象のため風寒邪も受けやすい。
　⑥初秋の気温低下：暑邪傷気しているので営衛不和で風寒邪を受けやすい。

腎虚もしくはクーラーで腰下部冷えている人は腰腿痛が起こりやすい。

■2007年5月下旬の気温降下：5月中旬から下旬は気温の変化が大きい

2007年5月20日から24日にかけて気温の上下が日によって激しい。最高気温が18℃から29℃くらいに変動。逆風が非常に多い気象。

日中暑い日でも朝は放射冷却＋上空の寒気（偏西風の蛇行による寒冷渦）の影響で冷え込んだ。

○急に気温が上がった日は，のぼせ，口渇，頭痛（暑邪→陽明に熱もある）を訴えるものが多かった。これは内熱盛んで肝気が上昇したことを示す。

○寝る時に暑くて布団をはいで朝に風寒邪を受けるものがあった。これは腠理が開いて早朝の気温降下で風寒邪が入ったものである。

○低気圧が次から次に通過したので，気圧変化が激しく，眩暈を訴える人が多かった。気圧の下降局面は天気の下り坂であり，風邪・湿邪が盛んで肝気が上昇しやすい。

○5月GWは気温が7月中旬並でそのあと急激に気温が下がったため，寒邪受けて腰痛を訴えるものが多かった。これは，急激な気温低下が風寒邪とならない場合は，身体の下部に入り腰腿痛などを起こすことを示す。

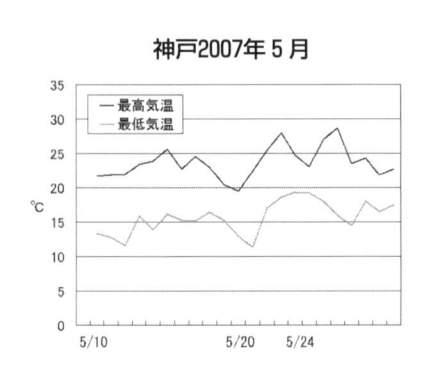

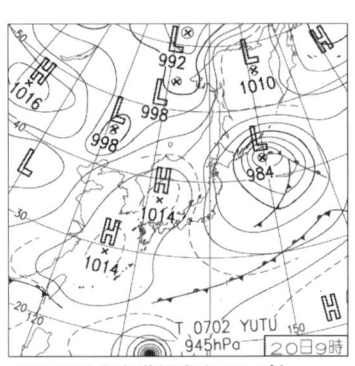

20日（日）北海道網走市でみぞれ
東〜西日本の日本海側と北日本は低気圧や寒気の影響で曇りや雨。北海道は初め所々で雪やみぞれも次第に晴れ。他は高気圧に覆われて概ね晴れ。北海道釧路市でサクラ満開。（気象庁提供）　2007年5月

症例⑧

80歳女性。5月20日気温が下がってから腰痛が悪化。重だるく，力が入らな

い。関元，腎兪虚，腰部冷え強い（他覚），脈細尺弱，気色腎白抜け。気温低下と腰痛発症の時期が一致している。腎陽虚の徴候が明確。以上より，逆風による気温低下で腎陽が急に弱ったものとする。腎兪・関元灸にて改善。

5月下旬，初夏の時期であるが，急激な気温上昇は肝気の上昇をもたらして肩凝り・頭痛・めまいを生じる。20代女性，2007年5月24日に珍しく右肩こりがひどく，眩暈もする。右肝兪瀉，左照海補にて軽快する。

■9月下旬の気温降下：実風であるが，直前の気温高い時に腠理開いているので風寒邪が容易に侵入しやすかった。

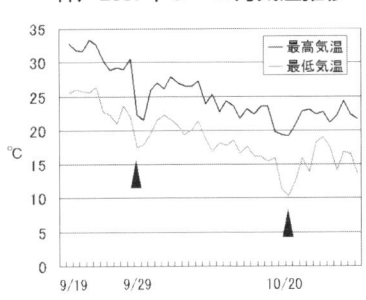

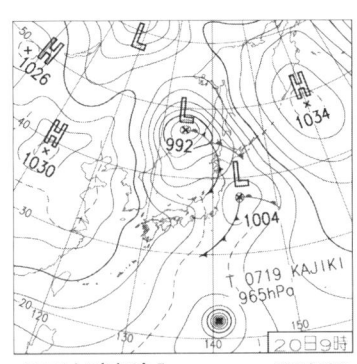

神戸2007年9～10月気温推移

20日(土)寒気流入　2007年10月
前線が北日本を通過、後志支庁倶知安で最大瞬間風速35.7m/s。次第に北西風強まる。北日本と北陸は寒気の影響で曇りや雨。太平洋側は概ね晴れ。男体山と立山で初冠雪。
（気象庁提供）

症例⑨

30代女性：2007年9月30日来院。元来，肝鬱気滞・湿熱内盛・仕事での胆経気滞＋若干の腎虚あるところへ昨日からの気温降下で寒邪が腰部経絡に阻滞して急性腰痛を起こす。右腎兪冷え，右尺脈弱，右天井冷え。

配穴：腎兪八分灸，右承山鍼。

症例⑩

50代男性：主訴：腰痛・下痢。夏の暑邪が去り，9月下旬から急激に気温が下がる。元来肝鬱湿困脾土腎虚である。気温降下で足腰を冷やす。下痢はいつもは有臭なのに臭いなく水様。腰は冷えて痛だるい。脈沈傾向。やや緊脈。寒

邪が下焦を冷やし下痢を発症。
　配穴：関元温灸・腎兪温灸。足腰暖まり腰重がとれ下痢下墜感は消失した。
■10月20日の気温下降
　本日朝から腰痛を訴えるもの5人も来院。寒邪により下部が侵され経絡経筋に寒邪が入る。または腎陽虚を引き起こす。グラフを見ると10月19日から最高気温が急降下し，20日は最低気温も大きく下がった。

症例⑪　冬の寒邪による心陽衰微

　40代男性：20代より統合失調症を患う。症状：呼吸困難，顔面蒼白，前胸苦悶感。
　元来，正気は充実していて大食で胃火を生じ，肝鬱気滞は肝火を生じ肝胃の火は心火を生じて精神疾患を患っていた。長年の入院生活による七情不和と頼りにしていた母親の死去により徐々に心が傷られ，心陽虚となる。歩行時の息切れ・動悸を示し検査で，三尖弁閉鎖不全・心不全・肺動脈高血圧症と診断されていた。
　1月の外泊時，非常に気温が低く強風が吹く時に外出歩行してから数分で動けなくなり，急激に悪化する。

四診情報：舌淡白胖嫩腫脹・白膩苔・右舌縁無苔。脈沈微按じて無力・一指押し切れ・1息3至。
腹診：心下脾募・臍周邪，関元・右大巨虚陥で冷え。
原穴：神門・陽池・太白・太谿第三の虚，合谷・太衝虚中の実。
　小便透明。便は毎日で臭いは少ない。水分摂取は一日700ccに制限されている。
八綱：裏寒虚実。**藏府**：心・腎。
弁証：心陽虚・心陽衰微。寒邪が心陽を傷った。
配穴：回陽救逆で陽池多壮灸・関元温灸にて脈沈微は幅が少し出てくる。淡白青紫舌は赤味が出てきて胸悶感・呼吸困難は少し回復する。すぐに病院へ戻る。以後5回ほどの往診治療（心陽虚・肝鬱・水湿邪心肺に停滞：陽池多壮灸・公孫灸）で息切れ・胸悶感は軽快し，舌色は淡紅～淡白まで回復する。ただし歩行すると症状は出てくるので継続して治療が必要である。西洋医学では水分・塩分の摂取制限と安静しかな

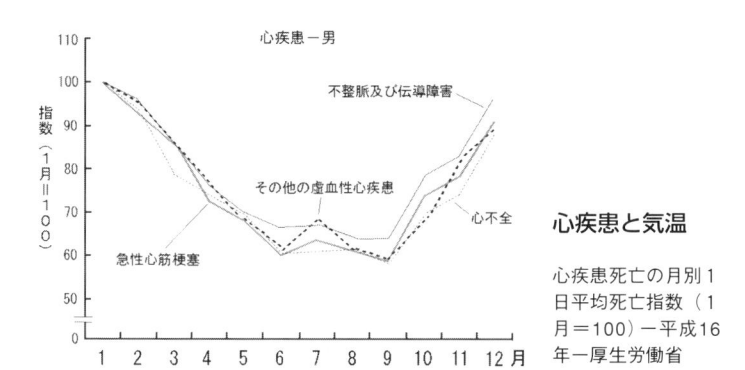

いが，心陽へのアプローチにより随分と症状は軽快した。

心疾患と気温

心疾患死亡の月別1日平均死亡指数（1月＝100）－平成16年－厚生労働省

心疾患では冬にピークがあり夏に少ないという傾向が明らかである。これは死亡に至る重篤な心疾患の弁証類型が心陽虚・心陽阻滞であることと関係している。深夜から早朝の発病が多いことは陽気が最も弱い時刻であることと関係している。

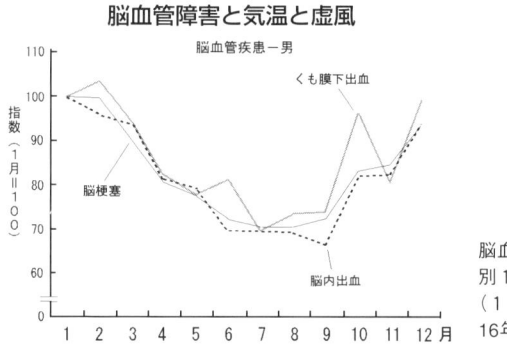

脳血管障害と気温と虚風

脳血管疾患死亡の月別1日平均死亡指数（1月＝100）－平成16年－厚生労働省

これは死亡数のグラフであるが，発症数に関する報告では，脳出血・くも膜下出血は10月から5月までが多く，6月から9月は少ないという報告がある。[※8] 冬に多いということは，肝陽上亢（血圧上昇を呈しやすい）のあるところへ寒邪が侵襲し外包することで肝陽暴発する病理と一致している。また，発病は春季から初夏の2月から5月も非常に多いこと，前日または当日の最低最高気温差が大きい時に発病が多いという報告は，[※9][※10]虚風の寒邪と春の肝気上昇が発

病に大きく関係していることを示している。したがって，冬だけでなく立春以降の寒冷前線通過前後や移動性高気圧中の早朝に注意する必要がある。脳梗塞の発症日では冬季と共に夏季にもピークがあるという報告[※10]に関しては，夏の暑火・暑邪により傷津生痰より風痰上擾する病因病理と一致している。一日では午前中に発病が多いこと[※11]は肝気上昇と関係している。

7．梅雨と病証

■湿熱梅雨に寒湿邪を受けた症例

通常梅雨の前半は気温が低いが今年は最初から非常に高く蒸し暑い。四国では空梅雨でほとんど降雨がない。

2007年は湿熱型の梅雨であった。夜蒸し暑く発汗して布団をはいで，かえって早朝に（風）寒邪を受けて，ある人は風寒を感受し，ある人は寒邪を外襲して寒湿腰痛（元来腎虚ある人が多い）もしくは膀胱経気阻滞腰痛を発症した。

またある人は痺病の五十肩が寒湿邪を受けて発病悪化。湿熱の気象は腠理開かせ容易に寒邪が侵入する。合わせて湿度高く，外湿が肌表に停滞しやすい。

湿熱の気象の時，腠理開き発汗しているので，早朝やクーラーで気温低下すると容易に寒邪が入りやすい。

■梅雨の湿困脾土もしくは脾気虚

証明：梅雨は湿度の高い期間が長いので，証明は容易である。虚証に傾くものは，次第に食欲が減退して，倦怠感が生じ，中気下陥を起こすとたちくらみも起こる。脈は緩・濡で虚，太白・脾兪，などに虚の反応が出てくる。湿困脾土で，内湿盛んになると嘔気，腹満，軟便溏泄，舌苔厚くなり，胃兪・上廉・内庭などに実の反応が出てくる。

症例⑫

40代男性。普段より疲労倦怠感・強い不眠・軟便・小便黄赤がある。脈滑実・舌紅黄白膩苔腫脹舌。証は肝鬱気滞・心熱・湿困脾土である。梅雨になると，特に疲労倦怠感が強くなり全身の軽いむくみも生じる。便は更に緩み下痢気味となる。梅雨以外でも温暖前線接近時に湿度が高いと倦怠感が増す。これは，外湿により内湿が更に盛んになって湿困脾土の病理が悪化するために起こっている。上廉瀉・太白補で症状は大きく改善するが，飲食不節がなおらない

ので治癒には至っていない。このように内湿盛んで脾が弱いものは飲食の養生が特に重要である。

8．痺病と気象

痺病は風寒湿の外邪によって発病・悪化するとされている。風邪が中心のものは行痺（風痺），寒邪中心は痛痺（寒痺），湿邪中心は著痺（湿痺），内熱あって関節の腫脹・発赤が強いものは熱痺と呼ばれる。慢性化すると次第に肝腎を傷り肝腎虚痺となる。

「風寒湿の三気がまじわり至り，合して痺となる。風気が勝れるものは行痺となす。寒気が勝れるものは痛痺となす。湿気が勝れるものは著痺となす。」（『素問』痺論）

痺病とは，慢性関節リウマチ，変形性関節症，各種膠原病を含む病である。これらの疾患は，発病原因は七情・過労・先天のことも多いが，外感感受より発病したり，気象変化によって症状の悪化・軽快が明確なものが多いことより痺病と呼ばれる。

■痺病の弁証類型（冷南方主編：「中医内科臨床治療学」による）

痺病は大きく分類すると風痺・寒痺・湿痺・熱痺・肝腎虚痺となる。

①風痺　証明：関節部位の変化する遊走性の痛み。時に悪寒発熱。脈多くは浮緩。

風寒・風熱の別　臨床的には肝鬱気滞があると風痺を呈しやすい。または熱痺・湿熱痺は熱邪生風して風痺を兼ねやすい。

②寒痺　証明：固定性の強い痛み。暖めると楽になる。局所の冷え。脈弦緊。

臨床的には寒痺・湿痺を兼ねる寒湿痺が多い。桂枝加朮附湯・葛根加朮附湯などを用いる。湿邪強いものは関節の腫脹・全身のむくみ強い。寒邪強いものは関節腫脹・むくみ少ない。

素体として陽虚だけでなく肝鬱気滞による経気阻滞・衛気阻滞もある。

③湿痺　証明：重鈍痛。痺れ麻痺感覚。四肢重だるい。胸悶・悪心。関節の発赤のない腫脹。顔四肢のむくみ。脈濡緩。舌苔白膩。

素体として脾胃の虚・湿困脾土がある。

④湿熱痺　証明：関節紅腫熱感。重鈍痛。四肢筋力低下しびれ。口渇不欲飲。煩悶不安。小便黄濁。舌苔黄厚膩。脈濡数。

熱痺に属する。
⑤熱痺　証明：関節灼熱感・紅腫疼痛。屈伸困難。酷いと多関節に及ぶ。口渇冷飲。心煩。小便黄赤。苔黄。脈滑数。時に発熱。
素体として熱証（虚実共に有り）のものが発病しやすい。
⑥寒熱錯綜　証明：熱痺あるいは湿熱痺に風寒表証（脈浮・悪風悪寒・時に発熱）を兼ねる。
熱痺で風寒邪感受のタイプ
⑦痰濁痺阻　証明：多関節腫脹。非常に重だるい痛み。麻痺しびれ。関節屈曲不利。眩暈目眩。胸悶・悪心。食欲不振。痰多白粘。舌苔白滑粘膩。脈弦沈滑。
湿痺の進行したもの。
⑧瘀阻絡道　証明：全身の関節が激痛腫脹。刺痛。部位固定性。関節局所に瘀斑。皮膚乾燥光沢無。口渇不欲飲。舌紫暗瘀斑。脈細渋。
寒痺・寒湿痺などが慢性化して発病。熱痺傾向なければ寒邪で経気が更に阻滞して悪化。
⑨気血両虚　証明：しびれるような痛み。皮膚のしびれ・麻痺感。安静時疼痛・活動時軽快。気虚症状有。舌淡苔少。脈細無力。
気血虚弱なものが風寒湿邪感受して発病することが多い。
⑩肝腎両虚　証明：慢性化した関節疼痛。腰膝冷痛。四肢関節屈曲不利。手足筋肉拘縮。その他肝腎両虚の症状。舌無苔。脈沈細または細弱。陰虚タイプ（五心煩熱・暗紅舌・口渇）と陽虚タイプ（寒がる・舌淡白・喜温飲）がある。
全ての痺病が慢性化して至る。

■気象・気候変化と痺病類型の関係

気象医学的・臨床的には以下の3タイプに大きく分類できるだろう。
①寒湿痺：低気圧接近（湿邪盛んによって悪化。温暖前線での降雨後一旦楽になる）・寒冷前線通過後（寒邪による）・寒湿梅雨・秋冬。
《湿＞寒》内湿邪が強いと外湿によく反応する。
《湿＜寒》内湿邪弱いと外湿より外寒によく反応する。この場合は低気圧接近に反応しにくく寒冷前線通過によく反応する。
②熱痺・湿熱痺（兼風痺）：低気圧接近（寒冷前線通過後は軽快）・気温上

昇・春夏・湿熱梅雨。
③肝腎虚痺・虚実錯雑：実邪が弱ければ暑邪傷陰で夏季に次第に悪化，気象では変化が少ない。実邪を兼ねていれば気候・気象の影響は寒湿・熱痺に準じる。
○寒湿痺は風寒邪を受けやすく，熱痺は風熱邪を受けやすい。
○風寒・風熱を感受すると何れの類型でも悪化する。
　風寒：悪風悪寒・脈浮緊または緩。風熱：悪風無・咽痛・脈浮数。衛気が弱い（気虚傾向・自汗傾向）と風寒を感受しやすい。熱痺・陰虚痺は風熱を感受しやすい。
○いずれの類型でも一日では起床時に関節の強ばりが強い。痺病は実邪もしくは正気の弱りにより経気が阻滞する病理であるのが理由である。就寝時，安静にしているので経気が阻滞し，起床後は動作によって経気はめぐり症状は軽快する。
○各類型の証明事項を用いて痺病の証を決定することで悪化しやすい気候・気象を知ることができる。
○痺病は背景に七情不和からの肝鬱気滞が病因として存在する。これは北辰会独自の観点である。

■**関節リウマチの生気象学研究**

　生気象学では，気圧降下・湿度上昇・気温降下と関節痛は相関関係があるとする報告[12]が多いが，気温は高いほど痛みが増強するという報告もある[13]（ただし，これは西岸海洋性気候のオランダ・フローニンゲンでの調査であり，日本と気温推移が大きく異なるので単純な比較はできない）。RAでは比較的気象との関連が低くでている報告（慢性関節リウマチで約30％，変形性関節症で約80％，他の炎症性関節疾患で約60％[12]）があるが，これは対象が肝腎陰虚まで進行した痺病が多かったからだろう。

　季節ごとの調査では，慢性関節リウマチは梅雨に最も悪化し，次いで冬季が悪いとされてきたが，[14]近年のデータでは春から梅雨にかけてが悪く秋から冬に軽快し，冬に軽減するという報告が増えているようである。[15]

　内経気象学で考えると，変形性関節症は痺病に軽い風寒表証を伴うものが多い。この場合痺病類型に加え気温低下によく反応するだろう。関節リウマチでは初期は実熱タイプの熱痺・風痺であり気温上昇・湿熱梅雨・低気圧の接近で

悪化しやすい。慢性化して肝腎陰虚痺に移行してくると短期的な気象変化には反応が鈍くなり，暑邪による傷陰や風寒感受によって悪化することが多い。今後弁証類型を踏まえた統計的調査が必要と考えている。

症例⑬　寒痺症例

70代女性：10月来院。10年前より腰椎変形性の腰痛で常に重だるく，時に強く痛む。7年前より変形性膝関節症で膝痛生じ，階段下降時に特に痛む。下肢・膝周辺の筋肉は痩せている。間食多く飲食過多。腰は起床時に最も痛み，膝は歩き始めに痛む。朝の手のこわばりは少しある。風邪を引きやすく風寒表実証を呈しやすい。膝局所は少し熱感あるが温めると痛みがましになる。また，右眼瞼痙攣あり。

悪化要因：動きすぎると悪化。冬や気温が急に下がった時。風寒感受時。クーラー。

緩解要因：暖かい気象。入浴。

口渇温飲，小便黄8回／日，便臭少1回／日，食欲有り時に悪心嘔気。

脈滑枯按じて有力。舌紅老舌白膩苔。心下脾募右肝相火邪・臍下不仁。右心兪実・肝胆兪実（右＞左）・脾兪虚中の実・左腎兪虚中の実・左太衝虚中の実・右太衝実・左神門虚など

弁病：気温下降や風寒邪受けて症状悪化，手のこわばり，スターティングペインより痺病である。寒痺で肝腎陰虚痺を兼ねる。

病因病理：七情不和から肝鬱気滞，老化により肝腎陰虚，内風を生じて眼瞼痙攣，飲食不節で湿困脾土。湿度上昇では関節症状悪化せず。

　湿困脾土よりも肝腎陰虚と肝鬱気滞を主として治療する。配穴：百会・左照海・肝兪もしくは左神門。表証がある時は解表を主とし，表証がなく冷えて寒邪が経絡を阻滞した時は温通散寒で申脈・腎兪などを用いる。

　舌・脈・疲労感なしより正気は充実していて風寒邪を受けやすいのは，非常に肝鬱気滞が強い人で，肝鬱より腠理の開閉がうまくいかず，寒邪を感受しやすくなっているからである。

　尚，症例①の五十肩も寒痺である。

症例⑭　熱痺症例

30代女性：四月上旬来院。手・指・膝関節発赤腫脹・股関節痛んで歩行困難。腰痛腰重。舌紅・黄白膩苔・地図舌。脈滑実按じて有力。左腎兪・照海虚・右太白虚。肝兪実熱（右＞左）・脾兪虚中の実・右心兪実。口渇冷飲。小便黄赤。

七情の不和により症状悪化，内熱盛んで腎陰を傷っている。

症状悪化要因：七情不和・気象変化（梅雨に体重・むくみが強くなる。気温上昇時にのぼせ・関節腫脹痛み。秋冬は軽快する。春夏に悪化）
　　　　　　　外感感受すると風熱型で咽痛・発熱・関節腫脹。関節の腫脹部位は移動しやすい（風痺の特徴）。

悪化した主要因は七情不和であるが，気象変化により大きく症状が影響を受ける症例である。内熱・内湿盛んで腎陰虚・肝鬱気滞があるので，気温上昇時（肝気上昇）・気温高い時（内熱盛ん）・暑邪傷陰で腎陰虚悪化・外湿で内湿邪盛ん，などの病理となっている。

弁病：痺病（熱痺・風痺＞湿痺），八綱：裏実熱，外感感受で表熱加わる。

正気は充実しているので，実証中心に疏肝解鬱・熄風清熱・補腎陰で治療する。

配穴：百会瀉，筋縮・肝兪瀉，左照海補を中心に外感風熱時は十二井穴刺絡など。

3か月ほどで症状は大きく緩和して，関節の腫脹発赤消失・歩行が楽になる。以降継続して治療していたが，気温上昇・外湿で症状の悪化はほとんど出なく

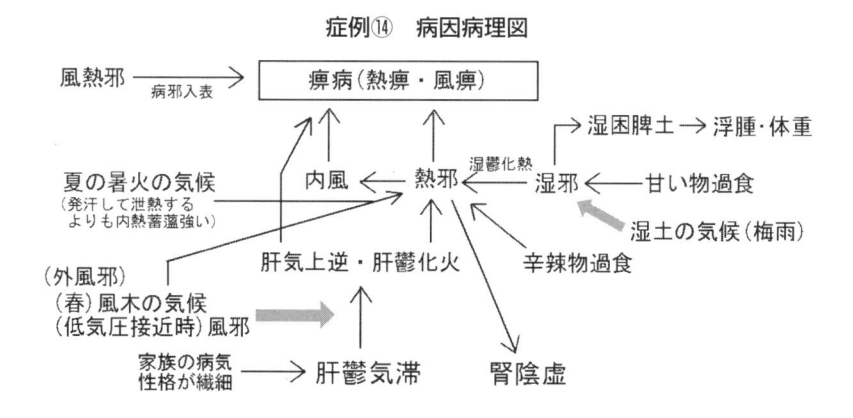

症例⑭　病因病理図

なった。内湿・脾はさわらなかったが浮腫が，消失したのは熱邪によって生じたものであると考えられる。

この症例と異なり，熱痺でも夏の暑火で発汗して軽快する症例もある。また，熱痺・風痺・湿痺・寒痺は身体の陰陽寒熱の状態変化により転化する場合があることにも着眼する必要がある。

9．夏の暑邪と病証
■夏の暑邪と気虚
2007年の夏は非常な猛暑であった。暑邪傷気により高齢者で気虚から気脱傾向になるものが多かった。食欲が全くなくなり，かえって寒がり，冷汗をかき，精神萎縮・疲労倦怠感が著しい。このような場合は，鍼では難しく関元・気海・中脘・脾兪・足三里などを，温灸や八分灸などで気虚・気脱を丁寧に補っていく必要がある。

症例⑮
80代女性：7月中旬より食欲が減退して食事量が大きく減り疲労倦怠感・息切れが出てくる。近医にて毎日栄養点滴をしていた。8月中旬少し動けるようになり来院する。脈沈弱，舌淡白色褪せ・胖嫩，気色下焦から鼻にかけて大きく白抜け。息切れ倦怠感が強く，少し動くと息切れ，腰重，足に力が入らない。この年は6月より非常に暑く，暑邪により気脱しかかった状態である。心気虚・脾気虚・腎陽虚があり，急いで回陽救逆して陽気を助ける。陽池灸・足三里・関元灸。脈力出てきて，舌赤味が出て気色少しく回復。3回ほどの治療で食欲も出て元気になってくる。

■夏の暑邪と筋肉痙攣　〜8月30日棒高跳び澤野を襲った痙攣
2007年の大阪・世界陸上では澤野大地を始め多くの選手が筋肉の痙攣に襲われ，力を発揮することができなかった。

これは2007年の夏が記録的猛暑であり，強い暑邪が傷津・傷陰血を引き起こし筋が津液・陰血に養われないために内風を生じて，ひどく痙攣したものである。また，気温が高いと陽気盛んで内風を生じやすい。世界大会であるので国民の期待も重圧となり，肝鬱気滞も内風を生じやすい状況をなしていた。滋陰

補血・祛暑清熱・降逆解鬱の処置をしていれば防げたと思われる。

【運気解説】2007年の夏は，暑邪が非常に強い。これは運気論での予測でも，在泉少陽相火（8月以降）＋火運の復気＋四の気客気が少陰君火，となっていて猛烈な暑邪が到来することを示している。

10．インフルエンザ・その他外感病と気候・気象
①インフルエンザ

インフルエンザは，冬から春に湿度・気温が低いと流行し，多くは傷寒病もしくは温病として発病する。

傷寒病として考えると，立春以降に発病が多いことは，低気圧接近や高気圧中の日中の気温上昇（六淫風邪）で腠理が開き早朝の放射冷却や寒の戻りで逆風の寒邪が入り込みやすいということである。したがって最低気温が低いことは寒邪が強く，最高気温との差が大きいほど風邪が強いので，このような気候推移で発病しやすくなる。2004年から2006年の冬の気温推移と発病の関係は以下に示したように大体これと一致している。

初発より悪寒少なく，悪熱して表熱証の温病として発病する場合や，気分証から初発する春温病（伏気温病）の場合を考えてみよう。内経には「冬傷於寒．春必温病．」と記載されているがこの温病をインフルエンザとして考えると，冬に気温が非常に低いと冬のうちからインフルエンザは流行することが多く，また，立春以降に気温が高く推移するとインフルエンザが流行するという事実は，現在のところ観察されない。ちなみに，2009年H1N1新型インフルエンザは5月時点で風温病として発病した。

可能性としては，冬の間気温低く，春一番などで気温が急上昇すると腠理が開き寒の戻りで風寒邪が侵入して傷寒病として発病するが，これを温病としたとも考えられる。または「冬傷於寒．春必温病．」とは，現在では予防接種により制御されている春温である麻疹などの大流行を指しているかもしれない。今後の検討事項としたい。

気温推移とインフルエンザ流行の関係

2004年12月は気温が高く推移した（特に最低気温）。インフルエンザは2005年1月末になってから流行しはじめ，立春以降に大流行した。これは気温が高いと寒邪が弱く発病が少ないことを示している。

2005年12月から06年1月にかけて平年より気温はかなり低く推移した。また一日の気温差は平年並みであった。インフルエンザはやや早めに1月初頭より流行し、1月末にピークだった。

　2006年12月は最高気温は平年並み、最低気温はやや高めで推移して、最高気温と最低気温の差が非常に小さかった。インフルエンザの流行は非常に遅れて、立春以降に流行が始まるという、近年にない遅れであった。最低気温が高く寒

インフルエンザの2004〜2007年発症数推移（平均値は2000-2007年）

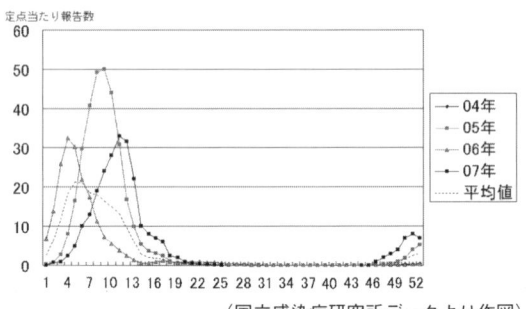

（国立感染症研究所データより作図）

04年12月〜05年2月気温推移【東京】

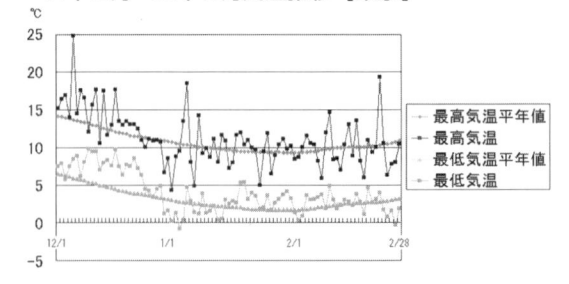

05年12月〜06年2月気温推移【東京】

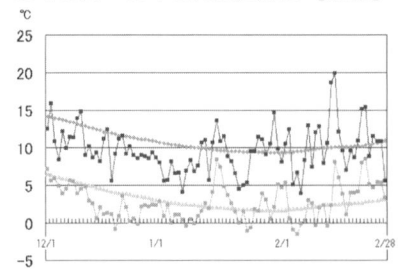

06年12月〜07年2月気温推移【東京】

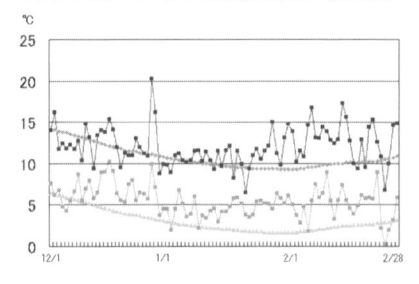

邪が弱いことと，一日の気温差が小さいので風邪が弱かったのが原因だろう。

②春の温病

インフルエンザの温病タイプ以外に春に温熱病となるものは，A群溶血性レンサ球菌咽頭炎，麻疹，風疹などである。麻疹は予防接種により激減しているが，以前は2～4年の周期で春から初夏に大流行していたという。

咽頭結膜炎（プール熱・夏季に流行）・A群溶血性レンサ球菌咽頭炎は温病の風温（発病初期に悪寒なく咽痛強く高熱を発する）であり，2000年頃より増加し続けている。これは地球温暖化による平均気温上昇と関係しているかもしれない。

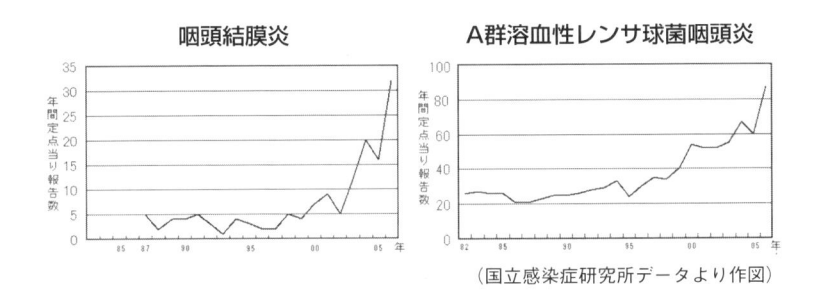

（国立感染症研究所データより作図）

③夏季の外感熱病

夏季にも傷寒・中風証は存在し，悪寒・悪風かつ脈浮・発熱の証候があり，強い咽痛がなければ傷寒中風病である。クーラー・冷夏・気温低下時に感受する。夏は気温が高く過度に発汗するので，風寒邪は発汗で外泄しても開いた腠理から再び入り，暑邪傷気も加わって次第に正気を傷り営衛不和・衛気虚になりやすく治りがたい。

気虚・営衛の状況を見ながら論治していく。

夏季はいわゆる夏風邪（ヘルパンギーナ・プール熱・手足口病など）が主に乳幼児の間で流行する。これは温病であり，衛分から始まる夏の風温病や気分から初発し，直ちに高熱を呈する暑温として発病する。

④かぜ症候群

かぜ症候群（いわゆる感冒）は，風寒型，風熱型に大別される。

風寒型は、太陽傷寒、太陽中風に分類される。ともに風邪によって腠理が開き、寒邪が風邪とともに侵入することで発病する。腠理が開かず寒邪が侵襲すると下部を犯し腰腿痛を引き起こす。

多くは気温が低い秋冬に多発するが、春の寒冷前線通過後の逆風や夏でも衛気虚で感受したり、クーラーで身体を冷やしていると風寒邪を受けやすい。

春先の気温上昇が大きい時期であれば、肝気上昇により肺気上逆しやすく咳嗽症状が強くでる。

湿度の高い梅雨などに風寒邪を受けると内湿が盛んなため、下痢嘔吐などの胃腸症状を呈したり、風湿型として顔面・上半身の浮腫などを呈しやすい。

風熱型は、温病の衛分証であり、春・夏に比較的多い。気温の上昇によって風熱病邪が盛んとなると発病しやすい。

秋・冬に気温が高く推移すると、逆風の風熱邪が強く表熱証の風邪が多発する。気温上昇で内熱が盛んとなり風寒邪を受けても咽痛などが起こり、風熱証へと転化しやすい。また、乾燥が強いと燥邪は陽邪であるので風熱証となりやすい。

季節の相違、風寒や風熱という外邪の性質もあるが、熱証（実熱・虚熱）なら風熱邪を感受しやすく、寒証（陽虚）および気虚傾向のものは風寒邪を感受しやすい。また熱証は風寒邪を受けても風熱証に転化しやすく、温熱病邪を感受すると気分・営血分に入りやすい。

⑤梅雨・夏の細菌性胃腸炎・食中毒

この時期は湿熱邪が盛んで、腸炎ビブリオ、サルモネラ菌、大腸菌などによる食中毒が流行する。これらの疾患は腹痛・裏急後重・瀉下を主症とする痢疾であり温病での湿温病に相当する。またO-157による腸管出血性大腸菌感染症は、初期は嘔吐下痢・悪寒発熱などを示し、次第に鮮血の血便が起こってくる。重症化すると血尿・乏尿・紫斑・意識混濁を呈し死に至る。これは症状より湿熱疫毒による温厲病と考えられる。気温湿度が平年より高いと発病が増加する。また湿熱内盛なものや内熱が強いものは発病しやすく、陰虚・気陰両虚など正気の弱りあるものは営血分に邪気が入りやすく危険である。

⑥冬の感染性胃腸炎

　冬の胃腸炎は激しい嘔吐下痢を主症とする広義の霍乱であり，主にノロウイルス・ロタウイルスによって発病する。[※16] 便の性状は白い水様で無臭か酸臭を呈し水湿邪停滞もしくは大腸湿熱の湿重熱軽タイプが多い。脾が弱く湿邪内停しているものは運化低下・脾気不昇・胃気上逆の病理により感染・発病しやすいので通常の予防法に加え健脾化湿しておく。

⑦温病の種類と解説

　地球温暖化により，温熱病邪は年々強くなり温病は多発していくだろう。ここでは温病の基礎知識について紹介をする。詳しくは専書を参照していただきたい。

■衛気営血弁証と症状

【衛分証】
　　発熱・咽痛・脈浮数・舌尖紅苔薄白　＋咳嗽・頭痛

【気分証】
　　①肺熱：発熱・咳喘・呼吸速い・口渇・汗出・苔黄
　　②陽明熱盛：高熱・汗多・煩躁・口渇冷飲・舌紅苔黄・脈洪
　　③陽明熱結：潮熱・便秘結・煩躁・舌紅苔黄焦・脈沈有力
　　④湿熱中阻：発熱不揚・嘔悪・苔黄膩または黄濁・白痦
　　⑤大腸湿熱：発熱・腹痛・便溏泄有臭・舌苔黄膩濁

【営分証】
　　①営熱陰傷：身熱夜甚・口乾少飲・舌絳・脈細数
　　②営熱擾心：狂躁・譫語[※17]・意識混濁（逆傳心包証・湿蒙心包証）
　　③営熱入絡：発疹（肺熱気分→営血）・発斑（陽明気分→営血）

【血分証】
　　①血熱熾盛・迫血妄行：身体灼熱・口鼻耳二便出血・発疹・発斑・舌紅絳
　　②血熱擾心：狂躁・譫語・意識混濁（逆傳心包証）
　　③陰血耗損：脈細数

【温邪入心包】
　　逆傳心包証：意識混濁・四肢厥冷・舌絳→内閉もしくは陽脱→死亡
　　湿蒙心包証：ぼんやりする・舌苔厚膩

■伝入経路（61頁参照）
■温病の類型
風温：春冬に発病し，衛分証から始まる。冬に発病するものを冬温という。一覧には，風温・春温にインフルエンザを記載しているが，初期に悪寒・発熱・脈浮緊を呈する傷寒病として発病するものが多い。気温が高い季節や亜熱帯では風温として発病することが多いようだ。発病後，まれに衛分証から直ちに営血に入り逆傳心包証となると，高熱及び意識混濁を引き起こし，危急の証となる。咽頭結膜炎・RSウイルス感染症なども風温病である。
春温：立春前後に気温上昇してから発病する温病で，初めより高熱・悪熱・煩躁・脈洪大などの気分証を呈する。「冬傷於寒．春必温病」の伏気温病に相当する。
　営分・血分に入りやすく適切な処置をしないと重篤な転帰をとることがある。普段内熱の強いものが春温として発病しやすい。
暑温：夏季に気分から始まる温病である。高熱が継続しやすい。小児のヘルパンギーナなども暑温に属する。夏季の暑熱で発熱・身重・口渇などを呈するものも軽度の暑温病である。夏季でも衛分から始まる場合は風邪を兼ねているので風温病とする。暑温挟湿は，暑湿困阻中焦または湿熱中阻となる。
湿温：狭義では腸チフス・パラチフスに相当する。広義では細菌性胃腸炎なども含まれる。梅雨・夏季の湿熱温邪により発病し比較的経過は長い。
　衛気同病または膜原から初発して湿困中焦，湿熱下注の病理を形成する。病邪が強いと湿鬱化熱して営血分に入り重症化する。
伏暑：夏に暑湿邪が内蘊して晩秋に風寒邪により引発するとされる。血尿を呈し腎不全に陥る腎症候性出血熱などに相当する。中国ではかなりの発病数があるが，日本では近年発病はない。
秋燥：燥熱邪によって発病する温病であるが，秋に気温高く乾燥した気象時に風熱表証を呈すると考えたほうが理解しやすい。秋は陽気の下降局面なので温熱邪は春よりも弱く比較的軽症である。涼燥邪による秋燥病もある。これは風寒表証に口乾・鼻乾・鼻出血などの燥症状を呈するものである。
暑燥疫：暑燥疫邪の癘気を病因とする。疫と命名されたものは重篤な経過をとる。夏に乾燥して高温であると流行しやすい。
湿熱疫または温熱疫：湿熱疫毒・温熱疫毒による温病で，SARSは湿熱疫病

（湿熱蘊毒が上焦・中焦を阻遏）である。通常，湿熱邪の非常に強いものなので梅雨から夏に流行するが，SARSでは立春前の秋からの多雨により内湿が盛んとなっていて立春以降に急激に気温が上昇して流行したものと考える。赤痢・O-157など出血性大腸炎はその症状より温熱疫・湿熱疫に分類される。これらの重篤な温疫病に対しては，食事や鍼灸・湯液での清熱滋陰・健脾化湿が予防として重要だろう。

多くの厲病・温疫病は，熱帯・亜熱帯地方や気温が非常に高い時に流行しやすい。デング熱が台湾で近年流行が見られるが，平均気温上昇が一因であると言われている。

温熱毒・湿熱疫毒などの「毒」とは発赤・腫脹・潰瘍を呈する温病の病因として用いる概念である。西医病名は「温病学読本」を参考にした。SARSの病因である湿熱疫毒は通常梅雨・夏に見られるが，SARSは冬から春にかけて流行した。これは病邪が虚風として働いたことを示している。

■風邪と温病

温病においても衛分証を呈するものは風邪が必ず存在することより，風邪が

温病類型一覧

温病の分類	病邪	好発季節	初発病位	病理・その他	該当する西医病名の例
風温	風熱邪	冬・春	衛分	新感温病，冬に発するは冬温，夏風邪は夏の風邪が多い。	インフルエンザ，急性気管支炎，大葉性肺炎，普通感冒，ウイルス性髄膜炎，溶連菌感染症など
春温	温熱邪	春	気分	伏気温病	インフルエンザ，細菌性髄膜炎，敗血症，麻疹
暑温	暑熱邪	夏	気分		日本脳炎，デング熱，インフルエンザ，ワイル病
湿温	湿熱邪	梅雨～秋	衛気同病・膜原	腸チフスは，初め悪寒あるが，肺脾の湿熱のため，禁辛温発汗，禁苦寒攻下，禁滋陰液とされる。	腸チフス，パラチフス，細菌性胃腸炎（食中毒）
伏暑	暑湿邪	秋・冬	衛気同病	秋冬の風寒が裏の暑湿邪を引発	腎症候性出血熱（中国で年10万人の発病。日本では現在ない），ワイル病，日本脳炎。
秋燥	燥熱邪＋風邪	初秋	衛分	秋の気候が燥熱のときに感受する風温病といってよい。	上気道感染，急性気管支炎
温毒（大頭瘟）	風熱時毒邪	冬・春	衛気同病		顔面丹毒（溶連菌による真皮の炎症）
温毒（爛喉痧）	温熱時毒邪	冬・春	衛気同病		猩紅熱
暑燥疫	暑燥淫熱之厲気	夏	衛気同病or気分		腎症候性出血熱，デング熱，日本脳炎
温熱疫	温熱疫毒邪	夏	衛気同病or気分		赤痢，出血性大腸炎など
湿熱疫	湿熱疫毒邪	梅雨・夏	衛気同病・膜原	湿熱疫毒が血分に入ると出血を起こす。	サーズ（重症急性呼吸器症候群），出血性大腸炎など

他邪を表に導く病邪であることが明らかである。温疫病で気分営血分から初発する時に悪寒するのは、裏の病邪が激しいために肝胆が裏において正邪抗争していると考える。

■温病の鍼灸配穴・弁証論治

『経穴解説』および『ほくと』41号～43号を参照していただきたい。温病に関する鍼灸治法については、藤本先生が少数穴による独自の清熱解毒法・清営涼血法・清熱開竅法を創案され効果を上げている。

⑧新型インフルエンザについて

従来よりH5N1型としての流行が懸念されていた新型インフルエンザが、A型・H1N1型として2009年4月メキシコより発生し、9月現在世界中にフェーズ6レベルで流行拡大している。20世紀初頭に流行したスペイン風邪は動物実験による病理研究により壊死性の気管支炎と出血を伴う中程度から重度の肺胞炎、肺胞浮腫を生じることが分かっている。現在の新型インフルエンザでは少数例で重篤な肺炎や脳炎を引き起こしているが、重度の肺炎は温病学では肺を主とする湿熱疫・温熱疫に相当するので、伝統医学による予防という観点では内熱邪・湿熱邪があるものは清熱滋陰・健脾化湿しておき、肺気不宣を起こしやすいものは肺の働きを強くしておく必要があるだろう。

スペイン風邪の流行時期に注目すると第1波は1918年3月にアメリカで起こり、大西洋を渡って5月から6月にヨーロッパに流行した。第2波は1918年秋に世界中で流行し、第3波は1919年春から秋にかけて全世界で流行している。時期で言うと傷寒でなく温病の流行時期に相当しており、今回の流行時期及び風温病としての症状が多いことを考えると注目に値する（厚生労働省ホームページ参照）。

■重篤な新型インフルエンザを含む瘟疫病の弁証論治・鍼灸治療の最新知見については、藤本蓮風他：「瘟疫病について～未知なるウィルスをどう捉えるか～」、鍼灸ジャーナルvol.9（2009年7月号　緑書房）、に詳述されているので参照していただきたい。

※1 佐藤 純,「気象変化による慢性痛悪化のメカニズム」,『日本生気象学会雑誌』, 40 (4) P219～224, 2003年

※2 佐野 奈々他：「統合失調症・気分障害患者における出生日・(初回)入院の季節性」，『臨床精神医学』37（3）P283〜290，アークメディア，2008年
※3 伊東 繁：「気象条件と喘息」，『現代医療』31（増刊2）P1325〜1330，現代医療社，1999年
※4 須藤千春・水谷章夫，「病気の気象学(2)寒候期に多発する疾患の発症状況」，財)大阪防疫協会機関誌MAKOTO128号，2004.10.喘息は夜間から早朝にかけて発作が多い。
※5 笠井 和：「疾病と気象—発病日の気象と疾病予報」，『小児科臨床』32（6） p1275〜1286，日本小児医事出版社，1979年
※6 橋本浩一他：「喘息の弁証類型と発症を誘引する気象気候の関係について」，『日本伝統鍼灸学会誌』25巻3号（38号），1999年
※7 肝と肺の関係により気温下降局面で肺気不宣は起こりやすい。
※8 「CT,MRI時代の脳卒中学 新しい診断・治療体系-上」，『日本臨床』通号 51増刊 1993年
※9 張明姫，「入院患者を対象としたくも膜下出血罹患と気象要素との関連」，日本生気象学会，『日本生気象学会雑誌』44（4）P97〜104，2008年
※10 徐 軍他：「入院患者を対象とした脳卒中罹患と気象要素との関連」，『日本生気象学会雑誌』40（特集号）P261〜271，2004年
※11 須藤千春・水谷章夫，「病気の気象学(2)寒候期に多発する疾患の発症状況」，財)大阪防疫協会機関誌MAKOTO128号，2004年
※12 日本生気象学会：『生気象学の事典』P26-29，日本生気象学会，朝倉書店，1992.9
※13 Wiebe R. Patberg：「Relation between meteorological factors and pain in rheumatoid arthritis in a marine climate」，Journal of Rheumatology P711-715，1985年
※14 滝沢 健司他：「慢性関節リウマチと環境因子の関係--日本各地における悪化の訴え率の季節変動について」，医学書院，公衆衛生55（12）P887〜889，1991年
東 威：「RAの生気象学」，『綜合臨床』28（12）P2218〜2220，永井書店，1979.12
※15 行山 康：「季節とリウマチ性疾患」，『日本生気象学会雑誌』40（特集号）P285〜292，2004年
※16 食中毒として発病するよりもウイルスが飛散して伝染するほうが非常に多いので感染性胃腸炎とされる。
※17 譫語：高熱により心神攪乱してうわ言を言うこと。

参考文献
中村和郎他著：『日本の気候』，岩波書店，1986年
鈴木秀夫：『風土の構造』，大明堂，第五版1982年
福井英一郎：『気候学』，古今書院，1938年

藤井幸雄：『天気のことがよくわかる本』，西東社，1990年
藤本蓮風：『簡明針灸脈診法』，自然社，1984年
竜伯堅著 丸山敏秋訳：『黄帝内経概論』，東洋学術出版社，1985年
藤本蓮風：『初心者のための陰陽論』，ほくと9号，1991年
任応秋：『運気学説』，上海科学技術出版社，1992年
新井重男：『天気の事典』，三省堂，1990年
小倉義光：『一般気象学』，東京大学出版会，1999年
白木正規：『百万人の天気教室』，成山堂書店，2002年
宮沢清治：『天気図と気象の本』，国際地学協会，2001年
安斎政雄：『新・天気予報の手引』，クライム気象図書編集部，2005年
荒野哲也：『おもしろい気象情報のはなし』，日刊工業新聞社，1991年
国立天文台編：『理科年表』1992年度版
大塚竜蔵：『天気図の見方手引』，日本気象協会，1988年
吉野正敏編バイオクリマ研究会著：『気候風土に学ぶ』，学生社，2004年
高田淳：『易のはなし』，岩波書店，1988年
楊力：『周易与中医学』，北京科学技術，1989年
楊殿興他主編：『温病学読本』，化学工業出版社，2006年
鄧鉄涛・欧明主篇：『温病輯要』，広東科技出版社，1986年
冷方南主篇：『中医内科臨床治療学』，上海科学技術出版社，1987年
江育仁主篇：『実用中医児科学』，上海科学技術出版社，1995年
国立感染症センターホームページ
広州中医薬大学第二附属医院：「SARS103例のおける中西医結合治療の効果の分析」，『中医臨床』第25巻第3号

第4章 内経気象学詳論

1 内経以前の気象学説

　内経で説かれる気象学説は古くは殷代に起源を持ち，『易経』を淵源とする陰陽学説や五行学説を取り入れながら，自然観察と臨床経験を積み重ねて形成されてきたものと考えられる。ここでは，殷代以降の気象学説を概観し，内経の気象学説形成への影響を見ていきたい。

(1) 殷代の気象観察と病因論

◆甲骨文字に見える気象現象を表す文字
　气，象，云，風，雨，雪，虹，霾(ばい)，雷，春，日，月（霾とは黄砂のこと）
◆「癸卯に卜(ぼく)して㰱貞う，茲(こ)の雲，其れ雨ふらすか」（殷墟文字乙編四六〇〇）
　この雲は頭上の雲でそれがこれから雨を降らすのかどうかを聞いている。
◆「王占いて曰く……各雲東自りする有らん」（殷墟書契菁華四）
　各雲とは「到る雲」の意味，いずれの方角より来る雲かを考えていた。
◆「己丑に卜して争貞う，亦，雀をして雲に豕を燎(しりょう)せしめんか」（殷墟文字乙編五三一七）
　己丑の日に雨を乞いて雀（部族の名）が豕を薪上に燃やす祭りを行っていた。このように雲を神格化していた。
　「二雲に燎せんか」「己卯に卜す，豕を四雲に燎せんか」「癸酉に卜す，六雲に六豕を燎し，羊六を卯(よう)きて侑(ひきさ)めんか」
　雲に「二雲」「四雲」「六雲」などと名称があり，胡厚宣によるとそれぞれ上下二層の雲，四方の雲，六合の雲のことで，雲にも高低差，位置による違いを認識していたものと理解できる。
　殷代より雲の動きを詳細に観察して相当な関心を持っていたことを示している
◆「己丑に卜して賓貞う，雨降るか，庚寅に風吹くか」（殷契佚存五五）

殷代には雨や風の有無も占卜によって占われた。生活や健康に大きな影響を及ぼす気象への高い関心がうかがえる。

◆「風」の起源

白川静氏によると，風の字源は「鳳」であり，大鳳は風神として最も上位にある帝の使者であった。また大鳳の活動は洋上から起こって季節的に訪れてくる台風として認識されていた。のちに風神の観念が忘れ去られ天体に関するものに龍形が多いことより「虫」を加えて「風」となった。

◆殷代における四方からの風の名称

東方を「析」，東風を「劦」。南方を「荚」，南風を「兇」。西方を「丰」，西風を「彝」。北方は「勹」，北風は「殴」と記載され，四方の概念と四方からの風の名称があったことから，その四方風の温暑涼寒の性質も認識されていたと考えられる（前川捷三「甲骨文・金文に見える気」）。

殷代には既に四季風とその風の性質を認識していた

◆「杞侯に熱があるのは，禍風が病を生じさせたのではないだろうか。」(「殷墟書契後編」下三七・五)

「禍風」という，人を病させる悪い風という概念が，この頃より見られる。後世に「虚風」「賊風」として認識される風の原型がここにある。非常に古い時代より，中国では特定の風が病因となるという認識があったことが分かる（石田秀実「中国医学思想史」）。

風が病因として認識されるようになる・虚風賊風概念の原型

◆殷代に五方観念が存在していたのは胡厚宣が指摘している。

◆殷代の宇宙観（世界観）は，イギリスのSarah Allanによると殷代大墓の「亜形」が東西南北を象徴していて中央と四方からなる形がそれであると指摘している。井上聡氏によると，この墓は四季を踏まえた一年の構造図と考えられ明堂に引き継がれた，としている。そして，この五方観念より「五臣」(「王有歳于帝五臣正惟無雨」合三〇三九一) などの「五」に関するものが生まれ，五行思想へと発展していく。そして，この一＋四が五であるという考えは「河図」，「洛書」に明確に表されている。(井上聡「古代中国陰陽五行の研究」)

◆赤塚忠氏は「土」について，「貞う，土に三小宰を燎し，二牛を卬き，十牛を沈めんか」(「殷墟書契前編」一・二四・三)，「戊辰にトして争う，土に宰を燎し方禘せんか」（殷墟文字丙編二〇一）などと「土とは殷王朝が遊行する諸

神を招き鎮座させる（四方に対して中央の）祭壇であった」とする。また前川捷三氏は更に進めて「祭壇の土に諸神が招かれ穀物の生育に関与することから土の精霊も，風と同じく気の概念の原型の一つであると認められる」と述べている。説文解字（十三篇下）「元気が分かれて軽清なる陽は天気となり，重濁なる陰は地となった」

中央土の考え方と地気概念・天陽地陰説の形成

以下「○」は内経において影響があると考えられる諸篇。
○『素問』陰陽應象大論篇「故清陽爲天．濁陰爲地．」
○『素問』陰陽離合論「天爲陽．地爲陰．日爲陽．月爲陰．」
○『霊枢』陰陽繋日月「天爲陽．地爲陰．日爲陽．月爲陰．」

(2) 春秋戦国時代から前漢の気象学説

■二十八宿

現存する最も古い記録は湖北省隋県の曽候乙墓出土の漆箱蓋に記されたものである。戦国早期のもので春秋時代には二十八宿は認識されていた。五星は殷代の甲骨文に部分的な名称があるので，殷周の間には認識されたと考えられている。
○『霊枢』衛気行「天周二十八宿．而一面七星．四七二十八星．房昴爲緯．虚張爲經．是故房至畢爲陽．昴至尾爲陰．陽主晝．陰主夜．」

■「時令」とは

◆金谷治氏の定義「一年の四季の推移に応じて人として守るべき特殊な事業があると考え，それを政令として定めたもの。そして，その政令に従うと自然界も人間界も万事順調であるが，それに違背すると災禍が起こると観念されている」

「時令」の形成と発展，殷代に時令の基礎となる五方位観念が生まれる。
○内経の時令説の影響がある内容：『素問』四気調神大論篇
○『素問』陰陽類論篇「孟春始至．黄帝燕坐．臨觀八極．正八風之氣．而問雷公曰．」

○季節に従って生活することの重要性（『素問』四気調神大論）
◆「月一正月食麦。甲子……」（「合」二四四四〇）は礼記・月令の「孟春之月食麥与羊」とほぼ同じ内容であり，その後ろに六十甲子表が続いていることより殷代には既に月令の原型となるものがあったと推察されている（井上聡「古代中国陰陽五行の研究」）。
◆時令についての最も古い記載は『夏小正（かしょうせい）』。現在に伝わっている礼記は戴徳が伝えた『大戴礼記（だたいらいき）』，戴聖が伝えた『小戴礼記』（現行本『礼記』）である。『夏小正』は『大戴礼記』中の一篇で夏代の暦が記述されている。物候による四季が記述されている。啓蟄，雁北郷，雉震呴など。
◆時令説の変遷：『夏小正』→『詩経』（春秋時代）『楚帛書（はく）』（戦国時代中期）→『春秋』『左伝』『管子幼官』→『呂氏春秋』『淮南子』『礼記月令（がつりょう）』で完成。

■『管子』（戦国中期より末期に成立）の四時，五行，幼官
「四時」→中央土，四方に東―春，南―夏，土用，秋―西，冬―北南―夏，土用，秋―西，冬―北
四時の氣：春風，夏陽，秋陰，冬寒
　気から生じる五徳。夏に地気を発する，鬱気を止める。秋に五穀の「気」を鬼神に饗す。冬に閉蔵の気を足らす。貨曋，神廬に精気を合して自然の気が得られると，陽気を通じて天に仕えられ，陰気に通じて地に仕えられる。
○『素問』陰陽応象大論「東方陽也．……．西方陰也．……」
　　古代においては，季節は初め，春分と秋分が認識されたと考えられている。そして春陽，秋陰とする考えが，『管子』四時に伝わったと考えられる。ここでは冬は「陰」でなくて「寒」とされている。

■『幼官』
　五味，五色，五声，かしぐ火とその藏である心。和気，燥気，陽気，湿気，陰気。「陰」と「寒」を別のものとして立てているなど，陰陽の意味がまだ漢代と比べ，明確になっていない。

■『尚書』
　中国を九州に分かつ

■『孟子』（戦国中期）
　浩然の気，平旦の気，夜気→単純な自然現象でなく，天と人を通じる気である。

■『荀子』（戦国末期）と気象
　「天地合して万物生じ，陰陽接して変化起こる」（礼論）
　「四時代るがわる御し，陰陽大いに化し，風雨博く施き，万物各々其の和を得て以って生じ，各々其の養を得て以って成る」（天論）
　荀況は天人相関説を否定した。

■『荘子』と気象
　戦国末期の著作とされる，『呂氏春秋』より少し古いとされる。
　「陰陽四時，運り行きて各々其の序を得」（知北遊）
　「四時は気を殊にす」（則陽）
　「陰と陽は相照らし，相蓋い相治め，四時は相代り，相生じて相殺す」（則陽）
　「陰陽和せず，寒暑時ならず，以って庶物を傷つく」（漁夫）
　陰陽の変化により四時の相違が生じているという考えや，日月が陰陽から成るという考えが見られる。
○『霊枢』脹論「陰陽相隨．乃得天和．五藏更始．四時有序．五穀乃化．」
○『素問』上古天眞論篇「陰陽和．故能有子」「中古之時．有至人者．淳德全道．和於陰陽．調於四時．」
○『霊枢』刺節眞邪「陰陽者．寒暑也．」

■『呂氏春秋』（前221）と気象
　秦の宰相呂不韋の食客たちによって編纂。戦国最末期に成立。
　「荀子」は天人相関説を否定したが，本書は漢代に流行した天人相関説に連なる思想的基盤となった思想書である。「季節ごとに行われる政令の施行がその政令に相応する季節の気を招来するほどまでに密接であると考えられていた。」（澤田多喜男『「荀子」と「呂氏春秋」における気』）
　「是の月や，天気下降し，地気上騰し，天地和同し，草木繁動す」（十二紀・孟春紀）

「是の月や，日夜分かる，雷乃ち声を発し，始めて電す。蟄虫咸動き蘇り，戸を開きて始めて出ず。」(仲春紀)

「是の月や，……国人に命じて儺(おにやらい)せしめ，九門に磔(たくじょう)禳し，以って春気を畢(お)う。」(季春紀) 政令によって春気を締めくくる。天人相関説である。

「是の月や，日長至(きわま)り，陰陽争う。」(仲夏紀)

「是の月や，天子始めて裘(かわごろも)き，有司に命じて曰く，天気上騰し，地気下降し，天地通ぜず，閉じて冬を成す。」(孟冬紀)

○『素問』六微旨大論篇「天氣下降．氣流于地．地氣上升．氣騰于天．」

○『素問』六元正紀大論篇「天氣下降．地氣上騰．」

十二紀以外に「季夏紀音律篇」に

「太蔟の月，陽気始めて生じ，草木繁動す。」(太蔟＝孟春)

「応鐘の月(孟冬)，陰陽通ぜず，閉じて冬と為る。」

天人相関に関する部分

「仲春に秋令を行えば則ち其の国大水あり，寒気総て至り，寇戎来たり征す。冬令を行えば則ち陽気勝たず，麦乃ち熟せず。……」

人の行う誤った政令によって気候が影響を受け異変を生じ，更に政治にも変動が生じるとされている。この思想は天人相関説として後世に引き継がれていく。

「政此に失すれば則ち変彼(かげ)に見わる。猶お景の形に象り，卿の声に応ずるがごとし。是を以って明君之を視て寤り，身をつつしみ事を正し，其の咎を思い謝すれば，則ち禍除かれて福至る。」(『漢書』天文志)

『素問』四気調神大論篇と呂氏春秋（内経への月令説の影響）

『呂氏春秋』十二紀の「立春の日，……慶を行い恵を施し，下は兆民に及び，慶賜遂行せらる。……伐木を禁止し，巣を覆す無からしめ，孩虫胎夭飛鳥を殺すこと無からしむ」の内容は『素問』四気調神大論篇に転写されている。

○「春三月．此謂發陳．天地俱生．萬物以榮．夜臥早起．廣歩於庭．被髮緩形．以使志生．生而勿殺．予而勿奪．賞而勿罰．此春氣之應．養生之道也．」

ただし秋には『呂氏春秋』では金気である秋気に従い「獄訟を決し，……有罪を戮(ころ)す」などと非常に物騒な政令が行われていた。『素問』では「使志安寧．以緩秋刑．收斂神氣．使秋氣平．」と，心を安寧にして秋気の厳しい収斂の涼

気を緩めるように養生法が説かれている。『呂氏春秋』の時代には春はよろしいが秋は怖い季節であったようである。内経は時令説の影響を受けているといっても、内経では人の行いが気候の変動を引き起こすという極端な天人相関説の内容は見られず、比較的合理的な考えで認識していたと考えられる。

内経は『呂氏春秋』の影響を大きく受けている

■『春秋左氏伝』―戦国中期（前四世紀）から前漢末（紀元前後）など諸説あり。戦国期が一般的な見方―**と気象**

「天に六気あり。……六気とは陰陽風雨晦明をいうなり。分かれて四時となり、序して五節となり、過ぐれば則ち眚（わざわい）をなす。陰淫は寒疾、陽淫は熱疾、風淫は末疾、雨淫は腹疾、晦淫は惑疾、明淫は心疾なり。」（昭公元年伝）

原『素問』『霊枢』には「六気（氣）」の記述は『霊枢』に別の意味（決氣第三十．精氣津液血脉の六気）であるだけで、「天の六気」という意味では記述がない。『左伝』ではここで、六気（陰陽風雨晦明）の気候変化が太過となると邪気として発病原因となると明確に認識されている。

○『素問』陰陽応象大論「天有四時五行．以生長收藏．以生寒暑燥濕風．人有五藏化五氣．以生喜怒悲憂恐．」

五行が「寒暑燥濕風」の五気を生じるとされている。

■『老子』**と気象**

「道は一を生じ、一は二を生じ、二は三を生じ、三は万物を生ず。万物は陰を負いて陽を抱き、冲気以って和をなす。」（四十二章）

■『易経』**と気象**

易経の経文には陰陽は「鳴鶴、陰に在り」（中孚九十二）の一条のみであり、この陰は日陰の意味である。陰陽の概念を明確に説くのは「易伝」であり、特に繋辞伝・文言伝である。陰陽が終始なく循環するという思想は、繋辞伝から始まる。繋辞伝においては、乾坤を天地に配することから説き始めている。

「天は尊く地は卑しくて、乾坤定まる」（上一）「天地、位を設けて、易その中に行わる」（上七）

「日往けば則ち月来たり、月往けば則ち日来たりて、日月相推して明生ず。

寒往けば則ち暑来たり，暑往けば則ち寒来たりて，寒暑相推して歳成る。往とは屈なり，来とは信なり，屈信相感じて利生ず。」（下五）
○『素問』天元紀大論「鬼臾區曰．臣積考太始天元冊文曰．太虛廖廓．肇基化元．萬物資始．五運終天．布氣眞靈．揔統坤元．九星懸朗．七曜周旋．曰陰曰陽．曰柔曰剛．幽顯既位．寒暑弛張．生生化化．品物咸章．」

■ **河図，洛書，易と九宮八風**
　九宮八風篇は洛書の数がそのまま冒頭に来ている。白杉悦雄氏は，九宮八風図は現存する医学典籍の中で最初期に易の八卦を明記したものであると類推している※。

■ **『山海経』**
　『山海経』の海は，四方を四の海で囲まれた方形の大地に対しての海である。成立は戦国末と思われる。淮南子と成立が前後しており，淮南子の地形篇と内容がよく似る。

■ **『淮南子』**（前139年）**と気象**
　漢の高祖劉邦の孫の淮南王劉安によって武帝に献上された。
「天地の未だ形あらざるとき，馮馮翼翼，洞洞𤄃𤄃たり。故に太始といふ。太始は虛霩を生じ，虛霩は宇宙を生じ，宇宙は気を生ず。気に涯垠ありて，清陽なる者は薄靡して天となり，重濁なる者は凝滞して地となる。清妙の合専するは易く，重濁の凝竭するは難し。故に天先ず成り，地のちに定まる。天地の襲精は陰陽となり，陰陽の専精は四時となる。四時の専精は万物となる。積陽の熱気は火を生じ，火気の精なる者は日となる。積陰の寒気は水となり，水気の精なる者は月となる。日月の淫して精なる者は星辰となる。天は日月星辰を受け，地は水潦塵埃を受く。」
　漢民族の伝える宇宙開闢の説話として文献上最古とされている。（楠山春樹『淮南子』）
○『素問』寶命全形論篇「天覆地載．萬物悉備．莫貴於人．人以天地之氣生．四時之法成．」
○『素問』天元紀大論「鬼臾區曰．臣積考太始天元冊文曰．太虛廖廓．肇基化

元．萬物資始．五運終天．布氣眞靈．摠統坤元．九星懸朗．七曜周旋．日陰日陽．日柔日剛．幽顯既位．寒暑弛張．生生化化．品物咸章．」

「墜の載する所，六合の間，四極の内，これを照らすに日月を以ってし，これを経るに星辰を以ってし，これを紀むるに四時を以ってし，これを要すに太歳を以ってす。天地の間に九州八極あり。土に九山あり。山に九塞あり。沢に九藪あり。風に八等あり。水に六品あり。」

「墜」は地。八極は八方。以上の内容は『呂氏春秋』有始覧有始篇が参照されているようである。

◆『淮南子』の八風

「何をか八風と謂う。東北には炎風と曰ひ，東方には条風と曰ひ，東南には景風と曰ひ，南方には巨風と曰ひ，西南には涼風と曰ひ，西方には飂風と曰ひ，西北には麗風と曰ひ，北方には寒風と曰ふ。」（地形篇）

八風の名称が九宮八風篇と異なる。『淮南子』は，内経成立時期と重なり八風の名称が異なることより，同時代の並列的な思想と考えてよいだろう。九宮八風と歳露論の「太一行宮」学説は漢代の『易緯乾鑿度』の初出であるので，この二篇は後漢以降に作られたという説があった。しかし，1977年，雙古堆西漢汝陰侯一號墓（安徽省阜陽県）より出土した中に漆器の栻盤上に，「太一行宮」「歳露論」「九宮八風」「衛気行」などと同じ内容が書かれていて更に具体的になっていたことより，これらの諸篇が秦漢時代には成立していたと考えられている（馬継興1996年）。

「昔，共工，顓頊と帝たらんことを争い，怒りて不周の山に触る。天柱折れ，地維絶え，天は西北に傾く。故に日月星辰移る。地は東南に満たず，故に水潦塵埃帰す。」『淮南子』（地形篇）

上代の漢民族は，西北，西南，東南，東北の四隅に天を支える４本の柱があると考えた。西北には高山がそびえ，相対的に西北方の天は低く見えるので，このような神話が生まれた。以下は，内経中の「地不満東南」の条文である。

○『素問』陰陽応象大論篇「天不足西北．故西北方陰也．而人右耳目不如左明也．地不満東南．故東南方陽也．而人左手足不如右強也．」

◆『淮南子』の五星

「何をか五星と謂ふ。東方は木なり。その帝は太皥。その佐は句芒。規を執りて春を治む。その神は歳星たり。その獣は蒼竜。その音は角。その日は甲

乙。

南方は火なり。その帝は炎帝，その佐は朱明。衡を執りて夏を治む。その神は熒惑(けい)たり。その獣は朱鳥。その音は徴，その日は丙丁。中央は土なり。その帝は黄帝。その佐は后土。縄を執りて四方を制す。その神は鎮星たり。その獣は黄竜。その音は宮，その日は戊己。西方は金なり。その帝は少昊(こう)。その佐は蓐収。矩を執りて秋を治む。その神は太白たり。その獣は白虎。その音は商，その日は庚辛。北方は水なり。その帝は顓頊。その佐は玄冥。権を執りて冬を治す。その神は辰星たり。その獣は玄武。その音は羽，その日は壬癸」（ここでの帝は天の皇帝のこと）。

○『素問』金匱真言論篇「東方青色．入通於肝．開竅於目藏精於肝．其病發驚駭．其味酸．其類草木．其畜雞．其穀麥．其應四時．上爲歳星．是以春氣在頭也．其音角．其數八．是以知病之在筋也．其臭臊．」

○『霊枢』陰陽繋日月「五行以東方爲甲乙木．主春．春者蒼色．主肝．」

○『素問』蔵気法時論篇「肝主春．足厥陰少陽主治．其日甲乙．」

○『素問』気交変大論篇「歳木太過．風氣流行．脾土受邪．民病_泄食減．體重煩冤．腸鳴腹支滿．上應歳星．甚則忽忽善怒．眩冒巓疾．化氣不政．生氣獨治．雲物飛動．草木不寧．甚而搖落．反脇痛而吐甚．衝陽絶者．死不治．上應太白星．」

上記の『内経』の諸文は『淮南子』の内容とほぼ一致する。『淮南子』天文訓では一日を15に不等区分している。例えば，未刻を小遷と晡時に２分割している。午刻は正中のみなど。また，太陽は夕刻に西に沈み，夜間も周回して東より昇るという考えが見られ，初期の渾天説であると考えられる。

※白杉悦雄：「九宮八風圖の成立と河圖・洛書傳承」，『日本中國學會報』第四十六集，1994年

(3) 五行学説の形成について

①五材から五の観念が生じ，惑星の五星と結びつき，次第に五行説が生じたとする考え。鄒衍によって五徳終始説で確立されるに至った。

②四方観念より中央土を加え五方観念より五行説を生じたとする考え。
③内経気象学の立場からは，四季のめぐりは春木・夏火・長夏土・秋金・冬水で五行相生のとおりであり，内経の諸篇において季節における五行相生が非常に多く説かれていることより，五行学説の形成過程において季節のめぐりが大きく影響したと考えている。したがって，五行相生に合致した季節のめぐりである黄河流域内陸部であったからこそ，五行学説も形成・発展できたと考えられる。

2 内経以降の気象学説

　内経以降の気象学説は歴代の医書に渉るが，ここでは『傷寒論』『難経』および温病学説の形成発展に関する典籍を中心に概観していきたい。

(1) 傷寒論

　いうまでもなく傷寒論は六淫の内，主に寒邪による外感病を専門に扱った典籍であり，後代に多大な影響を与え，今なおその処方は臨床に使われ，弁証論治の祖形をなした聖典の書である。『素問』熱論篇を基礎に形成されたと考えられている。

　傷寒論における気象学説の多くは，王叔和が編入したとされている「傷寒例」に，また以下の章篇にも一部気象学説が記載されている。

◆「辨太陽病脈證并治下第七．白虎加人參湯方　知母六兩．石膏一斤．碎．甘草二兩．炙．人參二兩．粳米六合．右五味．以水一斗．煮米熟．湯成去滓．温服一升．日三服．此方立夏後立秋前．乃可服．立秋後不可服．正月二月三月尚凛冷．亦不可與服之．與之則嘔利而腹痛．諸亡血虚家．亦不可與．得之則腹痛利者．但可温之．當愈．」本傷寒論は明・趙開美本

　　白虎加人參湯は清熱薬なので，天地の陽気が衰えている立秋以降三月まで服してはいけないとされている。

◆「辨可發汗病脉證并治第十六．大法．春夏宜發汗．」春夏は天地の陽気が盛んなので発汗法を用いても安全であるとの意味。

　　「辨可吐第十九．大法．春宜吐．」春は吐法を用いてもよい。

　　「辨可下病脉證并治第二十一．大法．秋宜下．」秋は下法を用いてもよい。

◆「太陽病，發熱汗出者，此為榮弱衛強，故使汗出，欲救邪風者，宜桂枝湯。」太陽中風証は風邪が表に入った状態である。

◆「弁脉法　寸口脉浮而緊．浮則爲風．緊則爲寒．風則傷衛．寒則傷榮．榮衛

俱病．骨節煩疼．當發其汗也．」

風邪が入ると脈浮を，寒邪が入ると緊脈を呈する。風邪は衛気を傷り（腠理を開き侵入するということ），寒邪は営気を傷る（風邪によって開いた腠理から寒邪は入る）。

◆傷寒例

○「四時八節．二十四氣．七十二侯．決病法．」

　　四季および八節季・二十四節季などの季節区分を見て治病の方法が決定する。

○「立春正月節斗指艮．雨水正月中指寅．……」

　　二十四節季の区分方法。

○「陰陽大論云．春氣温和．夏氣暑熱．秋氣清涼．冬氣冰冽．此則四時正氣之序也．冬時嚴寒．萬類深藏．君子固密．則不傷於寒．觸冒之者．乃名傷寒耳．其傷於四時之氣．皆能爲病．以傷寒爲毒者．以其最成殺厲之氣也．」

　　厳冬であっても腠理を固く閉じて陽気を守れば傷寒とならない。四時の気に傷られれば病となる。傷寒は最も毒が強く殺癘の気である。

○「中而即病者．名曰傷寒．不即病者．寒毒藏於肌膚．至春變爲温病．至夏變爲暑病．暑病者．熱極重於温也．是以辛苦之人．春夏多温熱病者．皆由冬時觸寒所致．非時行之氣也．」

　　冬に寒邪に中れば傷寒と成り，発病しないと寒毒は肌膚に蔵して春に変じて温病と成り，夏に変じて暑病となる。春夏は温熱病が多発してその原因は冬の寒邪であり，春夏の時行の気によるのではない。

○「凡時行者．春時應暖．而反大寒．夏時應熱．而反大涼．秋時應涼．而反大熱．冬時應寒．而反大温．此非其時．而有其氣．是以一歲之中．長幼之病多相似者．此則時行之氣也．」

　　時行病とは，春にかえって非常に寒かったり，夏にかえって非常に涼しかったり，秋にかえって非常に暑かったり，冬にかえって非常に気温が高いために発病するものを言う。これは年齢に関係なく同じような症状を呈する。『小品方』に「此非其時．而有其氣．是以一歲之中．長幼之病多相似者．」を除き，同じ記載がある。

○「……從霜降以後．至春分以前．凡有觸冒霜露．體中寒即病者．謂之傷寒也．

九月十月．寒氣尚微．爲病則輕．十一月十二月．寒冽已嚴．爲病則重．正月二月．寒漸將解．爲病亦輕．此以冬時不調．適有傷寒之人．即爲病也．其冬有非節之暖者．名爲冬温．冬温之毒．與傷寒大異．冬温復有先後．更相重沓．亦有輕重．爲治不同．證如後章．」

　　立冬前の霜降から春分までに寒邪にあたれば傷寒となる。中でも十一月十二月（大雪から立春まで）が病は重い。冬に非常に暖かいと冬温病となる。傷寒とは症状が大きく異なる。冬温も軽重があり治方も異なる。

○「從立春節後．其中無暴大寒．又不冰雪．而有人壯熱爲病者．此屬春時陽氣．發於冬時伏寒．變爲温病．」

　　立春以降冬のような寒さがなく，壯熱の病となるのは，冬に寒邪が伏して発病する温病である。

○「從春分以後．至秋分節前．天有暴寒者．皆爲時行寒疫也．三月四月．或有暴寒．其時陽氣尚弱．爲寒所折．病熱猶輕．五月六月．陽氣已盛．爲寒所折．病熱則重．七月八月．陽氣已衰．爲寒所折．病熱亦微．其病與温及暑病相似．但治有殊耳．」

　　春分以降秋分までに非常に寒い気象となると，時行寒疫が流行する。五月六月は天の陽気が盛んなので熱が非常に重くなる。この病は温病や暑病と似ているが治法は異なる。逆風の寒邪による春夏の傷寒病としてよいだろう。

○「若更感異氣．變爲他病者．當依後壞病證而治之．若脉陰陽俱盛．重感於寒者．變成温瘧．陽脉浮滑．陰脉濡弱者．更遇於風．變爲風温．陽脉洪數．陰脉實大者．更遇温熱．變爲温毒．温毒爲病最重也．陽脉濡弱．陰脉弦緊者．更遇温氣．變爲温疫．以此冬傷於寒．發爲温病．脉之變證．方治如説．」

　　寒邪以外の異気（寒邪重感も含む）を更に感受した時の症状と病名。

◆**歴代の傷寒論注釈書の風寒邪・風邪に関する論説**

「六淫の成立および風邪について」引用の歴代傷寒論注釈書に太陽中風・風邪・風寒邪に関する各々独自の論説が展開されている。

(2) 難経

『難経』では，病因・病邪において独自の考えを提示しているので紹介したい。

1．『難経』四十九難の正経自病の病邪・五邪

「有正經自病．有五邪所傷．何以別之．然．經言．憂愁思慮則傷心．形寒飲冷則傷肺．恚怒氣逆．上而不下．則傷肝．飲食勞倦．則傷脾．久坐濕地．強力入水．則傷腎．是正經之自病也．」

正経自病とは，憂愁思慮によって心が傷られ，形寒飲冷が肺を傷り，恚怒氣逆すると肝を傷り，飲食労倦は脾を傷り，久しく湿地に坐したり，強く力を使い水に入ると腎を傷ることである。

『素問』陰陽応象大論で「東方生風．風生木．……神在天爲風．在地爲木．在體爲筋．在藏爲肝．南方生熱．熱生火．……其在天爲熱．在地爲火．在體爲脉．在藏爲心．中央生濕．濕生土．……其在天爲濕．在地爲土．在體爲肉．在藏爲脾．西方生燥．燥生金．……其在天爲燥．在地爲金．在體爲皮毛．在藏爲肺．北方生寒．寒生水．……其在天爲寒．在地爲水．在體爲骨．在藏爲腎．」の部分が内経の五気五藏相関であるが，『難経』では燥を除き肺に寒を腎に水湿を脾に飲食労倦を配当している。これは内経の配当と異なることに注意すべきである。また，正経自病の病因による病は内傷病を中心とするものであり，人の精神活動や生活動作を病因としていると考えられる。

五邪の病邪：「何謂五邪．然．有中風．有傷暑．有飲食勞倦．有傷寒．有中濕．此之謂五邪．」

五邪：風．暑．寒．濕．飲食勞倦．（外邪であるのに燥がない）五邪は，風は肝，暑は心，寒は肺，水湿は腎，飲食労倦は脾に属するものとしている。

病邪の存する藏府の証明：色（風），臭（暑），味（飲食労倦），五声（寒），五液（濕）が用いられる。

考察

①五邪に燥邪がなく，肺に寒邪を，腎に湿を配当しているが，これは『霊枢』邪気藏府病形などを根拠とし，脾への飲食勞倦邪の配当は外邪でなく内傷病因であるとする。

②燥邪の記載がない理由であるが，華北地方では秋冬の燥邪は明確であり，それを省略するということは『難経』の成立地，もしくはその時代は燥邪が弱かったと考えられる。したがって，黄河流域（後漢の首都長安）よりもやや南方，または秋冬でも降雨の比較的多い地域で述作された可能性があり，気候が多湿であった可能性もある。したがって，これは五行の運用をそのまま用いず，臨床を観察して得られたものと考えられる。「寒傷肺」と「湿傷腎」に関しては，原則とする五気五藏相関は，『素問』陰陽応象大論，四気調神大論の配当であり，これを基礎として記述している※。

2．五十難の五邪（虚邪・実邪・賊邪・微邪・正邪）

「病有虚邪．有實邪．有賊邪．有微邪．有正邪．何以別之．然．從後來者．爲虚邪．從前來者．爲實邪．從所不勝來者．爲賊邪．從所勝來者．爲微邪．自病者．爲正邪．何以言之．假令心病．中風得之．爲虚邪．傷暑得之．爲正邪．飲食勞倦得之．爲實邪．傷寒得之．爲微邪．中濕得之．爲賊邪．」

「從後來者．爲虚邪．從前來者．爲實邪．」とは『霊枢』九宮八風からとったものだろう。ここでは九宮八風の本来の意味と全く異なる五行の相生相剋相侮関係で用いられている。

肝病でいうと，母である水の病邪である湿邪が襲う時虚邪となり，子である火の暑邪が襲う時は実邪であり，剋される金の寒邪は賊邪となり，木が剋する

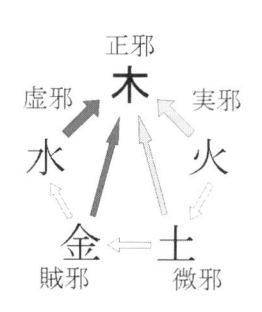

土の飲食勞倦邪は微邪となる。自らの邪気の風邪に襲われると正邪となる。

※『難経本義』では，『霊枢』邪気藏府病形の「形寒寒飲．則傷肺．……有所用力擧重．若入房過度．汗出浴水．則傷腎．」，百病始生の「重寒傷肺．……用力過度．若入房汗出浴．則傷腎．」を根拠として「肺を傷るのは寒の金気。腎を傷るのは湿水。」と解説している。秋は涼燥の気候であり，燥邪は肺陰を傷り肺気不宣を生じやすい。涼邪は寒邪と同じ陰邪であり風寒邪となりやすい。更に秋は気温下降局面であり肺気は下降して肺気不宣を起こしやすい。これらが秋に風寒邪を受けやすい根拠である。冬は寒の気候であり，風邪などにより腠理が開いていれば寒邪は容易に表・肺衛に入る。これが寒は肺を傷るということであり，風邪を伴わなければ寒邪は腎陽・心陽を傷る。冬の日本海側や北東気流の時，梅雨の気温が低いと寒湿邪が盛んで腎陽を傷りやすい。これが（寒）湿は腎を傷るということである。

(3) 温病学説

温病学説は虚風および時行病や暑邪・火邪の病邪の認識と深い関係にあり，疫病の流行と立ち向かう医家達の努力による内経の医学理論の発展と共に形成されていった。したがって，ここではその弁病と病因病理に関する認識の歴史を述べたい。

温病学説の形成と発展
■『黄帝内経』
「凡病傷寒而成温者．先夏至日者．爲病温．後夏至日者．爲病暑．暑當與汗．皆出勿止．」（『素問』熱論）
温病と暑病について。
「冬傷於寒．春必温病．」（『素問』陰陽応象大論）
温病伏邪学説の最も早期の記述である。
「有病温者．汗出輒復熱．而脉躁疾．不爲汗衰．狂言不能食．」（『素問』評熱病論）
温病の熱に大きく傾斜する症候を述べている。
「諸治熱病．以飲之寒水．乃刺之．」刺熱篇「今夫熱病者．皆傷寒之類也．」（『素問』熱論）

『素問』熱論の傷寒の病は，その症候から，中医でいう温病を含んでいると考えられる。

■『難経』後漢

五十八難で外感熱病を中風・傷寒・湿温・熱病・温病に分類した。

■『傷寒論』張仲景（後漢）

「太陽病．發熱而渇．不惡寒者．爲温病．若發汗已．身灼熱者．名風温．風温爲病．」辨太陽病脉證并治上第五．

■『脈経』王叔和（200年代後半）

傷寒・温病・熱病の病証を述べている。

■『肘後備急方』葛洪

四世紀初頭に著され陶弘景（456-536年）によって再編された。南方の書である。原文と再編の区別がつかないとされる。傷寒病に加え「時気行」「天行毒病」「天行疫厲」「温毒発斑大疫」など重篤な温病の記載が多い。この時期はひどい戦乱に加え，寒冷化・旱魃により田畑は荒廃し，飢饉があったことで疫病が流行していたようだ。『小品方』と共に最も早期に時気・時行病の記載がある。時気は季節はずれの異常気象を病因とする外感病であり，虚風の病因論が発展した考えである。更に天行時気・天行温疫という名称は疫病の伝染性の考えにつながっていく。

「歳中有癘気，兼挟鬼毒相注，名曰温病」癘が温病に用いられている最も古い記述と思われる。

■『小品方』陳延之（454〜473年の間に著作）

陰陽大論（佚）の文として傷寒例の「凡時行者．春時應暖．而反大寒．夏時應熱．而反大涼．秋時應涼．而反大熱．冬時應寒．而反大温．此非其時．而有其氣．是以一歳之中．長幼之病多相似者．此則時行之氣也．」を引用するも，「此非其時．而有其氣．是以一歳之中．長幼之病多相似者．」が『小品方』には欠けている。また，傷寒と天行温疫（時行と同じだろう）は異なる気による病であるとしている。本書は，南北朝時代に長江流域で述作されたものであり，南方の気温湿度の高い地方なので北方の人よりも陽気は伏蔵せず湿邪は容易に侵入して病をなすとして因地制宜を臨床的に用いている。

■『諸病源候論』巣元方（610年）

温病の病因を「乖戻之気」とする。「疫癘は皆一歳の内に，節気不和，寒暑

乖候により，すなわち民多く疾病となり，病に長少なく，おおむね皆相似たり」。この内容は傷寒例であり，傷寒例では「時行」としている。「時気を病むものは歳時不和，温涼失節により。人乖戻之気に感じ，病を生じるもの多く相染み易し」として時気は「乖戻之気」によるものとした。また「節気不和，寒暑乖候」の気候不順（虚風）により発病するとした。

■『補註黄帝内経』王冰（762年・唐代）による『素問』を1068～1077年（北宋）に校正医書局が刊行したもの

　運気論篇が現れたのは隋以降とされ，北宋に校正医書局が王冰注の『素問』を刊行したことにより，一気に流布して当代の中心的な医学理論になっていった。内容は五運の太過不及及び六気が客気として一年の気候推移の上に影響して，さまざまな異常気象を生じて病因となることを説いている。特に火邪熱邪による温熱病の症状に詳しい。「癘」または「厲」の病因は客気としての少陰君火もしくは少陽相火とされる。初の気・二の気・終の気などの時期において，気象天候の非常に暑い時に厲病が発病すると認識されていた（「民廼厲．温病廼作．」「厲大至．民善暴死．」六元正紀大論）。この内容は温病学説の形成に多大な影響を与えた。

■『傷寒総病論』龐安時（ほうあんじ）（1098年）

　天行の病は大きくは天下一斉に毒が流布し，少し軽ければ一方面に流布し，次に一村に，次に一家内で伝染するとして，流行には大小があるとした。

■『類証活人書』朱肱（1107年）

　立春以降夏至までに発病した外感病すべてを温病とした。

■『聖済総録』宋・政和曹孝忠等編（1111～1117年）

　徽宗皇帝の命により勅撰され，巻首に運気論を置いた。ここに運気論篇は国家公認の学となり，内経医学に多大な影響を及ぼしていく。

宋元代

　内経での温病の発病は「冬傷於寒．春必温病」として伏気温病説であった。春に新たに温病を発病するものは新感温病というが，その淵源は『傷寒補亡論』（郭雍，1181年）である。この書で春に新たに風寒温気に感受して発病するものも温病という，とされた。金元四大家の一人劉完素（河間）は運気論に基づき，火熱の邪気が熱病の原因であるとし，六気すべては最終的に火熱に化する

として，治療はすべて寒涼剤によるべきであると論じた。河間のこの考えは温病の治療において大きな影響を与え，温病学説の創設に道を開いた。羅天益は『衛生宝鑑』で，邪熱は上中下の三焦および気分血分など，どこにあるかを考えるべきとした。元末の王安道は『医経溯洄集』で温病は表証があるといっても裏熱が外に発したもので，裏熱をとれば表証はとることができ，病因病理が異なるので温病と傷寒病を明確に分けるべきであるとした。この時代にそれまで傷寒論の延長で行われていた温病の治療は大きく発展したとされる。

明清代

　呉又可（呉有性）は『温疫論』を著し，温疫の病因は非風・非寒・非暑・非湿として六気でない「戻気」によるとした。この考えは，この時期の寒冷化と関係があるようだ。気象学者竺可禎によると，17世紀は有史以来中国で最も寒冷な時期であり，小氷期と呼ばれる寒冷な気候であるのに狭義の傷寒でなく，温疫病の流行があったことより非六淫説が唱えられたと考えられる。しかし現代の疫学研究では，同じ地理住居環境であれば気温が高いほうが，中世の寒冷期に流行したペストでも流行が拡大することを示している※。また現在のペストの流行地域は亜熱帯を中心とすることからも六淫病因説の基本的な考え方は正しいと考える。

　清代には葉天士は『温熱論』において，温病は口鼻より侵入し，肺衛を犯し，病伝中には順伝と逆伝があり，衛気営血弁証を確立した。弁証においては弁舌・弁歯・弁斑疹，白㾦の診断法を確立した。『臨証指南医案』で温病の多くの症例を提示した。薛生白は『湿熱病篇』で湿熱病の病因病理治療について全面的詳細に論述した。呉鞠通は『温病条弁』で三焦弁証を明らかにし，温病の分類を，風温・温熱・温疫・温毒・暑温・湿温・秋燥・冬温・温瘧と詳細にした。

現代中医学

　歴代の温病学説を全面的に取り入れ，疫病・伝染性疾患の弁証論治において実践されている。

　※Nils C.Stenseth「Plague dynamics are driven by climate variation」，全米科学アカ

デミー会報，2006年

(4) 按時配穴法

按時配穴に対する考え方：独創的配穴原理であるが，有用性については運気論の気候予測と同じく統計的な解析が必要とされ，まずは「子午流注納子法」から検証すべきであると考えている．

1．「子午流注納支（子）法」

『霊枢』に示された時間－経絡流注の思想を，高武がさらに発展させた時間配穴法である．

『霊枢』營衞生會第十八．に「黃帝曰．願聞營衞之所行．皆何道從來．岐伯荅曰．營出于中焦．衞出于下焦．黃帝曰．願聞三焦之所出．岐伯荅曰．上焦出于胃上口．並咽以上．貫膈而布胸中．走腋．循太陰之分而行．還至陽明．上至舌．下足陽明．常與營俱行于陽二十五度．行于陰亦二十五度．一周也．故五十度．而復大會于手太陰矣．」とある．

一日に営気は十二経絡を五十周して循環しているという考えを元に，寅の刻より手太陰肺経から始まり，丑の刻に足厥陰に行き，また手太陰につながるとして，高武は一刻に一経絡を配当した．該当する経絡にある時は経気が盛んであると考え，『難経』の六十九難の「虛者補其母．實者瀉其子．」を応用して，ある時刻の時に該当する経絡が実ならばその経絡の子穴を瀉し，その時刻の一つ前に該当する経絡が虚ならば，その経絡の母穴を補うという方法を提示した．これは「十二経病井栄兪経合補虚瀉実」法，または「十二経是動所生病補瀉迎随」法と呼ばれる．

また，高武はそれまで用いられていた「按時取穴」を廃し，「定時取穴」を用いるべきであると主張した．「按時取穴」とは，臨床においてその時刻の開穴を求めて取穴する方法で，「定時取穴」はある病に対して弁証を行い，某経絡の某経穴を取穴すべきであるので，その該当する経絡，経穴が開く時刻に治療する方法をいう．この考え方は弁証論治の観点から合理的と言えるだろう．

時間取穴法は，多くの疾患の時間による発病を説明できる優れたものである．

例えば寝起きには腰痛が起こりやすいものである。※卯の刻の反対が酉の刻で腎が酉の刻に盛んになるということは，反対の卯の刻には一番腎経の経気（腎の蔵）が弱る時であるので，腎虚腰痛が起こりやすいと考えられる。その他は省略するが，このように時間によって発病する病のメカニズムを「子午流注納支（子）法」はよく説明できる。

また，治療において経気（蔵府）が盛んとなる時刻にその経絡を用いて治療をすると，その他の時間よりも実証はよく瀉すことができ，虚証はよく補うことができるようである。高武の提示した方法にとらわれることなく，自在に運用することで，臨床での応用が大きく広がるだろう。

この時間取穴法は有用性が高いと考えられ，臨床を通じて更に検証されるべきものと考える。

2．「子午流注納干（甲）法」

何若愚の著作とされている『子午流注鍼経』（何若愚選，閻明広注）の下巻に初めて「子午流注納干（甲）法」が記載されている。これは，日干支の天干と時辰干支より，ある日，ある時刻における開穴を求める方法であり，その開穴を処方穴とする。徐鳳は『鍼灸大全』（1439年）の中の「子午流注遂日按時定穴訣」で納三焦，納心包の配穴原理を明らかにした（返本還原という）。また，霊亀八法（王国瑞の飛騰八法に方法が似ていて，干支の配当が異なる），飛騰八法（十干を八卦と組合す，後世に奇経納甲法と称される。王国瑞の飛騰八法とは異なるもの）を完成させた。李梴は徐鳳の「子午流注遂日按時定穴訣」を発展させ，同時に六穴が開くとした。

十二地支が五運六気に気化する理論の五運六気学説を鍼灸配穴に応用したのが「子午流注納干（甲）法」である。

陽時　戌，申，午，辰，子，寅
陰時　酉，未，巳，卯，亥，丑

「子午流注遂日按時定穴訣」の「返本還原」
　　甲　陽日　足少陽胆経　　甲申は納三焦
　　乙　陰日　足厥陰肝経　　乙未は納包絡
　　丙　陽日　手太陽小腸経　丙午は納三焦

丁　陰日　手少陰心経　　丁巳は納包絡
戊　陽日　足陽明胃経　　戊辰は納三焦
己　陰日　足太陰脾経　　己卯は納包絡
庚　陽日　手陽明大腸経　庚寅は納三焦
辛　陰日　手太陰肺経　　辛丑は納包絡
壬　陽日　足太陽膀胱経　壬子は納三焦
癸　陰日　足少陰腎経　　癸酉は納包絡

陽日は陽時と組み合わされ，陰日は陰時と組み合わされる。したがって例えば，陽日の陰時には本来開穴はないが，夫妻配合の原理により，陰日の同じ陰時の開穴を用いることができるとされている。

下表は，日干・時刻より時辰の干支を求めるための一覧である。

時辰干支一覧

日天干	時刻	時辰干支	日天干	時刻	時辰干支	日天干	時刻	時辰干支
甲, 己	子時	甲子	丙, 辛	子時	戊子	戊, 癸	子時	壬子
	丑時	乙丑		丑時	己丑		丑時	癸丑
	寅時	丙寅		寅時	庚寅		寅時	甲寅
	丁時	丁卯		丁時	辛卯		丁時	乙卯
	戊時	戊辰		戊時	壬辰		戊時	丙辰
	己時	己巳		己時	癸巳		己時	丁巳
	庚時	庚午		庚時	甲午		庚時	戊午
	辛時	辛未		辛時	乙未		辛時	己未
	壬時	壬申		壬時	丙申		壬時	庚申
	癸時	癸酉		癸時	丁酉		癸時	辛酉
	甲時	甲戌		甲時	戊戌		甲時	壬戌
	乙時	乙亥		乙時	己亥		乙時	癸亥
乙, 庚	子時	丙子	丁, 壬	子時	庚子			
	丑時	丁丑		丑時	辛丑			
	寅時	戊寅		寅時	壬寅			
	丁時	己卯		丁時	癸卯			
	戊時	庚辰		戊時	甲辰			
	己時	辛巳		己時	乙巳			
	庚時	壬午		庚時	丙午			
	辛時	癸未		辛時	丁未			
	壬時	甲申		壬時	戊申			
	癸時	乙酉		癸時	己酉			
	甲時	丙戌		甲時	庚戌			
	乙時	丁亥		乙時	辛亥			

十天干と十二経絡の関係

甲：胆，乙：肝，丙：小腸，丁：心，戊：胃，己：脾，庚：大腸，辛：肺，壬：膀胱・三焦，癸：腎・心包

時辰干支を求めて，その天干によって経絡が決定される（上記一覧）。時辰

第4章　内経気象学詳論

天干が甲は足少陽が主る。例えば，時辰干支が甲戌は足少陽・足竅陰が開穴する。時辰ごとに開穴は移動して（井栄兪経合＋納の順にめぐる。納とは三焦経と心包絡の納まる所。時辰干支は陽干と陰干が交互になっているので，一つとびに井栄兪経合＋納とめぐる。），十干×十二支で60通りの組み合わせがあり，時辰干支は五日（十二支×五日＝六十干支）で一巡するが，日天干が甲日己日，乙日庚日，丙日辛日，丁日壬日，戊日癸日の陽日陰日2つずつあるので，60×2＝120通りの組み合わせとなるので，10日周期となる。

当番経脈

甲日・戌時に時辰干支は甲戌となり，この時より当番経脈は足少陽となり，次の寅時の戊寅時に兪木穴の足陽明の陥谷穴と同時に足少陽原穴の丘墟が開く。このように当番経脈の原穴が陽経は兪木と同時に開穴し，陰経は兪土穴と同時に開穴する。当番経脈は開始する該当の時辰より十二刻を主る（したがって日をまたぐ）。

- 足少陽は甲日・甲戌時，井金穴より開穴し，戊寅時に足陽明の陥谷と共に足少陽原穴が開穴する。
- 足厥陰は乙日・乙酉時，井木穴より開穴し，己丑時に足太陰の太白と共に足厥陰原穴が開穴する。
- 手太陽は丙日・丙申時，井金穴より開穴し，庚子時に手陽明の三間と共に手太陽原穴が開穴する。
- 手少陰は丁日・丁未時，井木穴より開穴し，辛亥時に手太陰の太淵と共に手少陰原穴が開穴する。
- 足陽明は戊日・戊午時，井金穴より開穴し，壬戌時に足太陽の束骨と共に足陽明原穴が開穴する。
- 足太陰は己日・己巳時，井木穴より開穴し，癸酉時に足少陰の太谿と共に足太陰原穴が開穴する。
- 手陽明は庚日・庚辰時，井金穴より開穴し，甲申時に足少陽の臨泣と共に手陽明原穴が開穴する。
- 手太陰は辛日・辛卯時，井木穴より開穴し，乙未時に足厥陰の太衝と共に手太陰原穴が開穴する。
- 足太陽は壬日・壬寅時，井金穴より開穴し，丙午時に手太陽の後谿と共に足

太陽原穴が開穴する。
- 足少陰は癸日・癸亥時，井木穴より開穴し，丁卯時に手少陰の神門と共に足少陰原穴が開穴する。

なお，壬子時で足太陽膀胱経の納であり，足少陰が開穴するのは癸亥時からなので，癸丑から壬戌の間は当番経脈はない。

3．「霊亀八法」

霊亀八法の運算方法は，日干，日支，時干，時支の該当する数を合算して，その和を陽日は九で割り，陰日は六で割り，その余りを八卦の代表数として，奇経と開穴を求める。

「八法逐日干支歌」は日干支の数を示す。その根拠は五行の生成数からきている。甲己辰戌丑未は十，乙庚申酉は九，丁壬卯は八，戊癸巳午丙辛亥子は七である。「八法臨時干支歌」は時辰の天干地支の数を示す。甲己子午は九，乙庚丑未は八，丙辛寅申は六，戊癸辰戌は五，巳亥は四。

日干，日支，時干，時支の該当する数を足して，日干が陽日（甲丙戊庚壬）の時は九で割り，陰日（乙丁己辛癸）の時は六で割る。八卦の代表数は，陽蹻脈は坎一，陰蹻脈は坤二，陽維脈は震三，帯脈は巽四，五は中央で坤に寄るので，陽蹻脈に配する。衝脈は乾六，督脈は兌七，陰維脈は艮八，任脈は離九である。余りがそのまま，八卦の代表数に該当するので，ある時刻の開穴および奇経を求めることができるのである。

4．「飛騰八法」

飛騰八法は霊亀八法よりも運算を簡便にしたもので，時辰の天干を知れば直ちにその時の八卦並びに奇経を知ることができる。「時辰干支一覧」からその時の天干を求めることができる。時辰天干が，甲壬は乾で衝脈，乙癸は坤で陽蹻脈，丙は艮で陰維脈，丁は兌で陰蹻脈，戊は坎で帯脈，己は離で任脈，庚は震で陽維脈，辛は巽で督脈に配当する。この八卦・奇経の配当は霊亀八法と異なる。

飛騰八法が霊亀八法より簡便に奇経を知ることができるといっても，異なる配当方法を用いていることより，ある時刻の開穴は異なり，霊亀八法とはまったく別な時刻取穴方法と言える。

5．「十二経夫妻相合遂日按時取原法」

　「十二経夫妻相合遂日按時取原法」は元代の王国瑞によって作られた按時取穴法である。王国瑞の著である『扁鵲神応鍼灸玉龍経』に記載されている。五門十変夫妻配合理論であり，十二経脈を天干に配当して，原穴を取穴し，配穴を夫妻関係で組み合わせたものである。『千金要方』の「手足三陰三陽穴流注法」に根拠を置いている。子午流注納干法では，三焦を壬水，心包絡を癸水とするが，王国瑞は三焦を戊土，心包絡を己土に配した。また，天干は壬癸に終わり，地支は子丑に始まるので，壬子日，癸丑日の日に陰陽は交替し終始が入れ替わるとして，別途天干の横軸に配している（天干→甲乙丙丁戊癸庚辛壬癸，壬子，癸丑）。陽日陽時は陰経（妻）穴を主として陽経（夫）穴を配し，陽日陰時には陽経（夫）穴を主として陰経（妻）穴を配し，陰日陰時には陽経（夫）穴を主として陰経（妻）穴を配し，陰日陽時には陰経（妻）穴を主として陽経（夫）穴を配している。配穴順序では主穴を先に刺鍼してから従穴を刺鍼する。

※須藤千春・水谷章夫,「病気の気象学（2）寒候期に多発する疾患の発症状況」,（財）大阪防疫協会機関誌『MAKOTO』128号,　2004年

3 五運六気学説

(1) はじめに

　五運六気とは運気とも簡称し，陰陽五行学説を基礎として，漢代以降中国において，自然界の気候気象変化が人や動植物に及ぼす影響について説かれた学説である。五運六気の理論及び運用方法は，黄帝内経『素問』の運気七篇と呼ばれる，天元紀大論篇第六十六，五運行大論篇第六十七，六微旨大論篇第六十八，気交変大論篇第六十九，五常政大論篇第七十，六元正紀大論篇第七十一，至真要大論篇第七十四（遺篇として伝っている刺法論篇第七十二と本病論篇第七十三は運気論に関しての内容となっている）に説かれている。また，六節藏象論篇第九の冒頭より「天地之運．陰陽之化．其於萬物．孰少孰多．可得聞乎」の部分にまで，運気論の内容が説かれている（この部分は王冰が運気七篇と共に編入したのだろうとされている）。

　運気七篇の成立時期・由来については，宋の林億らが重廣補注黄帝内経素問・新校正本の中で，王冰が伝本の内経素問を編纂校正するにあたり欠けていた部分に，「陰陽大論」の文を運気七篇として編入したのだろうとして以来，さまざまな見解がある。運気七篇の内容は，他の部分と文体も異なり，また原『素問』と全く同じ文章を語句を入れ替えて記述していること（天元紀大論など），干支紀年法は運気論篇以外に見られないこと（蔵気法時論に記載されている天干は季節を示している。干支紀年法は後漢になってから使われ始めた。前85年四分暦発布），内経以後の『難経』，甲乙経，全元起注本等には運気七篇についての記載が全くないことより，本来の『素問』とは成立した年代が異なるとされている。山田慶児氏による最新の運気論研究では，王冰注の解析により運気七編の『素問』への挿入は宋代に入ってからとされている。[※1]

　私見では，運気論形成の淵源は，隋以降の平均気温の上昇[※2]による温熱病の増加に基づく病因病証学の蓄積および未解決であった気候・気象と藏府経絡説の統合のためと思われ，臨床実践を通じての新たな運気論思想に従って内経

の病因病理学，論治学，藏象学などの分野を発展させたものと考えている。

運気論の登場は内経医学史上の大きな転換点となり，宋元代における新たな医論形成の原動力となった。すなわち劉河間の火熱論，張従正の攻邪学説，李東垣による脾胃の重視と下焦相火賊火説，朱丹渓による相火病邪説・滋陰降火説など，運気論を通じて病因病理学・処方学は飛躍的な展開・発展が見られることとなる。この医学は李東垣・朱丹渓の学説を中心に李朱医学として，田代三喜により日本に伝来され，曲直瀬道三らによって後世派が形成された。※3
しかし後世派のアンチテーゼとして勃興した傷寒論を聖典とする古方派は，原『素問』の五行五藏論自体を無益として否定するため，※4 運気論も当然否定することになる。しかし，運気論で明確になった病邪学説は劉河間・張従正の攻邪学説を通して吉益東洞らに影響したとする考えもある。※5 江戸後期には古方派・考証学派が主流となり，また運気論関係の述書は例えば生年月日により某年に発病する病が分かるなど運命決定論的傾向を強めて俗化し，※6 ここに運気論はほとんど顧みられなくなった。昭和，平成においても運気論の存在自体を妄説とする日本の研究者が少なくないが，※7 近年，石田秀実氏らにより運気論の内経医学理論に及ぼした医学思想に着目するなど，日本においても運気論復興の機運がある。※8

中国では明代より清代にかけてペストなどの重篤な温熱疫病が度々流行し，※9 運気論から着想された劉河間の火熱論を淵源として温病学説が形成されていった。また現代中医学は，金元医学の流れを汲む張景岳など明清時代の学術を受け継いでおり運気論の理論を内包している。

気候予測学としての運気論については日中共に一度廃れてしまったが，任応秋の「運気学説」の出版以降，中国では広く研究が行われるようになり，現在では関係書籍も非常に増えている。ただし，運気論研究において，根拠として乏しい統計資料で運気論による気候予測は正しいとする論説も多い。

以上の歴史を踏まえ運気論の内経医学に及ぼした影響は次のように考えられている。
①成無已（己）に始まる運気論に基づく『傷寒論』解釈が行われた。
②五気の火を君火・相火の2つに分け，六淫病邪説を提示して病因論を充実させた。

③運気論の気化学説から病邪の転化が論じられて，河間などは六淫はすべて火に化するとする論説などを説き病因病機説を充実させ，更に内生病邪を明らかにすることで湯液による補瀉論を発展させた。
④運気論の病証は火熱病証・温熅病(うんれい)が非常に多く，温病学の基礎を提示し，その源流となった。
⑤六気の少陽相火を提示し，相火への論及を通して腎命門相火説・下焦胞絡相火説・相火病因説などを生んだ。

次に運気論を評価・研究する上で以下の２点に分けて考える必要があるだろう。
①気候予測学としての五運六気の運用方法と妥当性について
②運気論篇に説かれている思想哲学・気象学説及び医学論説（気化論，整体論，病邪論，蔵象学，病因病理学，論治学，選薬法など，いまだ明らかになっていない医学思想）

本稿は五運六気学入門として①の五運六気の気候予測学としての運用方法を中心に述べ，予測学としての妥当性に関しても若干の考察をしてみたい。②の内容については，以下に現代中国運気論研究家の観点を紹介し，筆者の考えを述べる。

運気学説（運気七篇）の特徴について

■「中医運気学」楊力著の観点
　①気化学説は運気論の核心である。
　②病因病理学発展への寄与
　　歳主蔵害・至真要大論・病機十九条を中心に病因病理学を発展させた
　　審察病機，無失気宣・求其属
　③論治学
　　気候と論治，選薬の関係・勝復淫治治則・標本中気治則

■「黄帝内経素問運気七篇講解」方薬中，許家松共著の観点
　①整体恒動観②気化論③正邪論④求属論⑤弁証論治⑥選薬，制方，服薬，及び治療法

■著者の運気論の評価・認識
　上述の観点は当然として，運気論の気象学説の観点から検討し，運気論は以

下の重要な意義を提示したと考える。
①風邪の意義を明確にした。
②厥陰風木と少陽相火の概念により気象変化の動的認識方法を提示した。
③気候・五運と気象・六気(六淫)の二種類の並列的認識方法を提示した。
④客気概念で温病学説の基礎を築いた。
⑤十二経絡と気象(六淫)との関連を標本中気説として示し，気候気象と藏府経絡説との相関を明確にし完成させた。
⑥九宮八風の虚風の病因論を大きく発展させた。

以上の内容から，運気七編は原内経の陰陽五行学説および藏府経絡学説を更に発展させたものである，もしくは内包されている概念を明らかにしたと認識している。

※1 山田慶児：『気の自然像』，岩波書店，2002年
※2 竺可禎著・邵国儲訳：「中国の気候--5000年来の変化」，中国科学院『中国科学』1973年2号p114～127，古今書院，1975年　後漢より南北朝末までは寒冷期であり600年から1100年頃まで温暖期であったと推察している。本論を根拠として，隋代以降北宋末(600年～1100年)まで続く平均気温の上昇により，狭義傷寒は減少し温熱病は増加し運気七編の病証学(温病・熱邪火邪による病証が非常に多い)が形成されていったと考える。山田慶児氏は北宋初での運気七篇の挿入を述べられているが，運気論は隋以降の温暖な気候の中で徐々に形成されていったと考える。
※3 小曽戸洋：『漢方の歴史：中国・日本の伝統医学』，大修館書店，1999年
※4 舘野正美：『吉益東洞「古書医言」の研究　その書誌と医学思想』，汲古書院，2004年　本書で東洞は五行論を否定したのではなく陰陽五行説に拘泥する「陰陽医」達のありようであった，と興味深い論説を展開している。
※5 真柳誠・小曽戸洋：「漢方古典文献解説・27－金代の医薬書(その3)」『現代東洋医学』11巻1号108-113頁，1990年，小曽戸洋：「中国医学古典と日本」P79，塙書房，1996年
※6 山田慶児：「東アジア科学理論の批判的分析(下)運気論とはなんであったか」，『思想』(921)，岩波書店，2001年
※7 丸山敏秋：『黄帝内経と中国古代医学』，東京美術，1988年
※8 石田秀実：『中国医学思想史―もう一つの医学』，東京大学出版会，1992年
※9 ウイリアム．H．マクニール：『疫病と世界史』，中公文庫，2007年　1331年，中国でペストが初めて流行し多くの人々が死亡したとされている。

(2) 五運六気学説とは

　五運六気の五運とは，天の十干に木火土金水の五行を配して，毎年の歳運（さいうん）（年ごとの運）を推し量り，六気とは風・寒・暑・湿・燥・火のことであり，各々に地の十二支を配して，毎年の歳気（すなわち司天の気）を推し量るものである。年ごとの五運と六気の組み合わせにより，歳運と司天在泉（してんざいせん）の気が決定し，その年の気候気象の変化・変動を予測し説明する根拠となっている。

　七篇冒頭の天元紀大論には五運六気について次のように説かれている。

　「夫五運陰陽者．天地之道也．萬物之綱紀．變化之父母．生殺之本始．神明之府也．可不通乎．故物生謂之化．物極謂之變．陰陽不測謂之神．神用無方謂之聖．夫變化之爲用也．……．神在天爲風．在地爲木．在天爲熱．在地爲火．在天爲濕．在地爲土．在天爲燥．在地爲金．在天爲寒．在地爲水．故在天爲氣．在地成形．形氣相感．而化生萬物矣．然天地者．萬物之上下也．左右者．陰陽之道路也．水火者．陰陽之徴兆也．金木者．生成之終始也．氣有多少．形有盛衰．上下相召．而損益彰矣．」陰陽〜六気。神〜太極陰陽，元気（気）。

意訳：天地に満ちている元気は，天にあっては風・熱（火）・湿・燥・寒の六気の働きとして現れ，地にあっては木・火・土・金・水の五運と現れ，天の気である六気と地の形気が相感して万物を化生する（万物を生じる）。天地は万物の上下となり，左右は陰陽の道路となる（ここでは文脈より上とは天の六気，下は地の五運。類経では上は司天，下は在泉としている）。気に三陰三陽の多少があり，形には五運の太過不及の盛衰の違いがある。天の六気と地の五運が相召しあって万物の損益が生じるのである。

《六元正紀大論》

　「先立其年．以明其氣．金木水火土．運行之數．寒暑燥濕風火．臨御之化．則天道可見．民氣可調．陰陽卷舒．近而無惑．數之可數者．請遂言之．」

意訳：まずその年の干支を明らかにすれば主運・客運及主気・客気は明らかになり，金・木・水・火・土の五行の気数や寒・暑・燥・湿・風・火の六気が加臨する時の生化作用が明らかになります。そうすれば，天道は明らかとなり，人の気は調えることかでき，陰陽の動きは理解でき，卑

近な現象を見ても惑うことはありません。五運六気の気数についてことごとく申し上げましょう。

　以上のとおり，五運とは，木火土金水の五行に天の十干を配して毎年の歳運を推し量り，六気とは風・熱（温）・火（暑）・湿・燥・寒に地の十二支を配して毎年の歳気（すなわち司天の気）を推し量るものである。この五運と六気の組み合わせによって，実際の気候変化が説明される。

　運気学説を運用する上で以下の三点について理解しておく必要がある。
①運気論の理論の中心は陰陽五行学説と三陰三陽学説であり，五行の相生相剋関係を用いていること。
②運気論における干支の運用方法。
③運気論篇の暦法。

(3) 内経と運気論篇の暦法

1．回帰年

　回帰年とは，一年が再びめぐるまでの時間と，その基準点をいつにとるかということで，通常立春を基準にとり，一年は365.25日とする。運気論では王冰の注により，一年の起始点を大寒にする説が一般的である。太陰太陽暦では正月の新月を一年の始まりとする。

2．干支紀年
　　かんし　きねん

　十干（甲乙丙丁戊己庚辛壬癸）と十二支（子丑寅卯辰巳午未申酉戌亥）との六十通りの組み合わせにより，歳を表記する方法。

3．六節区分

　六節区分は内経において運気論篇でのみ説かれている区分法である。一年は春夏秋冬の四季よりなるが，六気の風・熱・火・湿・燥・寒それぞれが主る季節を六季という。その区分の方法を六節区分という。

《天元紀大論》
「天以六爲節．地以五爲制．」

六節区分の起始点は王冰によって大寒と定められた。その根拠は以下のとおりである。
《至真要大論》
「帝曰．分至何如．岐伯曰．氣至之謂至．氣分之謂分．至則氣同．分則氣異．所謂天地之正紀也．帝曰．夫子言春秋氣始于前．冬夏氣始于後．余已知之矣．」
　「気至」とは冬至・夏至を指す。「気分」とは春分・秋分を指す。したがって冬至の前後は陰に属する。夏至の前後は陽に属する。故に「至則気同」というのである。春分前は陰，后は陽，秋分前は陽，后は陰である。故に「分則気異」となる。春暖の気は夏暑の前に始まり，秋清の気は冬寒の前に始まる。故に「春秋気至干前」となる。
　また至真要大論に「故陽之動．始於温．盛於暑．陰之動．始於清．盛於寒．」とある。王冰はこれらの経文を，六気の分位を説いた内容であると考えた。王冰注「以分至明六気分位」。春分は初気と二気を分け，秋分は四気と五気を分けるものとした。王冰注「春秋二分是間気，初二四五気各分其政於主歳左右也。……初気四気始於立春立秋前各十五日為紀法。三気六気始於立夏立冬前後各十五日為紀法。」立春前15日は大寒日である。これが王冰が大寒を六気の起始日とした理由である。
　しかしながら，張志聡，高士宗らは，この王冰の考えに異を唱えている。「所謂歩者．六十度而有奇．」六微旨大論で一歩（一気）の長さは60日余であるとしているが，春分から秋分の長さと秋分から春分の長さが9日違うため，王冰の六気分位の法では六気のそれぞれの長さは異なり，初気が60日になることがあり，文意に反するとして，初気は立春より始まるとしている。

4．八節区分
　一年は，四立（立春，立夏，立秋，立冬）と二分二至（春分，秋分，夏至，冬至）により8つに区分されている。これを八節気という。起始日は立春である。『霊枢』九宮八風はこの八節気に基づいて説かれている。

5．暦月の区分
　内経では，北斗七星の斗綱の指す方向で月を決める斗綱建月法（とこうけんげつほう）を用いていた。この建月法は二十四節気と対をなしている（詳しくは内経の時間区分法を参照）。

九宮八風図　　　　　後天易図

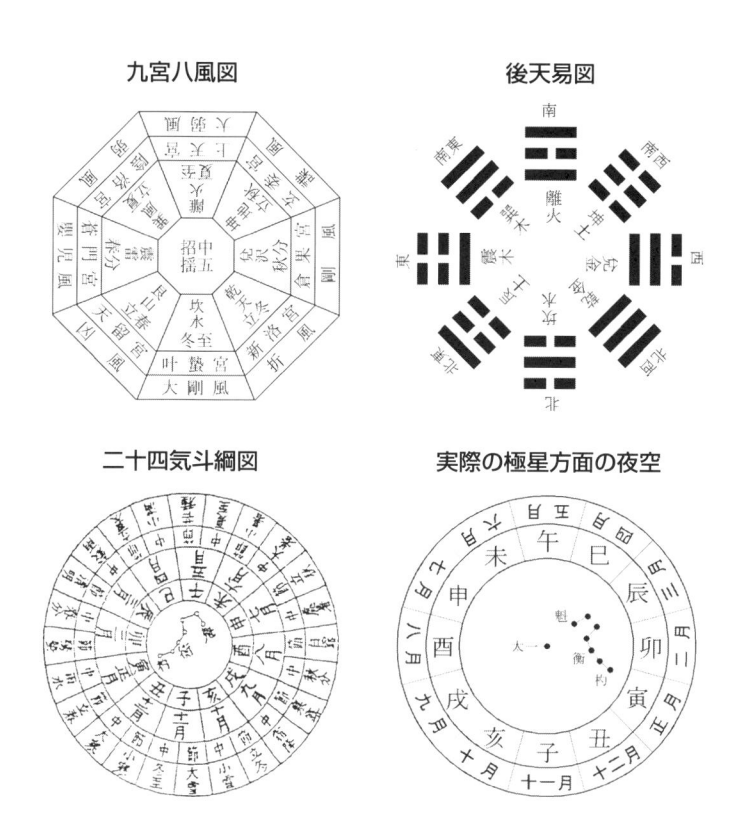

二十四気斗綱図　　　実際の極星方面の夜空

（4）干支紀年と五運六気配当

　干支を五運六気に配当すること，すなわち十干化運及び十二支化気は運気論の核心であり，易経を淵源とする宇宙生成論，気化論などの独自の哲学により説かれている。

《天元紀大論》

「太始天元冊文曰．太虛廖廓．肇基化元．萬物資始．五運終天．布氣眞靈．摠統坤元．九星懸朗．七曜周旋．曰陰曰陽．曰柔曰剛．幽顯既位．寒暑弛張．生生化化．品物咸章．臣斯十世．此之謂也．」太虛：最も根元的な物。廖廓：際限がないこと。肇：始。化元：造化の根元。布気：六気のめぐり。坤元：地の働き，万物を生育する根元。九星：天空の九個の星辰。七曜：日，

285

月，木星，火星，土星，金星，水星のこと。幽顕既位：幽は明らかでないこと。一年の幽顕は秋冬と春夏の変化，一日の幽顕は昼夜の変化。品物：万物のこと（以上，類経による）。

意訳：太始天元冊という書物には次のように説かれていた。「広々とした際限のない天空は，宇宙創造の根元であり，万物はここより発生した。五運は終わることなく天をめぐり，霊妙な働きである六気と共に大地の万物生成の法則となった。天空に九星と七曜は周旋し，かくして天に陰と陽の働きが生じ，地に柔と剛の生殺の働きが生じた。しかして一日に昼夜の区別が生じ，一年に春夏，秋冬の変化が生じ，四時に寒暑の気候変化が生じたのである。そして万物の生化の働きが生じたのである」

五運六気の冒頭に説かれるこの文章は，運気論が易経の影響を強く受けていることが理解され，天空の日月，五星，星辰が万物の発生の根元であり，変化の根本であるという，宇宙生成論を特徴としていることがよく分かる。この思想が十干化運，十二支化気へと展開されていくのである。

干支とは，天干（十干），地支（十二支）の略称で，殷代に干支という言葉が現れ，初めは日付や旬（十日）の表現に用いられていた。「干」は一つという意味で，太陽の出没のめぐりを一天と称し，天干が一日を示すようになった。「支」は分支（枝）という意味で，月の満ち欠け一巡を一月とすることに由来し，日は陽，月は陰なので「地支」とされた。十二支で本来12か月を示していた。次第に干支は紀年法として用いられるようになり，東漢・光武帝より公式に干支紀年法が用いられるようになった。

甲 子 表

天干	甲	乙	丙	丁	戊	己	庚	辛	壬	癸
地支	子	丑	寅	卯	辰	巳	午	未	申	酉
天干	甲	乙	丙	丁	戊	己	庚	辛	壬	癸
地支	戌	亥	子	丑	寅	卯	辰	巳	午	未
天干	甲	乙	丙	丁	戊	己	庚	辛	壬	癸
地支	申	酉	戌	亥	子	丑	寅	卯	辰	巳
天干	甲	乙	丙	丁	戊	己	庚	辛	壬	癸
地支	午	未	申	酉	戌	亥	子	丑	寅	卯
天干	甲	乙	丙	丁	戊	己	庚	辛	壬	癸
地支	辰	巳	午	未	申	酉	戌	亥	子	丑
天干	甲	乙	丙	丁	戊	己	庚	辛	壬	癸
地支	寅	卯	辰	巳	午	未	申	酉	戌	亥

1. 十干
　十干は甲乙丙丁戊己庚辛壬癸の十個である。『漢書・律歴志』には「出甲於甲，奮軋於乙，明炳於丙，大盛於丁，豊楙於戊，理紀於己，斂更於庚，悉新於辛，懷妊於壬，陳揆於癸」とあり，十干の順序は万物の発生・少壮・繁栄・老衰・死，そしてまた始めに回帰するという万物の発生より死に至るまでの過程と循環を示している。これは易において後天八卦が一年の循環を示していることと同じである。

(1) 十干の五行属性
　『素問』蔵気法時論にあるように，甲乙は木に属し，丙丁は火に属し，戊己は土に属し，庚辛は金に属し，壬癸は水に属する。また十干には陰陽の属性の違いがあり，十干の配列順序より奇数番目にあたるものは陽干であり，偶数にあたるものは陰干となる。

(2) 天干の五運配当（十干化運）
　天の十干は五運の各々に配されるが，その配し方は十干の五行属性とは全く異なる。
　「太始天元冊文．丹天之氣．經于牛女戊分．黅天之氣．經于心尾己分．蒼天之氣．經于危室柳鬼．素天之氣．經于亢氏昴畢．玄天之氣．經于張翼婁胃」《五運行大論》の文が五運配当の根拠である。牛・女・心・尾などは二十八宿の名称で月・太陽の通り道の基準となる星宿（エリア）。

意訳：太始天元冊という書に次のように書かれていた。「天空を見上げた時，丹天の気（赤色の光）が牛・女の位置より，戊の位置にかけてかかっていた。黅天の気（黄色）が，心・尾より己の位置にかかっていた。蒼天の気（青色）が危・室より柳・鬼の位置にかかっていた。素天の気（白色）が亢・氏より昴・畢の位置にかかっていた。玄天の気（黒色）が張・翼より婁・胃の位置にかかっていた」

　この内容を図示したのが，五気経天化五運図（五天五運図）である。十干の五行属性に基づく方角への配列と天空の五色（五行属性）の光の帯のかかり方（天の川の光の帯びを観測したものかも知れない）により，十干の五運配当は決められている。

五天五運図

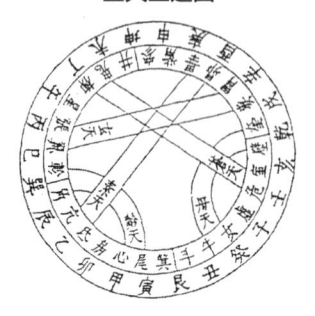

この図では，乾の位置が戌の分で春分に当たる（天門）。巽の位置が巳の分で，秋分に当たる（地戸）。

十干の五行属性と十干化運の表

十干	コウ 甲 キノエ	オツ 乙 キノト	ヘイ 丙 ヒノエ	テイ 丁 ヒノト	ボ 戊 ツチノエ	キ 己 ツチノト	コウ 庚 カノエ	シン 辛 カノト	ジン 壬 ミズノエ	キ 癸 ミズノト
五行属性	木		火		土		金		水	
化五運	土運太過	金運不及	水運太過	木運不及	火運太過	土運不及	金運太過	水運不及	木運太過	火運不及

2．十二支

(1) 十二支の五行属性について

十二支を天空の十二辰に配し，斗綱建月により四季を配することにより，十二支の五行属性は決められる。

十二支月建五行所属図

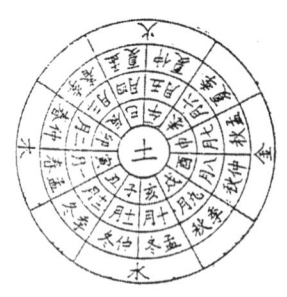

季春三月（辰），季夏六月（未），季秋九月（戌），季冬十二月（丑）の4か月の五行属性は土となる。『素問』太陰陽明論には「脾者土也．治中央．常以四時長四藏．各十八日寄治．」とある。土は方角においては中央を主ると同時に，一年においては，立春・立夏・立秋・立冬前十八日間を主ることより，辰・未・戌・丑は土位となるのである。

この十八日間のことを土用もしくは四維といい（日本では夏の土用のみが慣習として残っている），季節の移行期にあたり雷雨・風雨（土気）と共に季節が移り変わっていく。また孟・仲・季の季の時に当たり（季春・季夏・季秋・季冬），四季それぞれに最も季節の特徴が現れる時である。それは土用に至り，木気・火気・金気・水気が土気の養いを受けて盛んとなるからである。

さて，十二支の起始は子からであるが，一年12か月の始めは寅となっている。これはどういうことだろうか。張景岳は『類経図翼・気数統論』の中で次のように述べている。「朱子曰，冬至前四十五日属今年，后四十五日属明年。而冬至之日，正当斗柄建干子中，是為一歳之首尾也。故十一月建在子，一陽卦復，蓋以建子之月，陽気雖始干黄鐘，然独潜伏地下，未見発生之功，及其暦丑転寅，三陽始備，干是和風至而万物生，萌芽動而蟄藏振，遍満寰区，無非生意。故陽雖始干子，而春必起干寅，是以寅卯辰為春，巳午未為夏，申酉戌為秋，亥子丑為冬，而各分其孟仲季焉。」

子の時である冬至は一年の首尾であるが，一陽来復の陽気を初めて生じる時であり，気候としてはいまだ寒く冬の季節である。寅の時に至り陽気はいよいよ盛んとなり，春の気候が自然界に現れ始める時であるため，一年の始まりを孟春の寅としているのである。

(2) 十二支の陰陽

十干と同じく十二支にも五行属性と同じく陰陽の区別がある。奇数番目が陽支，偶数番目が陰支となるので子寅辰午申戌は陽支となり，丑卯巳未酉亥は陰支となる。

(3) 十二支の順序について

《史記・律書》

「子者，滋也，滋者，言万物滋干下也。丑者，紐也，言陽気在上未降，万物厄紐，未敢出也。寅言万物始生螾然也，故曰寅。卯之為言茂也，言万物茂也。辰者，言万物之蜄也。巳者，言陽気之巳尽也。午者，陰陽交，故曰午。未者，

言万物皆成，有滋味也。申者，言陰用者，申賊万物，故曰申。酉者，万物之老也，故曰酉。戌者，言万物尽滅，故曰戌。亥者，該也，言陽気藏于下，故該也。」

以上の通り，十二支もまた十干と同じく事物の発生・発展・成長・衰退・死という一連の過程を示している。

(4) 十二支の三陰三陽属性

十二支の五行属性は以上で明らかになったが，五運六気における十二支への六気配当は，十干の五行配当が五運配当と違うように，異なっている。六気の五行属性は風（木）・熱及び火（火）・湿（土）・燥（金）・寒（水）である。十二支を六気に配当することは「十二支化気」と呼ばれる。十二支の六気配当は次の通りである。

《五運行大論》

「子午之上．少陰主之．丑未之上．太陰主之．寅申之上．少陽主之．卯酉之上．陽明主之．辰戌之上．太陽主之．巳亥之上．厥陰主之．」上とは天の気のこと。

意訳：子午の年は少陰君火が天の気を主（司）る（＝司天の気）。丑未の年は太陰湿土が主る。寅申の年は少陽相火が主る。卯酉の年は陽明燥金が主る。辰戌の年は太陽寒水が主る。巳亥の年は厥陰風木が主る。

このように十二支への六気配当は，十二支への五行配当と大きく異なる。

十二支化六気表

歳支	子 ネ	丑 ウシ	寅 トラ	卯 ウ	辰 タツ	巳 ミ	午 ウマ	未 ヒツジ	申 サル	酉 トリ	戌 イヌ	亥 イ
五行属性	水	土	木	木	土	火	火	土	金	金	土	水
司天之気	少陰君火	太陰湿土	少陽相火	陽明燥金	太陽寒水	厥陰風木	少陰君火	太陰湿土	少陽相火	陽明燥金	太陽寒水	厥陰風木
在泉之気	陽明燥金	太陽寒水	厥陰風木	少陰君火	太陰湿土	少陽相火	陽明燥金	太陽寒水	厥陰風木	少陰君火	太陰湿土	少陽相火

(5) 正化対化論（十二支化六気論）

正化対化論とは，十二支が六気にどう気化するのかということで，すなわち十二支の六気への配当の仕方のことである。

《素問六気玄珠密語》王冰著（仮託とされる）
「正化者，即天令正化其令，正無邪化，天気実故也。対化者，即対位衝化也。対化即天令虚。」
意訳：正化とは，天令（気候）がその令を正しく化すことを言う。すなわち，ある季節が時節に適った気候であること。正化は邪気となることはない。天の気が実であるからである。対化は対位にあって化す。対化は天令が虚である。

《素問入式運気論奥・論客気》劉温舒著
「六氣分上下左右而行天令，十二支分節令時日而司地化。上下相召，而寒，暑，燥，湿，風，火與四時之気不同者，蓋相臨不一而使然也。六気司於十二支者，有正対之化也。然厥陰所以司於巳亥者，何也。謂厥陰木也，木生於亥，故正化於亥対化於巳也。雖有卯為正木之分，乃陽明（燥）金対化也，所以従生而順於巳也。少陰所以司於子午者，何也。謂少陰為君火尊位，所以正得南方離位，故正化於午，対化於子也。太陰所以司於丑未者，何也。謂太陰為土，土属中宮，寄於坤位西南，居未分也，故正化於未，対化於丑也。少陽所以司於寅申者，何也。謂少陽相火位畢於君火也，雖有午位，君火居之，火生於寅，故正化於寅，対化於申也。陽明所以司於卯酉者，何也。謂陽明為金，酉為西方，西方属金，故正化於酉，対化於卯也。太陽所以司於辰戌者，何也。謂太陽為水，雖有子位，以居君火対化，水乃伏土中，即六戊天門戌是也，六巳地戸辰是也，故水雖土用，正化於戌，対化於辰也。……此天之陰陽合地之十二支，動而不息者也。」

十二支が六気と配される理由が正化対化論によって説かれている。内容を以下にまとめた。

① 少陰君火は火の尊位なので正南の離位に配される。午は少陰の正化，したがって反対側の子は少陰の対化となる。
② 陽明燥金は正西方に配されるので，正化は酉となり，対化は卯となる。
③ 10月は亥と建て，水令の孟冬の月である。水は木を生じるがゆえに亥を厥陰風木とする。対化は巳となる。五行相生の意義あり（木の正位は卯であるが陽明の対化となっているので亥を厥陰としている）。
④ 寅は木気の起こる時で，木はよく火を生じる。したがって寅は少陽相火の正化となり，申は対化となる。五行相生。

⑤未と丑は等しく土である。未は6月であり6月は長夏で太陰湿土の時であるので、未は太陰の正化となり、丑は対化となる。
⑥水の正位は子であるが、子は君火の対化となっている。9月は戌と建て、秋金隆盛の時である。故に戌を太陽寒水の正化とし、辰を対化とする。五行相生。

六気正化対化図

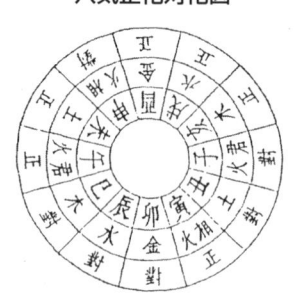

(5) 五 運

1．歳運（中運，大運ともいう）

《天元紀大論》
「所以欲知天地之陰陽者．應天之氣．動而不息．故五歳而右遷．」
古代中国においては、一年を5つの季節気候に区分した。
《素問五運行大論》には五方観により、それぞれの方角において季節ごとに異なった性質の気候を生じて、一年の気候変化が生まれることが説かれている。
「東方生風．風生木．木生酸．……神在天爲風．在地爲木．南方生熱．熱生火．火生苦．……其在天爲熱．在地爲火．中央生濕．濕生土．土生甘．……其在天爲濕．在地爲土．西方生燥．燥生金．金生辛．……其在天爲燥．在地爲金．北方生寒．寒生水．水生鹹．……其在天爲寒．在地爲水．」
この五季の考え方が五運の基礎となり、一年を5つに気候区分したものを、「主運」という。紀年法の干支により決まる十干に五運を配当したものを「歳運」という。歳運は「中運」、「大運」ともいい、ある年の一年中の気候特徴を示す。ちなみに中運とは、歳運が司天・在泉の真中にあるという意味が含まれている。すなわち甲・己の年は土運が主り、乙庚年は金運が主り、丙辛の年は

水運が主り，丁壬の年は木運が主る。

《天元紀大論》

「甲己之歳．土運統之．乙庚之歳．金運統之．丙辛之歳．水運統之．丁壬之歳．木運統之．戊癸之歳．火運統之．」

《気交変大論》

「歳火太過．炎暑流行．金肺受邪．民病瘧．少氣欬喘．……」

例えば，戊の年はすべて火運太過の年であり，この年の気候特徴は炎暑の気候で，火気が金肺を傷害する（火剋金）。人々は瘧病を病んだり少気して咳喘の病となる。

2．太過不及
　　たいか　ふきゅう

《天元紀大論》

「形有盛衰．謂五行之治．各有太過不及也．」

「太過」とは主歳の運気が旺盛で有余であること。「不及」とは主歳の運気が衰退して不足していることである。十干にはそれぞれ陽干，陰干の区別があり，陽干である甲丙戊庚壬の年では歳運は太過であり，それぞれ土運太過，水運太過，火運太過，金運太過，木運太過の年となる。陰干である乙丁己辛癸の年では歳運は不及となり，それぞれ金運不及，木運不及，土運不及，水運不及，火運不及の年となる。

甲の年はすべて土運太過であり，すなわち干支紀年における甲子，甲寅，甲辰，甲午，甲申，甲戌の六年は土運太過となる。《『素問』気交変大論篇》「歳土太過．雨湿流行」。

己の年はすべて土運不及であり，己丑，己卯，己巳，己未，己酉，己亥の六年は土運不及となる。《同篇》「歳土不及．風廼大行」（木剋土）。

丙の年（丙子，丙寅，丙辰，丙午，丙申，丙戌）は水運太過となる。

《同篇》「歳水太過．寒氣流行．」。

辛の年（辛丑，辛卯，辛巳，辛未，辛酉，辛亥）は水運不及となる。

《同篇》「歳水不及．濕廼大行．」（土剋水）。

戊の年（戊子，戊寅，戊辰，戊午，戊申，戊戌）は火運太過となる。

《同篇》「歳火太過．炎暑流行」。

癸の年（癸丑，癸卯，癸巳，癸未，癸酉，癸亥）は火運不及となる。

《同篇》「歲火不及．寒廼大行．」（水剋火）。

庚の年（庚申，庚午，庚辰，庚寅，庚子，庚戌）は金運太過となる。

《同篇》「歲金太過．燥氣流行．」。

乙の年（乙卯，乙丑，乙亥，乙酉，乙未，乙巳）は金運不及となる。

《同篇》

壬の年（壬申，壬午，壬辰，壬寅，壬子，壬戌）は木運太過となる。

《同篇》「歲木太過．風氣流行」。

丁の年（丁卯，丁丑，丁亥，丁酉，丁未，丁巳）は木運不及となる。

《同篇》「歲木不及．燥廼大行」。

太過の年は本気が流行し，不及の年は克己の気が流行する。

次に具体的な例として土運太過の年について，どのような気候となり，人がどのような疾患を生じるのか見てみよう。

《気交変大論》

「歲土太過．雨濕流行．腎水受邪．民病腹痛清厥．意不樂．體重煩冤（はんえん）．上應鎮星．甚則肌肉萎．足痿不收．行善瘈．脚下痛．飲發中滿．食減．四支不擧．變生得位．藏氣伏．化氣獨治之．泉涌河衍．涸澤生魚．風雨大至．土崩潰．鱗見于陸．病腹滿溏泄．腸鳴反下甚．而太谿絶者．死不治．上應歲星．」

意訳：土運大過の年は，雨がよく降り，湿の気が行き渡り，人においては腎の藏が邪気（土気）を受ける。人々は腹痛を起こしたり，手足が冷え上がったり，憂鬱な気分になる。身体は重たく悶（もだ）え苦しむ。天空では土星が明るく輝く。土気が旺盛すぎると脾も傷害を受け，肌肉がやせ衰え，足が萎えて動かず，動くと足が引きつり痛む。水飲が生じると腹が脹れ上がり食欲がなくなり，四肢は動かすことができなくなる。土の位を得ると（四維などの季節）土気のみが旺盛になり，地下水が涌き上がり，河は水位が増し，涸渇していた沼地にも魚が繁殖する。木気が報復し始めると風雨が到来し，堤防は決壊し，魚が陸地にも現れる。風木によって脾土は克され腹満溏泄，腸鳴し下痢が止まらなくなる。太谿脈が絶するものは不治でありやがて死ぬ。この時，天上では木星が明るく輝く。

他の太過不及の気候物候病症については本文を参照のこと。また五常政大論にも太過，不及の年の気候特徴，動植物への影響，人体への影響，発病しやすい病などについて詳述されている。

《五常政大論》

「帝曰．其不及奈何．岐伯曰．木曰委和．火曰伏明．土曰卑監．金曰從革．水曰涸流．帝曰．太過何謂．岐伯曰．木曰發生．火曰赫曦．土曰敦阜．金曰堅成．水曰流衍．」

木運不及を委和（いわ）という。火運不及を伏明（ふくめい），土運不及を卑監（ひかん），金運不及を從革（じゅうかく），水運不及を涸流（こりゅう）という。

木運太過を發生という。火運太過を赫曦（かくぎ），土運太過を敦阜（とんふ），金運太過を堅成，水運太過を流衍（りゅうえん）という。

ところで，運気論において干支と五運六気の関係に注目すると，天の十干は地の五運と化し（十干によって五運は表される），地の十二支は天の六気と化していることが分かる。これは易の「地天泰」の卦と同じことであり，天地間の陰陽相交を表し，そして始めて天地間の気の交流があり万物が化生されることを示している。

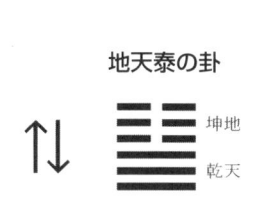

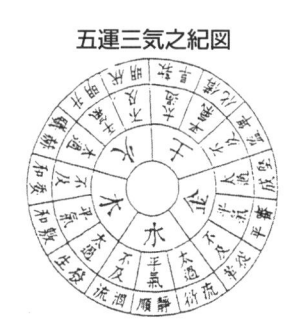

3．平気

《五常政大論》

「願聞平氣．何如而名．何如而紀也．岐伯對曰．昭乎哉問也．木曰敷和．火曰升明．土曰備化．金曰審平．水曰靜順．帝曰．其不及奈何．……太過何謂．……三氣之紀．願聞其候．」

歳運が太過でも不及でもないことを平気という。太過，不及，平気の三つを五運三紀という。平気の年は気候は穏やかで，疾病の発生も少ないとされる。木運平気の年を敷和，火運平気の年を升明，土運平気の年を備化，金運平気の年を審平，水運平気の年を靜順という。

《類経図翼》

「平気，如運太過而被抑，運不及而得助也。」

歳運が太過の年に，司天の気によってその太過の気が剋される場合，歳運が不及の年に司天の気や歳支の五行属性によって補なわれる場合に平気の年となる。例えば，癸巳年（みずのとみ）は火運不及であるが巳は五行属性で火であり，不及の火を補うことにより，癸巳年は平気の歳となるのである。また戊辰年（つちのえたつ）は火運太過であるが，辰年の司天は太陽寒水であり，太過の火を寒水が抑えることで，平気の歳となる。辛亥年（かのとい）は水運不及であるが，亥は五行属性で水であり，不及の水を補うことにより，辛亥年は平気の歳となるのである。

4．主運

主運とは，一年を5つに分かち，それぞれに五運を配したものである。主運は五行相生の順序に従って推移し，大寒に木運より始まり，火運，土運，金運，水運と続き，また元に戻る。運気論篇以外の『素問』では春・夏・長夏・秋・冬の五季によって季節と病理を論じている。五季では始まりは立春である。五運の各々の運気を一歩といい，一歩は一年を均等に五等分したもので七十三日五刻（一日は百刻）となる。木運（初運）は大寒日に始まり，火運（二運）は春分后十三日に始まり，土運（三運）は芒種后十日に始まり，金運（四運）は処暑后七日に始まり，水運（五運）は立冬后四日に始まる。

主運のそれぞれの気候特性は五運の五行属性をもって基本規律としているので，五行属性に従った気候となる。

主運については，①五音建運②太少相生③交司時刻について理解しなければならない。

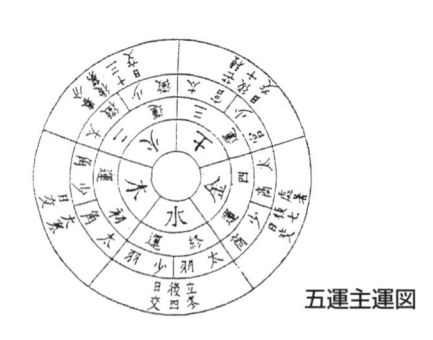

五運主運図

(1) 五音建運

五音とは宮、商、角、徴、羽のことである。
《『素問』陰陽応象大論》

「東方生風．風生木．……在音爲角．南方生熱．熱生火．……音爲徴．中央生濕．濕生土．……在音爲宮．西方生燥．燥生金．……在音爲商．北方生寒．寒生水．……在音爲羽．」

以上のように五行より五音は生じ、五音を五行・五運の音で表した性質を示す。運気論では五音の名称で一年の五運を表す。これは歳運との区別のために用いられているものと考えられる。「角」は「触」であり、陽気が触動して発生する意味である。「徴」は「止」であり、陽気が盛んにして極まり、陽気の隆盛が止むという意味である。「宮」は「中」であり、中和の意義がある。土は中央にあって万物を化生するということである。

「商」は「強」である。堅強の意義があり、五行の金は最も堅強の性質を持っているからである。「羽」は「舒」である。陰尽きて陽が生じ、万物はここより舒発し始めるという意義がある。

五音建運太少相生図

(2) 太少相生

十干には陰陽の区別があるので、五運を表す五音にも陰陽の区別が生じる。十干のうち甲、丙、戊、庚、壬は陽干で、乙、丁、己、辛、癸は陰干である。陽干は「太」に属し、陰干は「少」に属する。

木運には「太角」と「少角」の区別があり、火運には「太徴」と「少徴」の区別があり、土運には「太宮」と「少宮」の区別があり、金運には「太商」と

「少商」の区別があり，水運には「太羽」と「少羽」の区別がある。

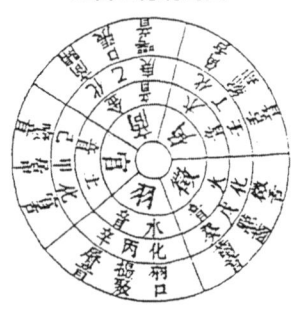

五音五行清濁図

五運の相生は五行の相生と同じであるが，五運相生には加えて陰陽相生の意義が含まれる。

「蓋太者属陽，少者属陰，陰以生陽，陽以生陰，一動一静，乃成易道。」

すなわち陰干の後には陽干が生じ，陽干の後には陰干がまた生じるのである。したがって大寒日に木運が太角より始まる年は次の火運は少徴であり，土運は太宮であり，金運は少商であり，水運は太羽で終わるのである。木運が少角より始まる年は，火運は太徴であり，土運は少宮であり，金運は太商であり，水運は少羽で終わる。

(3) 五歩推運

五歩とは一年が五運の5つの季節により区分されていることであるが，初運の木運が太角なのか少角なのかを決定することを五歩推運という。その方法は

五音五運太少相生解

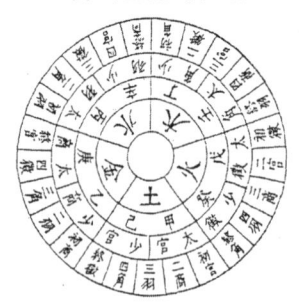

歳運によって決まる。例えば歳運（大運）が土運太過の甲の年は，甲は陽土に属し太宮である。したがって，この年の角徴宮商羽の太少において宮は太宮と決定される。宮が太宮であることより，太角→少徴→太宮→少商→太羽となる。歳運が土運不及の己の年は，己が陰土に属し少宮である。したがって一年の主運のめぐりは，少角→太徴→少宮→太商→少羽となる。他についても同じく類推できるだろう。

(4) 交司時刻

交司時刻とは，主運の五歩がそれぞれ大寒日，春分后十三日，芒種后十日，処暑后七日，立冬后四日の始まる時刻のこと。

暦は4年に一度閏日を入れることで誤差を修正するが，均等に分けると一年は365日と二十五刻となる。したがって一年の始まりの時刻は一年ごとに二十五刻（0.25日）ずつずれてくる。このずれによって年ごとに主運の始まる時刻に二十五刻ずつの違いが生じる。

《六微旨大論》

「甲子之歳．初之氣．天數始於水下一刻．終於八十七刻半．……乙丑歳．初之氣．天數始於二十六刻．終於一十二刻半．……丙寅歳．初之氣．天數始於五十一刻．終於三十七刻半．……丁卯歳．初之氣．天數始於七十六刻．終於六十二刻半．……次戊辰歳．初之氣．復始於一刻．常如是無已．周而復始．……所謂一紀也．是故寅午戌歳氣會同．卯未亥歳氣會同．辰申子歳氣會同．巳酉丑歳氣會同．終而復始．」

「初之気」とは一年の六気の第一番目のことであるが，初運と初之気の始まりは同じである。したがって，申，子，辰年の初運は大寒日の寅の刻に始まり，巳，酉，丑年の初運は大寒日の巳の刻に始まり，寅，午，戌年の初運は大寒日の申の刻に始まり，亥，卯，未年の初運は大寒日の亥の刻に始まるのである。

5．客運

主運は一年を5つに分けて，五運の五行属性に基づき，正常な気候変化を説明する。客運は異常な気候変化を説明するために用いる。その推算方法は，その年の歳運（大運）を客運の初運とする。例えば，甲年は土運に属し，甲年は陽土（土運太過）で，太宮となる。したがって客運の初運は太宮となるのである。主運と同じく太少相生して五行の順序でめぐるので，甲年の客運の順序

は，太宮→少商→太羽→少角→太徴となる。この場合，気候の変化は初運の時期（大寒～春分后十三日）は客運が太宮なので土運太過で雨が多くなる。

二運の時期（春分后十三日～芒種后十日）は少商で金運不及により火気が金気を剋し常年よりも暑くなる。三運の時期（芒種后十日～処暑后七巳）は太羽・水運太過で元来暑い時期であるがかえって寒くなる。四運の時期（処暑后七日～立冬后四日）は少角で木運不及により金気が木気を剋し，四運は金運の時期で主運，客運とも金運となり万物は枯れはて厳しい気候となる。五運の時期（立冬后四日～大寒）は太徴で火運太過となり，冬なのに暖かい気候となる。

以上のように大運は一年を通じての気候特徴を示し，主運は6つに分けた一年の正常な気候変化を示し，客運は異常な気候変化を説明するために用いる。

ただし，運気論篇自体では六気の客主加臨ほどに重視されていない。運気相同して小逆や不和などの相剋相生関係で運が主となる年であっても六気ごとの客主加臨の気象と症状が記載されている（六元正紀大論）。それと異なり主運と客運の五歩ごとの気象や病状の記載はない。

(6) 六　気

1．主気（六節気）

主気とは一年の6つに分けた季節の正常な気候変化を示すものである。
《六微旨大論》
「帝曰善．願聞地理之應六節氣位．何如．岐伯曰．顯明之右．君火之位也．君火之右．退行一歩．相火治之．復行一歩．土氣治之．復行一歩．金氣治之．復行一歩．水氣治之．復行一歩．木氣治之．復行一歩．君火治之」顯明～春分のこと（類経図翼）。

「六節気位」とは主気のことで一定不変の六気の順序をいう。主気（六節気）は厥陰風木，少陰君火，少陽相火，太陰湿土，陽明燥金，太陽寒水の順序でめぐる。また《天元紀大論》には「応地之気，静而守位，故六期而環会。」とあり，「応地之気」である六気は動かずに（静）その位を守り（一定不変の順序），六つの季節は一輪のようにめぐる。

一節気（一歩ともいう）は一年を6等分した六十日八十七刻半であり，厥陰

風木の初之気は主運と同じ大寒より始まる。二の気（少陰君火）は春分より始まる。三の気（少陽相火）は小満より始まる。四の気（太陰湿土）は大暑より始まる。五の気（陽明燥金）は秋分より始まる。終の気（太陽寒水）は小雪より始まり，大寒にて終わり翌年の初之気につながっていく。

主気（六節気）の主る気候について

　初の気より終之気に至る各々の気候特徴は六気の名称によって示される。すなわち，初の気は「風木」を，二の気は「君火（温）」を，三の気は「相火（暑）」を，四之気は「湿土」を，五之気は「燥金」を，終之気は「寒水」を特徴とする。運気論以外の内経で説かれる五季との違いは，夏の火気が「君火」（温・熱）と「相火」（暑・火）に分かれていることである。また，五季の春は六節気で言う風木と君火の立夏以前，夏は君火の立夏以後と相火にクロスしていることも注目に値する。

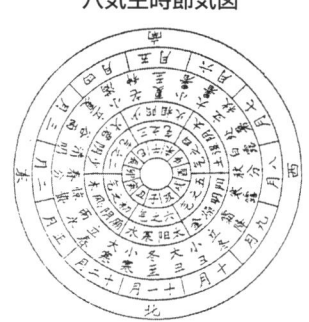

六気主時節気図

2．客気

　主気は正常な気候変化を示すものであり，客気は異常な気候変化を説明するものである。

　客気は主気と同じく6つに気候を区分するが，配列の順序が異なる。客気の順序は，厥陰風木→少陰君火→太陰湿土→少陽相火→陽明燥金→太陽寒水となる。

《六微旨大論》

　「帝曰．願聞天道六六之節．盛衰何也．岐伯曰．上下有位．左右有紀．故少陽之右．陽明治之．陽明之右．太陽治之．太陽之右．厥陰治之．厥陰之右．少陰治之．少陰之右．太陰治之．太陰之右．少陽治之．」ここでの天道とは，

主気の「地理之応六節気位」に対するもので，主気は地気を司り，客気は天気を司る。この文は客気の順序を説明している。

客気の順序は，三陰三陽の陰陽の多少によって決定される。すなわち，厥陰（一陰）少陰（二陰）太陰（三陰）少陽（一陽）陽明（二陽）太陽（三陽）となるのである。

客気の六歩は，司天の気，在泉の気，上下左右の四間気によって構成される。

(1) 司天在泉
《五運行大論》

「論言．天地者萬物之上下．左右者陰陽之道路．未知其所謂也．岐伯曰．所謂上下者．歳上下見陰陽之所在也．左右者．諸上見厥陰．左少陰．右太陽．……．所謂面北而命其位．言其見也．帝曰．何謂下．岐伯曰．厥陰在上．則少陽在下．左陽明．右太陰．……．所謂面南而命其位．言其見也．」

意訳：天元紀大論には「天地は万物の上下であり，左右は陰陽の道路となる」と説かれていた。いまだこの意味が解らないのだが。岐伯が言う。上下とはある年の司天の気，在泉の気のことをいい，左右とは司天在泉の間気のことである。司天は北に向かってその位を定め，在泉は南に向かってその位を定める。

十二支によって決定される主歳の気が司天の気のことで，客気の三の気に配される。在泉の気は司天の気が何であるかによって決まり終の気に配される。客気のめぐりを円周であらわすと司天は円の真上に位置し，在泉の気は真下になる。間気とは司天，在泉それぞれの左右の気のことであり，司天在泉それぞれに左右の間気がある。

十二支化気のところで説明したとおり，子午年は少陰君火が司天となる。丑未年は太陰湿土が司天となる。寅申年は少陽相火が司天となる。卯酉年は陽明燥金が司天となる。辰戌年は太陽寒水が司天となる。巳亥年は厥陰風木が司天となる。

司天の気はその年の一年中の気候変化を示す。司天・在泉で言えば，司天は一年の上半年の気候変化を示し，在泉は下半年の気候変化を示す。六歩（六節気）について言えば，各歩は主宰する六十日八十七刻半の気候変化を示す。

《至真要大論》

「帝曰．間氣何謂．岐伯曰．司左右者．是謂間氣也．帝曰．何以異之．岐伯

第4章　内経気象学詳論

司天在泉左右間気図

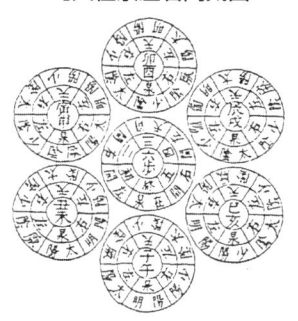

　　曰．主歲者紀歲．間氣者紀歩也．」
意訳：司天の気の左右を間気という。司天（主歲）は一年の気候を司り，間気は一歩ずつの気候変化を司る。

《六元正紀大論》
　「歲半之前．天気主之．歲半之后．地気主之．」
意訳：上半年は司天（天気）が主り，下半年は在泉（地気）が主る。

《『素問』至真要大論》
　「初氣終三氣．天氣主之．勝之常也．四氣盡終氣．地氣主之．」

(2) 南北政【略】

3．客主加臨

「客主加臨（きゃくしゅかりん）」による気象病証予測は運気論中最も詳細であり，重要である。

客主加臨図（外円は客気，中円は主気，内円は主運のめぐり）

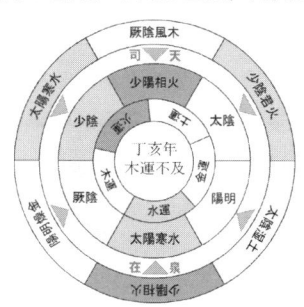

303

《五運行大論》
「上下相い遘い．寒暑相い臨む．」上は客気，下は主気。
意訳：天の客気と地の主気がお互いに交わり，客気主気の寒や暑など気候が交じり合うこと。

　一年の気候を主る主気の六歩ごとに客気が影響を及ぼすことを客主加臨という。客主加臨によって年ごとにさまざまな気候変化の違いを生じ，これによって複雑な気候現象を説明するのである。

《天元紀大論》
「子午之歲．上見少陰．丑未之歲．上見太陰．寅申之歲．上見少陽．卯酉之歲．上見陽明．辰戌之歲．上見太陽．巳亥之歲．上見厥陰．……．厥陰之上．風氣主之．少陰之上．熱氣主之．太陰之上．濕氣主之．少陽之上．相火主之．陽明之上．燥氣主之．太陽之上．寒氣主之．」

　例えば，子午年について客主加臨して実際の気候がどのようになるのか簡単に述べる。

　この年は司天の気は少陰君火である。在泉の気は陽明燥金となる。初気の主気は厥陰風木で客気は太陽寒水となる。この時客気の影響で季節が冬に逆戻りしたように大変寒い気候となる。二気の主気は少陰君火で客気は厥陰風木である。春先のように風がよく吹く気候となる。三気の主気は少陽相火で客気は少陰君火である。相火と君火の火が重なり平年より大変暑い気候となる。四気の主気は太陰湿土で客気は太陰湿土である。湿土が重なり，大雨が降る。五気の主気は陽明燥金で客気は少陽相火である。涼しいはずの気候がかえって暑くなる。終気の主気は太陽寒水で客気は陽明燥金である。冬に燥気が流行する。

　以上のように司天の気が何であるかによって，さまざまな気候変化をもたらすのである。詳しくは気交変大論に司天ごとの気候状況，病因病理，起こりやすい疾患について説かれているので参照されたい。

　客主加臨の特徴は，運気論篇中で最も詳細に気象・物候・病証を述べていることで，六節季ごとの気象変動と病証の関係が明確であり，臨床的に最も有用であると考えられる。

　主気と客気の相生相剋関係について
《五運行大論》
「氣相得則和．不相得則病．」

司天が少陰君火である年の客主加臨一覧

	初の気	二の気	三の気	四の気	五の気	終の気
主気	厥陰風木	少陰君火	少陽相火	太陰湿土	陽明燥金	太陽寒水
客気	太陽寒水	厥陰風木	少陰君火	太陰湿土	少陽相火	陽明燥金
気候特徴	前年の在泉の少陽相火が退散すると太陽寒水の気が加臨します。そのため暖かかった冬が逆に大変に寒くなり、水は凍り、厥陰の風氣の働きで風は吹いてきますが、陽気は内に鬱閉される。	陽気と風気が盛んとなり、春気の時令が為される。万物は大いに成長するが、時に寒氣が到来する。	主客共に火気であり、強い炎暑の気候となる。万物は成長繁茂するが、寒氣が時に到来する。	多湿で炎暑の気候となり、大雨が時に降る。寒気熱気は交互に到来する。	火気が上に加臨するので、暑さが反って到来し、万物は夏のように成長し成熟する。	燥金が加臨し、寒氣が度々到来し、霧が立ち込め暗くなる。
病症・症状	気候に注意しなければ、関節は固くこわばり痛み、腰腎部の痛みがおこる。炎暑が流行るころ（二之氣）内外に瘡瘍が生じる。	人々は比較的健康だが、淋病を病んだり、目が見にくくなったり目赤くなったり、気が上部に鬱して熱を生じる。	人々は氣厥の病となったり、心痛し、寒熱の病となったり、咳嗽喘逆し、目赤する。	人々は寒熱の病となったり、喉が乾き、黄疸を発したり、鼻血がでたり、水飲病となったりする。	人々は一見健康そうに見えるが、病に罹ると温病を発病する。	涼気が到るが、内熱が発散することができずに身体の上部が腫れたり、咳嗽したりする。寒氣が度々到来すると、皮や腠理に病を生じたり、内に寒氣が入ると胸脇部から少腹部に寒氣による病を生じる。
年間	前半年は熱に偏り、下半年は涼に偏る。少陰司天・陽明在泉の年は寒暑が繰り返し燥と熱が遭遇する。寒熱が混ざり合う気候である。					

客主加臨図

意訳：主気と客気が相生関係にあるならば発病しにくく，相克関係にあるならば発病しやすい。

《至真要大論》「主勝逆．客勝從．」

意訳：主気が客気に打ち勝つ場合は逆であり，客気が主気に打ち勝つ場合は順となる。

例えば司天が少陰君火の年は五の気において主気は陽明燥金で客気は少陽相火なので客気の火が主気の金を剋するが「客勝従」の原則により，かえって「相得」の気となる。

甲子・庚午・丙子・壬午・戊子・甲午・庚子・丙午・壬子・戊午の各年は，司天（三の気）が少陰君火，在泉（終の気）が陽明燥金，初の気の客気は太陽寒水，二の気は厥陰風木，四の気は太陰湿土，五の気は少陽相火，であることを図示している。その他は類推できる。

（7）運気相合（運気同化，運気相臨）

《六微旨大論》
　「天氣始於甲．地氣始於子．子甲相合．命曰歲立．」
《天元紀大論》
　「所以欲知天地之陰陽者．應天之氣．動而不息．故五歲而右遷．應地之氣．靜而守位．故六期而環會．動靜相召．上下相臨．陰陽相錯．而變由生也．」

歳運，六気それぞれについて，気候を知るための具体的な運用方法を述べたが，実際の気候を五運六気を用いて予測するためには，「運」と「気」を結合して運用しなければならない。

運と気を結合して運用することを「運気相合」あるいは「運気相臨」という。

１．運と気の相生相剋関係

運と気を相合して運用する上で，まず，運と気の間の五行属性に基づく相生相剋関係に注目しなければならない。運気間の関係より「順化」「天刑」「小逆」「不和」「天符」の五種類の状況が生じる。

　①順化…気が運を生じる。六気を主として，五運は参考。

②天刑…気が運に勝つ。六気を主として，五運は参考。
③小逆…運が気を生じる。五運を主として，六気は参考。
④不和…運が気に勝つ。五運を主として，六気は参考。
⑤天符…運気が相同じ。運気相同。両者を結合して運用。

　例えば，丁卯の年は天干の丁は木運に属し，地支の卯は司天が陽明燥金なので，金が木を剋する。この年は天刑といい，気候の変化は六気を主とする。辛亥の年は天干の辛は水運に属し，地支の亥は司天が厥陰風木なので，水が木を生じる。この年を小逆といい，気候の変化は五運を主とするのである。丙辰の年は，天干の丙は水に属し，地支の辰は司天が太陽寒水なので，運と気は同じく水に属し，天符の年と称する。運と気は両方を結合して運用し，気候の変化は一般の年に比べて激しい。

　運気相合に関しては，六元正紀大論に干支年ごとに詳しく説かれている。

2．天符と歳会

　ある年の歳運（中運）と司天の気，在泉の気が五行属性において同じものに属するものを運気同化という。干支六十年中，運と気が同化関係にあるのは二十四年である。

《六元正紀大論》

　「願聞同化何如．岐伯曰．風温春化同．熱曛昏火夏化同．勝與復同．燥清煙露秋化同．雲雨昏瞑埃長夏化同．寒氣霜雪冰冬化同．此天地五運六氣之化．更用盛衰之常也」

意訳：「化を同じくする」とはいかなるものか。風温（六気でいう風気のこと）の気候は春の木気の生化作用と同じであり，熱火の気候（熱気・火気）と夏の火気の生化作用と同じであり，同化には勝気すなわち司天の気との同化と復気すなわち在泉の気との同化がある。燥清の気候（燥気）は秋の金気の生化作用と同じであり，雨が多い気候（湿気）は長夏（土運）の土気の生化作用と同じであり，寒く霜や雪の気候（寒気）は冬の水気の生化作用と同じである。これらは天地の五運と六気の組み合わせであり，交互に作用して盛衰する時の法則である。

　以上は五運と六気の同化関係を説明し，干支の組み合わせで運気同化することを述べている。

《六元正紀大論》

「太過而同天化者三．不及而同天化者亦三．太過而同地化者三．不及而同地化者亦三．此凡二十四歲也．」

五運が太過で司天の気と同化するもの，不及で同化するもの，五運太過で在泉の気と同化するもの，不及で同化するものがそれぞれ3種類あることを示している。すなわち「太過而同天化」は丙辰，丙戌，戊子，戊寅，戊午，戊申。

「不及而同天化」は乙卯，乙酉，丁巳，丁亥，己丑，己未。

「太過而同地化」は甲辰，甲戌，庚子，庚午，壬寅，壬申。（同天符）

「不及而同地化」は辛丑，辛未，癸卯，癸巳，癸酉，癸亥。（同歳会）

以上を合計すると干支六十年中二十四年は運気同化の年となるのである。

(1) 天符(てんぷ)

歳運（中運）と司天の気が同じもの（符合）を「天符」という。

《六微旨大論》

「土運之歲．上見太陰．火運之歲．上見少陽少陰．金運之歲．上見陽明．木運之歲．上見厥陰．水運之歲．上見太陽．奈何．岐伯曰．天之與會也．故天元冊曰天符」

土運の歳に上に太陰を見るとは，歳運が土運の年に司天の気が太陰湿土であること。以下も同じ。天符の年は上述した「太過而同天化」「不及而同天化」と同じことで全部で12年ある。

《天元紀大論》

「応天之氣天符」

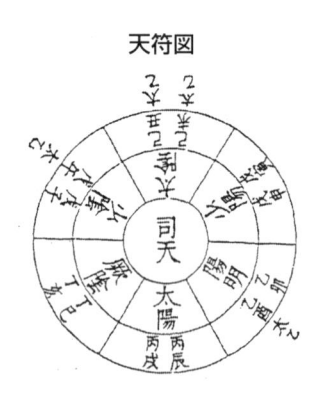

天符図

第4章 内経気象学詳論

(2) 歳会(さいえ)

歳会とは，歳運と歳支の五行属性が同じものをいう。

《六微旨大論》

「木運臨卯．火運臨午．土運臨四季．金運臨酉．水運臨子．所謂歳會氣之平也．帝曰．非位何如．岐伯曰．歳不與會也．」

大運が木運の時は歳支が卯，火運の時は歳支が午，土運の時は歳支が四季，すなわち季春，季夏，季秋，季冬の土位の方位に当たる時（辰，未，戌，丑）で，金運の時は歳支が酉，水運の時は歳支が子，のものを歳会という。歳会は気の平であり，気候は穏やかなものとなる。「非位何如，歳不与会也」とは，非位すなわち五方の正位でなければ歳と会わないので歳会ではない，ということである。

歳支の五行属性とは前述した「十二支月建五行所属図」によって決められているが，歳会は以上より次の条件を満たしたものである。

①歳運と歳支の五行属性が同じ②歳支の五行属性が五方の正方位に当たっていること。

したがって干支六十年の内，歳会となるものは丁卯，戊午，甲辰，己未，甲戌，己丑，乙酉，丙子の8年であり，このうち己丑，己未，乙酉，戊午は天符ともなるので（太乙天符という），結局歳会は丁卯，甲辰，甲戌，丙子の4年のみである。

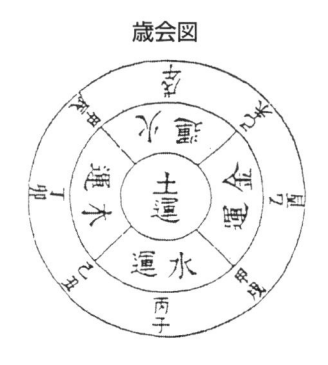

歳会図

(3) 太乙天符(たいいつてんぷ)

太乙天符とは，天符の年で，また歳会でもあるものをいう。

《六微旨大論》

「天符歳會何如．岐伯曰．太一天符之會也．」

意訳：天符であり，歳会であるものは何か。太乙天符というのである。

《天元紀大論》

「應天爲天符．承歳爲歳直．三合爲治．」

　三合とは，歳運，司天の気，歳支の気の3つが同じであることで，これが太乙天符である。

(4) 同天符

　同天符とは，年干と年支が共に陽に属し，歳運と在泉の気が同じものをいう。

《六元正紀大論》

「太過而同地化者三．……．甲辰甲戌．太宮下加太陰．壬寅壬申．太角下加厥陰．庚子庚午．太商下加陽明．如是者三．……．帝曰．加者何謂．岐伯曰．太過而加．同天符．」

意訳：歳運が太過で在泉の気と同化するものは3つある。甲辰・甲戌の年は歳運は土運太過（太宮）で太陰湿土である在泉に下加し，壬寅・壬申の年は歳運は木運太過（太角）で厥陰風木である在泉に下加し，庚子・庚午の年は歳運は金運太過（太商）で陽明燥金である在泉に下加する。この3つを同天符という。

　下加とは「下に加わる」ということで，司天は上，歳運は中運ともいい中，在泉は下にあるので，歳運から在泉に臨むことを下加といっている。

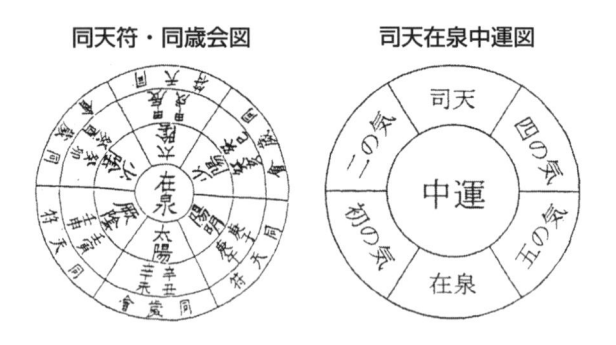

同天符・同歳会図　　　司天在泉中運図

同歳会図

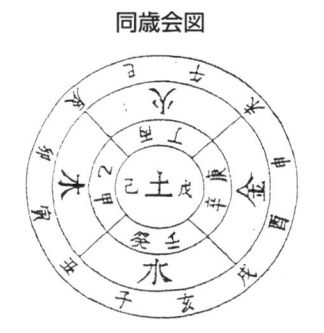

(5) 同歳会

年干と地支が共に陰に属し，歳運と在泉の気が同じものをいう。

《六元正紀大論》

「不及而同天化者亦三．……．癸巳癸亥．少徴下加少陽．辛丑辛未．少羽下加太陽．癸卯癸酉．少徴下加少陰．如是者三．……．不及而加．同歳會也．」

意訳：略

(6) まとめ

以上見てきたように，天符の年は12年（太乙天符含む），歳会は8年（内4年は太乙天符となる），太乙天符は4年，同天符は6年（内甲辰・甲戌の2年

六十年気運相臨順逆図

は歳会)，同歳会は6年であり，合計36年になるが，重複分を差し引くと実質26年が運気相同の年となる。

《六微旨大論》

「帝曰．其貴賤何如．岐伯曰．天符爲執法．歲位爲行令．太一天符爲貴人．帝曰．邪之中也奈何．岐伯曰．中執法者．其病速而危．中行令者．其病徐而持．中貴人者．其病暴而死．」

意訳：官職で例えるとどうなるのか。天符は法を執行する官吏のようなものであり，歳会は政令を行う役人のようなものであり，太乙天符は尊貴な君主のようなものである。邪気にあたった時どのような違いがあるのか。天符の場合，病は急速に進み危険である。歳会の時，病の勢いは緩やかで病は持続する。太乙天符の場合は，発病は急激ですぐに死ぬだろう。

このように運気相同の違いにより発病の状況，病の趨勢が決まるとされている。

3．平気

平気については五運のところで述べたが，病の趨勢の観点より説明する。歳運太過の年が司天の気によって克されて平気の年となるのは，戊辰，戊戌，庚子，庚午，庚寅，庚甲の6年であり（斉化平気），歳運不及が司天の気によって補われるものが乙酉，丁亥，己丑，乙卯，丁巳，己未の6年（同化平気），歳運不及が歳支の五行属性によって補われるものが丁卯，辛亥，癸巳の3年（干徳符平気）で合計15年が平気の年となる。

《五常政大論》

「願聞平氣．何如而名．何如而紀也．岐伯對曰．昭乎哉問也．木曰敷和．火曰升明．土曰備化．金曰審平．水曰靜順．」

意訳：平気はどのように名付けられているのか，またどのような特徴があるのか？　木の平気は敷和という。……以下省略。

第4章 内経気象学詳論

60年運気一覧

西暦	干	子	歳運	司天	在泉	運気相同	平気	客主加臨					
								厥陰	少陰	少陽	太陰	陽明	太陽
1984	甲	子	土運太過	少陰君火	陽明燥金	相生・六気中心	順化	太陽	厥陰	少陰	少陽	太陰	陽明
1985	乙	丑	金運不及	太陰湿土	太陽寒水	相生・六気中心	順化	厥陰	少陰	太陰	少陽	陽明	太陽
1986	丙	寅	水運太過	少陽相火	厥陰風木	相克・五運中心	不和	少陰	太陰	少陽	陽明	太陽	厥陰
1987	丁	卯	木運不及	陽明燥金	少陰君火		歳会	干徳符平気	太陰	少陽	陽明	太陽	厥陰	少陰
1988	戊	辰	火運太過	太陽寒水	太陰湿土	相克・六気中心	天刑	斉化平気	少陽	陽明	太陽	厥陰	少陰	太陰
1989	己	巳	土運不及	厥陰風木	少陽相火	相克・六気中心	天刑	陽明	太陽	厥陰	少陰	太陰	少陽
1990	庚	午	金運太過	少陰君火	陽明燥金		同天符	斉化平気	太陽	厥陰	少陰	少陽	太陰	陽明
1991	辛	未	水運不及	太陰湿土	太陽寒水		同歳会	厥陰	少陰	太陰	少陽	陽明	太陽
1992	壬	申	木運太過	少陽相火	厥陰風木		同天符	少陰	太陰	少陽	陽明	太陽	厥陰
1993	癸	酉	火運不及	陽明燥金	少陰君火		同歳会	太陰	少陽	陽明	太陽	厥陰	少陰
1994	甲	戌	土運太過	太陽寒水	太陰湿土		同天符,歳会	少陽	陽明	太陽	厥陰	少陰	太陰
1995	乙	亥	金運不及	厥陰風木	少陽相火	相克・五運中心	不和	陽明	太陽	厥陰	少陰	太陰	少陽
1996	丙	子	水運太過	少陰君火	陽明燥金		歳会	太陽	厥陰	少陰	少陽	太陰	陽明
1997	丁	丑	木運不及	太陰湿土	太陽寒水	相克・五運中心	不和	厥陰	少陰	太陰	少陽	陽明	太陽
1998	戊	寅	火運太過	少陽相火	厥陰風木		天符	少陰	太陰	少陽	陽明	太陽	厥陰
1999	己	卯	土運不及	陽明燥金	少陰君火	相生・五運中心	小逆	太陰	少陽	陽明	太陽	厥陰	少陰
2000	庚	辰	金運太過	太陽寒水	太陰湿土	相生・五運中心	小逆	少陽	陽明	太陽	厥陰	少陰	太陰
2001	辛	巳	水運不及	厥陰風木	少陽相火	相生・五運中心	小逆	陽明	太陽	厥陰	少陰	太陰	少陽
2002	壬	午	木運太過	少陰君火	陽明燥金	相生・五運中心	小逆	太陽	厥陰	少陰	少陽	太陰	陽明
2003	癸	未	火運不及	太陰湿土	太陽寒水	相生・五運中心	小逆	厥陰	少陰	太陰	少陽	陽明	太陽
2004	甲	申	土運太過	少陽相火	厥陰風木	相生・六気中心	順化	少陰	太陰	少陽	陽明	太陽	厥陰
2005	乙	酉	金運不及	陽明燥金	少陰君火		太乙天符	同化平気	太陰	少陽	陽明	太陽	厥陰	少陰
2006	丙	戌	水運太過	太陽寒水	太陰湿土		天符	少陽	陽明	太陽	厥陰	少陰	太陰
2007	丁	亥	木運不及	厥陰風木	少陽相火		天符	同化平気	陽明	太陽	厥陰	少陰	太陰	少陽
2008	戊	子	火運太過	少陰君火	陽明燥金		天符	太陽	厥陰	少陰	少陽	太陰	陽明
2009	己	丑	土運不及	太陰湿土	太陽寒水		太乙天符	同化平気	厥陰	少陰	太陰	少陽	陽明	太陽
2010	庚	寅	金運太過	少陽相火	厥陰風木	相克・六気中心	天刑	斉化平気	少陰	太陰	少陽	陽明	太陽	厥陰
2011	辛	卯	水運不及	陽明燥金	少陰君火	相生・六気中心	順化	太陰	少陽	陽明	太陽	厥陰	少陰
2012	壬	辰	木運太過	太陽寒水	太陰湿土	相生・六気中心	順化	少陽	陽明	太陽	厥陰	少陰	太陰
2013	癸	巳	火運不及	厥陰風木	少陽相火		同歳会	干徳符平気	陽明	太陽	厥陰	少陰	太陰	少陽
2014	甲	午	土運太過	少陰君火	陽明燥金	相生・六気中心	順化	太陽	厥陰	少陰	少陽	太陰	陽明
2015	乙	未	金運不及	太陰湿土	太陽寒水	相生・六気中心	順化	厥陰	少陰	太陰	少陽	陽明	太陽
2016	丙	申	水運太過	少陽相火	厥陰風木	相克・五運中心	不和	少陰	太陰	少陽	陽明	太陽	厥陰
2017	丁	酉	木運不及	陽明燥金	少陰君火		天刑	太陰	少陽	陽明	太陽	厥陰	少陰
2018	戊	戌	火運太過	太陽寒水	太陰湿土		天刑	斉化平気	少陽	陽明	太陽	厥陰	少陰	太陰
2019	己	亥	土運不及	厥陰風木	少陽相火	相生・六気中心	天刑	陽明	太陽	厥陰	少陰	太陰	少陽
2020	庚	子	金運太過	少陰君火	陽明燥金		同天符	斉化平気	太陽	厥陰	少陰	少陽	太陰	陽明
2021	辛	丑	水運不及	太陰湿土	太陽寒水		同歳会	厥陰	少陰	太陰	少陽	陽明	太陽
2022	壬	寅	木運太過	少陽相火	厥陰風木		同天符	少陰	太陰	少陽	陽明	太陽	厥陰
2023	癸	卯	火運不及	陽明燥金	少陰君火		同歳会	太陰	少陽	陽明	太陽	厥陰	少陰
2024	甲	辰	土運太過	太陽寒水	太陰湿土		同天符,歳会	少陽	陽明	太陽	厥陰	少陰	太陰
2025	乙	巳	金運不及	厥陰風木	少陽相火	相克・五運中心	不和	陽明	太陽	厥陰	少陰	太陰	少陽
2026	丙	午	水運太過	少陰君火	陽明燥金		不和	太陽	厥陰	少陰	少陽	太陰	陽明
2027	丁	未	木運不及	太陰湿土	太陽寒水	相克・五運中心	不和	厥陰	少陰	太陰	少陽	陽明	太陽
2028	戊	申	火運太過	少陽相火	厥陰風木		天符	少陰	太陰	少陽	陽明	太陽	厥陰
2029	己	酉	土運不及	陽明燥金	少陰君火		小逆	太陰	少陽	陽明	太陽	厥陰	少陰
2030	庚	戌	金運太過	太陽寒水	太陰湿土	相生・五運中心	小逆	少陽	陽明	太陽	厥陰	少陰	太陰
2031	辛	亥	水運不及	厥陰風木	少陽相火	相生・五運中心	小逆	干徳符平気	陽明	太陽	厥陰	少陰	太陰	少陽
2032	壬	子	木運太過	少陰君火	陽明燥金		小逆	太陽	厥陰	少陰	少陽	太陰	陽明
2033	癸	丑	火運不及	太陰湿土	太陽寒水	相生・五運中心	小逆	厥陰	少陰	太陰	少陽	陽明	太陽
2034	甲	寅	土運太過	少陽相火	厥陰風木	相生・六気中心	順化	少陰	太陰	少陽	陽明	太陽	厥陰
2035	乙	卯	金運不及	陽明燥金	少陰君火		天符	同化平気	太陰	少陽	陽明	太陽	厥陰	少陰
2036	丙	辰	水運太過	太陽寒水	太陰湿土		天符	少陽	陽明	太陽	厥陰	少陰	太陰
2037	丁	巳	木運不及	厥陰風木	少陽相火		天符	同化平気	陽明	太陽	厥陰	少陰	太陰	少陽
2038	戊	午	火運太過	少陰君火	陽明燥金		太乙天符	太陽	厥陰	少陰	少陽	太陰	陽明
2039	己	未	土運不及	太陰湿土	太陽寒水		太乙天符	同化平気	厥陰	少陰	太陰	少陽	陽明	太陽
2040	庚	申	金運太過	少陽相火	厥陰風木	相克・六気中心	天刑	斉化平気	少陰	太陰	少陽	陽明	太陽	厥陰
2041	辛	酉	水運不及	陽明燥金	少陰君火	相生・六気中心	順化	太陰	少陽	陽明	太陽	厥陰	少陰
2042	壬	戌	木運太過	太陽寒水	太陰湿土	相生・六気中心	順化	少陽	陽明	太陽	厥陰	少陰	太陰
2043	癸	亥	火運不及	厥陰風木	少陽相火		同歳会	陽明	太陽	厥陰	少陰	太陰	少陽

客主加臨の最上段は主気のめぐり。以下は年ごとの客気の順序である。

313

(8) 勝気と復気

《六微旨大論》
「氣有勝復．勝復之作．有德有化．有用有變．變則邪氣居之．」

分かりやすくいうと勝気とは，一年の気候変化の内，始めに起こる著しい気候変化を指す。復気とは，勝気の後に続く気候変化を指している。例えば春の訪れが早く大寒前より木運の到来があると（勝気），その後に土気の「復」が起こり大雨が降ったり（土乗木），秋のような気候で大変寒くなったり（土の子である金が木に報復）することである。「勝復」の考えは，気候に偏りがあるとそれを正常に戻そうとする自然界の調節機構を説明したものといえる。

1．「亢則害，承廼制」（亢まれば則ち害し，承くれば乃ち制す）について

《六微旨大論》
「相火之下．水氣承之．水位之下．土氣承之．土位之下．風氣承之．風位之下．金氣承之．金位之下．火氣承之．君火之下．陰精承之．帝曰．何也．岐伯曰．亢則害．承廼制．制則生化．」

意訳：一年を主る六節区分において少陽相火の下には水気があり（水気がこれを承け），太陽寒水の下には土気，太陰湿土の下には風気，厥陰風木の下には金気，陽明燥金の下には火気，少陰君火の下には陰精（水気）がある。これはどういうことか？　六気が亢ぶりすぎればものを害する作用が生じるので，承くる気が六気を抑制するのである。抑制できれば六気による正常な生化の働きが行われる。

すなわち「亢則害．承廼制」とは，六気において勝気があれば，剋するところの気による復気が起こり，亢ぶりすぎた気を抑制するという勝復の作用を示している。

2．五運の勝復

五運の勝復とは，歳運の太過不及に従って起こる勝気・復気のことである。歳運太過の時は運太過の気が勝気となり，勝気に剋されていた気（鬱気）が復

気となったり，剋されていた気の「子」が勝気に報復する。歳運不及の時は，不及の気を剋する気が勝気となり，勝気を克する関係の気が複気となる。また勝気によって剋される気を「欝気」といい，この欝気が勝気の衰えと共に暴発すると「発気」という。

《六元正紀大論》

「五運之氣．亦復歲乎．岐伯曰．鬱極迺發．待時而作也．」復歲：五運の気が勝気に対して報復すること。

（景岳）意訳：五運の気にまた復歲はあるのか。欝が極まってすなわち発するのである。（欝気は）時を待ちて起こる。

運太過の勝複の発動

運太過→勝気→欝気→発気（欝気が不及でなければ）
（木）　（木）　（土）　（土）
　　　　　↓
　　　　復気
　　　　（金）

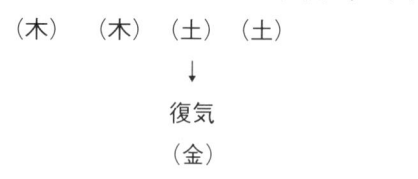

運不及の勝複の発動（木不及なので木が発気とならない）

運不及→勝気→欝気
（木）　（金）　（木）
　　　　↓
　　　復気
　　　（火）

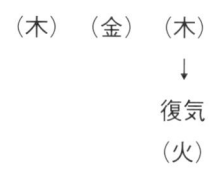

《五常政大論》

「故曰．不恒其德．則所勝來復．政恒其理．則所勝同化．此之謂也．」

意訳：「徳をつねにせざれば」すなわち運太過の年に正常な働きを失い勝気となるならば，勝気に打ち勝つところの気が来て復気として報復する。「政その理を恒にすれば」すなわち運太過であっても気候が穏やかであれば，打ち勝つ気も共に正常な生化の働きをなす。結局，勝気が起これば復気も生じ，勝気がなければ復気も生じない。

例えば,火運太過の年で司天少陰君火であれば歳運と司天の気が同じく火であり,勝気が生じる。気候は夏が早く訪れ,炎暑が大変厳しくなる。火の勝気によって金気が欝気となり,火気の衰えと共に水気が復気となって暑い気候の後に大変に寒くなる。もし欝気（金気）が発すれば秋に厳しい収斂の気候となる。火運不及の年で水気が勝気となれば,夏が大変に寒くなり（水剋火）,勝気が衰えると土気が復気となって大雨が降る。火運は不及なので発気となることはない。勝気,復気,欝発の発動時期は,五行理論の通りではない。

五運の勝気・復気の発動時期

歳運（中運）	勝気	時位	復気	時位
土運太過	土運	四維,長夏	木運	不時
金運不及	火運	夏	水運	秋
水運太過	水運	夏	土運	不時
木運不及	金運	春	火運	夏
火運太過	火運	夏,長夏,秋	水運	秋
土運不及	木運	四維,長夏	金運	秋
金運太過	金運	春	火運	夏
水運不及	土運	四維,長夏	木運	不時
木運太過	木運	四維,長夏	金運	秋
火運不及	水運	夏	土運	不時

3．六気の勝復

六気の勝復とは,司天または在泉の気が勝気となって気候の変動が起こり,それに応じて復気として気候の反発が起こることをいう。六気において復気の発動する原則は五運の復気と同じく五行の相剋関係に従う。

司天在泉の気には有余,不足,平気の違いがある。気が不足により剋されるところの気が有余となるか,その気自身が有余となって異常な気候として影響を及ぼすものが六気の勝気である。また司天在泉の気の強弱は,歳運の太過不及と異なり,干支によって推算することができない（五運では歳ごとに運の太過不及が決まっている）。したがって司天在泉が気候の上にどの程度の影響を及ぼすかは,実際の気候を観測しなければ知ることができない。

《至真要大論》
「六氣之勝．何以候之．岐伯曰．乘其至也．清氣大來．燥之勝也．風木受邪．肝病生焉．熱氣大來．火之勝也．金燥受邪．肺病生焉．寒氣大來．水之勝也．火熱受邪．心病生焉．濕氣大來．土之勝也．寒水受邪．腎病生焉．風氣大來．木之勝也．土濕受邪．脾病生焉．」（乘其至：気候の到来をもって勝気が起こ

った事を知ること）。
意訳：略。
《至真要大論》
「勝復之動．時有常乎．氣有必乎．岐伯曰．時有常位．而氣無必也．」
意訳：（六気の）勝気，復気が発動する時は一定しているのか？　時が来たら必ず発動するものなのか？　四時の移り変わりには一定の時期というものがあるが，六気勝復の発動の時期は一定していない。次に司天在泉の作用する期間について述べる。原則的には司天の気は上半年の初の気から三の気の終わりまでを主り，在泉の気は下半年の四の気から六の気の終わりまでを主っている。また天の気である司天と地の気である在泉が交わるところとすることより，司天の気と在泉の気の移行期（太陽暦の８月５，６日）を気交という［別の解釈では気交とは，①天地の気が交わる所で人の住する所のこと。②天気（司天）と地気（在泉）の間にある中運（歳運）のこと］。ところが司天在泉が有余もしくは不足の気となると，この気交の位置がずれてくるとされる。

《六元正紀大論》
「帝曰．天地之氣．盈虛何如．岐伯曰．天氣不足．地氣隨之．地氣不足．天氣從之．運居其中而常先也．惡所不勝．歸所同和．隨運歸從．而生其病也．故上勝則天氣降而下．下勝則地氣遷而上．多少而差其分．微者小差．甚者大差．甚則位易氣交．易則大變生而病作矣．大要曰．甚紀五分．微紀七分．其差可見．此之謂也．」
意訳：司天と在泉の気の有余不足の場合はどうなのか？　司天の気が不足すると在泉の気が有余（在泉勝気）となる。在泉が不足すると司天が有余（司天勝気）となる。……司天が有余であれば（上勝則）天の気は下降し，在泉の気が有余であれば（下勝則）地気は上昇する。そして司天在泉の有余の多少の違いにより気交の位置のずれ幅が決まる。

　有余の気の程度が少しであれば，ずれ幅は小さく，有余の気が強ければずれ幅は大きくなる。ずれ幅が大きいと気交の位置が移動し，移動すれば大変な気候の異常が起こり，疾病を発生させてしまう。《大要》に曰う，勝気が甚だしければその気は五分を占め，勝気が弱ければその気は七分を占めるので，勝気の有余の程度は分かるのである。

以上の内容をまとめると，
① 司天もしくは在泉が勝気となると司天もしくは在泉の期間が長くなる。
② 司天在泉の勝気はその程度の強弱によって，勝気の期間の延長の程度が決まることを説いている。

4．勝気，復気の気象・物候・発病
《以下の文章は全て至真要大論》

「天地之氣．内淫而病．何如．岐伯曰．歳厥陰在泉．風淫所勝．則地氣不明．平野昧．草廼早秀．……」内淫而病：勝気が身体に影響して発病した病。在泉の淫勝，すなわち勝気について説明している。

「天氣之變何如．岐伯曰．厥陰司天．風淫所勝．則太虛埃昏(あい)．雲物以擾．……」司天の淫勝，すなわち勝気について，「六氣相勝奈何．岐伯曰．厥陰之勝．耳鳴頭眩．……」六気の勝気について，「六氣之復何如．岐伯曰．悉乎哉問也．厥陰之復．少腹堅滿．裏急暴痛．偃(ふせ)木飛沙．倮蟲(すな)不榮(らちゅう)．……」六気の復気について述べている。

六気の勝気と五運の勝気の実際の気候における表れは，気候の特徴として全く同じであるため（例えば司天少陽の勝気と火運太過の勝気は気候表現が同じになる），どちらによって起こっているのかが判別しがたい。『内経五運六気学・徐振林著』では，この鑑別法について一つの方法を提示しているので紹介したい。

鑑別法：五運太過の勝気は30日を越えて続かないが，司天在泉の勝気は30日を越える（最大で，司天勝気が一年中続くこともある）。

(9) 五運六気の常と変について

五運六気を実際の気候の予測と疾病の治療・予防に用いるには，以上述べてきたように，その年の干支を明らかにすれば，歳運の太過不及，司天在泉，客主加臨による気候状況，運と気の相合などが決定され，いかなる気候となるか

が分かるとされている。しかし，運気論篇中には随所に，実際の気候は運気論の原則通りにはならない場合があると説かれている。

以下その文を挙げ，説明を加えたい。

《五運行大論》

「天地陰陽者．不以數推．以象之謂也．」

意訳：天地陰陽の現れである気候気象変化は，数をもって推測するのではなく，象（実際の現象・気象）をもって推測するのである。

数で推測するとは，五運六気の推算に基づく気候の予測のことで，実際の気象は推算どおりにならないことがあるので，実際の気候気象を観察して，いかなる状況なのかを考えるべきであることを示している。つまり，気象変化には不確定な要素があることを示していると言える。また五行論の立場でいえば運気論の推算はすべて五行論を根拠としているが，実際の運用においては演繹的に用いるのではなく，帰納的に用いるべきであることを示していると考えられる。

《気交変大論》

「木不及．春有鳴條律暢(ちょう)之化．則秋有霧露(むろ)清涼之政．春有慘淒(さんせい)殘賊之勝．則夏有炎暑燔(はんしゃく)爍之復．……」

意訳：歳運が木不及の年において，金気が木気を剋さなければ春は正常な気候となり，秋も秋らしい正常な気候が訪れる。もし不及の木気が金気によって剋されると春は厳しい寒涼の勝気があり，夏に厳しい炎暑の復気が現れる。

これは運不及であっても実際の気候は勝気が生じることも生じないこともあることを示し，実際の気候の現れは必ずしも運気論の推算の通り，すなわち五行論の通りでなく不確定であることを説明している。

《気交変大論》

「夫子之言五氣之變．四時之應．可謂悉矣．夫氣之動亂．觸遇而作．發無常會．卒然災合．何以期之．岐伯曰．夫氣之動變．固不常在．而德化政令災變．不同其候也．……．是以察其動．有德有化．有政有令．有變有災．而物由之．而人應之也．」五気＝五運。

意訳：先生は五運の変化（太過不及）と四時の対応の仕方（どのような気候となるのか）について詳しく説かれた。五運の気の変動は互いに遭い触れ

て生じるが，発動するかどうかには一定の決まりがなく，突然に生じるが，発動するかどうかをどのようにして知ることができるだろうか。岐伯曰く，五運の太過不及が実際に現れるかどうかは常に決まっているわけでなく，五運の気の変動は，徳，化，政，令，災，変という気候変化の違いとして現れる。

<u>太過不及が発動するかどうか，また勝復の発動には一定の決まりがない。</u>

《五常政大論》

「發生之紀．是啓敕．……．其德鳴靡啓坼．其變振拉摧拔．……．故曰．不恒其德．則所勝來復．政恒其理．則所勝同化．此之謂也．」

意訳：発生の年は啓敕（けいちん）という。……正常な生化作用としては春らしい気候によって新しいものが生じてくる。もし異変を起こせば強い風がものを振るわせ樹木を折ったり抜いてしまう。……故に，（太過の年に）正常な気の働きを失い，その気が打ち勝つ気を剋するならば，その気に打ち勝つ気が到来して報復する。正常な生化作用が行われれば，打ち勝つ気も共に生化を行う。

<u>運太過の年であっても，太過となることもならないこともある。</u>

《六元正紀大論》

「臨者何謂．岐伯曰．太過不及．皆曰天符．而變行有多少．病形有微甚．生死有早晏耳．」（そうあん）

意訳：歳運が司天と同気のものはどうなのか？　歳運が太過であれ不及であれ皆，天符と称する。天符には強弱の違いがあり，疾病の軽重の違いがあり，生死には時間的違いがある。

<u>歳運の太過不及の程度，司天の強弱が異なると天符としての気候の現れにも強弱の違いが生じる。</u>

《至真要大論》

「勝復之動．時有常乎．氣有必乎．岐伯曰．時有常位．而氣無必也．」

勝気復気がいつ到来するかどうかは，前もって決まっていない。

《至真要大論》

「六氣之勝．何以候之．岐伯曰．乘其至也．」

六気の勝気の到来は，実際に勝気が到来して判るのである。到来するかどうかは，決まっていない。したがって予測することはできない。

以上の内容を見ると，五運六気としての原則的運用はあるものの，気候気象の発現は規律どおりでないことがあるので，常に気候気象をよく観察して，今どのような運気となっているのかを考えなければならないことを提示している。これは重要な観点であり極めて臨床的である。

(10) 気候予測学としての五運六気への評価

１．歳運及び司天による予測

　五運六気は古代中国において五行論を理論的根拠にして，気候変化の現象を観察する中から生じた思想であるといえる。したがって，一定の自然界の法則性を示しているものと考えられる。中国での気候予測についての論述は，ある年の運気予測が当たっているから予測ができるというものが多いが，これは妥当性の根拠としては弱い。その理由は，気候予測の解釈はかなり幅があり，恣意的解釈できるからである。五運六気は五運と六気の複雑な組み合わせによって気候を予測するが，まずは構成要素を単独で検討する必要がある。

　まず歳運であるが，五運の考えは，一年ごとに木火土金水の五運が五行相生の順序でめぐり，かつ太過・不及の順で交代していくものであるが，この考えは気候十年周期説ということである。一年の五行のめぐりに関しては，五季の季節は五行の特徴としての定義として用いられている。また一年という期間は同じ気候の繰り返しであることより，一年の五行のめぐりは観察される客観的事実である。五運のめぐりに関して十年周期を持っているのかどうかは，長期にわたる気候の観察によって検証する必要性がある。

　次に司天のめぐりは六年周期説であり，五運と同じように検証される必要がある。干支六十年気候周期説（運気相合）関しては以上２つの検証をしたうえで確かめられるものである。

２．客主加臨による予測

　客主加臨に関しては司天が木・火・土・火・金・水の六年周期でめぐることが検証されて初めて，正しいかどうかが検証される。現在のところ，歳運十年周期や司天六年周期を裏付けるデータは存在しない。

3．勝復規律，鬱発規律による予測

　この2つの規律は，歳運及び司天の周期性と分離して考えると，一定の実用価値があると思われる。五行論を根拠に展開はされているが，勝気・復気ともに発動の時期については一律でないことより，実際の気候変化を観察する中で得られたものである可能性がある。例えば，夏に厳しい炎暑の気候があれば秋に水復が発動し厳しい寒気が到来する，春に金気の勝気があって大変に寒い気候となり春の到来が遅れると，夏に厳しい炎暑の復気が起こる，など勝復規律は実際の気候の中でよく観察される現象である。したがって，実際の気候を通して検証しなければならないが，勝復規律・鬱発規律に関しては，五運六気の周期性と切り離して運用すれば，実用性は高いものと考える。

4．因地制宜

　五運六気は，六気における主気の順序が風・熱・火・湿・燥・寒であること（華東・日本は風・熱・湿・火・燥・寒）と雨期のずれより理解されるように，黄河流域内陸部の気候をベースに理論構築されている。したがって，華東・華南や日本，その他の諸外国でそのまま運用することはできないだろう。この点に関して清代の張飛暁は，《傷寒兼証折義》の中で次のように批判している。「四方には高下の異なりがあり，四時には時に合わない気候があり，百歩の内にも晴雨の相違があり，千里離れると寒熱の気候の違いがある。どうして一定の法（五運六気）で気候が予測できるであろうか。」

　この問題に関しては五運六気は因地制宜を用いて説明している。

《六元正紀大論》
　「故至高之地．冬氣常在．至下之地．春氣常在．必謹察之．」
　意訳：高い所では，冬の気が常に存在し，低地や井戸の中には春の気が常に存在する。五運六気を運用する時は必ずこのことを勘案しなければならない。

　例えば，日本や華東においては主気のめぐる順序が異なる。厥陰・少陰・少陽・太陰・陽明・太陽ではなく，厥陰・少陰・太陰・少陽・陽明・太陽の順に季節はめぐっている。また，華南の最南端では太陽寒水の気は非常に弱く，逆に少陰・少陽・太陰の気が長く存在するだろう。このように地域の違いにより主気や主運の配列，期間の違いが生じるため，居住地の気候を考慮して五運六

気を運用する必要がある。

5．気候予測まとめ

以上の様に運気論の気候予測に関しては現在のところ確かなデータはないが，検出する方法を探しだして検証を試みたい。これは今後の課題とする。

6．帰納的運用方法の提示

運気論の気候・病証学説は非常に豊富な内容を持っている。これを臨床に応用するには，実際の気候気象変動を観察して，運気論篇のどの歳運・司天・在泉の気候と合致している探し出し，その症状・病証を参照する，という方法が最も適切であると考える。

木運の太過・不及・復気・発気の気象・病証

		大過	復氣	不及
木運	気候	發生之紀、是謂啓陳。土疏泄、蒼氣達、陽和布化、陰氣乃隨、生氣淳化、萬物以榮。其化生榮、其氣美、其政散、其令條舒、其動掉眩巓疾、其德鳴靡啓拆、其變振拉摧拔。……太虛埃昏、雲物以擾、大風乃至、屋發折木。……雲奔雨府、埃昏朦味、則振拉摧拔、鳥獸伏匿。太虚埃昏、屋發折木、雲物以擾、大風乃至。（五常政大論篇）歳木太過、風氣流行、脾土受邪。民病飧泄、食減、體重煩冤、腸鳴腹支滿。甚則忽忽善怒、眩冒巓疾。……其病内舍胠脇。外在關節。（氣交變大論篇）	木鬱之發、太虚埃昏、雲物以擾、大風乃至、屋發折木、無昭不通。故民病胃脘當心而痛、上支兩脇、鬲咽不通、食飲不下、甚則耳鳴眩轉、目不識人。善暴僵仆、太虚蒼埃、天山一色、或氣濁色、黄黒鬱若、横雲不起、雨而迺發也。其氣無常、長川草偃、柔葉呈陰、松吟高山、虎嘯巌岫、怫之先兆也。（六元正紀大論篇）	委和之紀、是謂勝生。生氣不政、化氣乃揚、長氣自平、收令廼早、涼雨時降、風雲並興、草木晩榮、蒼乾凋落、物秀而實。……涼雨時至。（五常政大論篇）歳木不及、燥廼大行、生氣失應、草木晩榮、肅殺而甚、則剛木辟著、悉萎蒼乾、上應太白星。……復則炎暑流火、濕性燥、柔脆草木焦槁。……則秋有霧露清涼之政、春有慘凄殘賊之勝。則夏有炎暑燔爍之復、其眚四維。其藏肝。其病内舍胠脇。外在關節。（氣交變大論篇）
	病症	其動掉眩巓疾、其德鳴靡啓拆、其變振拉摧拔。其藏足厥陰肝。其病吐利。（五常政大論篇）太過則忽忽善怒、眩冒巓疾。……歲木太過、風氣流行、脾土受邪。民病飧泄食減、體重煩冤、腸鳴腹支滿。反脇痛而吐甚、沖陽絶者、死不治。……其病内舍胠脇。……（氣交變大論篇）木運平氣の病何、敷和之紀。……其病吐、其運風。其病掉眩目瞑、風燥。其病支脇驚駭。其化鳴紊啓拆、其政之歲乃何、宗不災。壬寅、其病掉拔振眩、其運風鼓。壬辰、壬戌、其病掉眩支脇驚駭。其化鳴紊啓拆其變振拉摧拔。陽司天下天運木運太過とな年少陽之政乃何。壬寅、壬申、其病掉拔振眩支脇驚駭、少陰之政之歲乃何、其化鳴紊啓拆。壬子、壬午、其運風鼓。其變振拉摧拔。		其動頻戾拘緩、其發驚駭、其揺動注恃。從金化也。……其病支廢癰瘡瘍。其甘蟲、邪陽肝也。（五常政大論篇）歳木不及、民病中清。胠脇痛、少腹痛、腸鳴溏泄。……其病内舎胠脇。……（氣交變大論篇）木不及、……其病内舎胠脇。……（氣交變大論篇）

火運の太過・不及・復気・発気の気象・病証

火運		太過	復気	不及
	気候	赫曦之紀．是謂蕃茂．陰氣內化．陽氣外榮．炎暑施化．物得以昌．……其動炎灼妄擾．（五常政大論篇）德施暑蒸．鬱燠以行．其變炎烈沸騰．（五常政大論篇）歲火太過．炎暑流行．金肺受邪．收氣流行．長氣獨明．雨水霜寒．上臨少陰少陽．火燔焫．冰泉涸．物焦槁．（氣交變大論篇）	火鬱之發．太虛曜翳．大明不彰．炎火行．大暑至．山澤燔燎．材木流津．凝燠慘悽．止水減減．蔓草焦黄．風行惑言．濕化乃後．故民病少氣．瘡瘍癰腫．脅腹胸背．面首四支．䐜憤臚脹．瘍痱嘔逆．瘈瘲骨痛．節乃有動．注下溫瘧．腹中暴痛．血溢流注．精液乃少．目赤心熱．甚則瞀悶懊憹．善暴死．刻終大溫．汗濡玄府．其乃發也．其氣四動．（六元正紀大論篇）	伏明之紀．是謂勝長．長氣不宣．藏氣反布．收氣自政．化令乃衡．寒清數舉．暑令乃薄．承化物生．生而不長．成實而稚．遇化已老．陽氣屈伏．蟄蟲早藏．其氣鬱．其用暴．其動彰伏變易．其發痛．其臟心．……少宮與少羽同．上商與正商同．邪傷心也．凝慘慄冽．則暴雨霖霪．眚於九．其主驟注雷霆震驚．沈霪淫雨．（五常政大論篇）歲火不用．曲直作榮．物疏榮美．其主酸棗杏．其穀豆稻．不化．長政乃宣．大雨且至．上應熒惑辰星．邪傷心也．復則炎暑流火．濕性燥用．物化成米．其災冰雹霜雪霜霉．夏有慘悽凝冽之勝．則不時有埃昏．大雨之復．其病鶩溏腹滿．食飲不下．寒中腸鳴．泄注腹痛．暴攣痿痺．足不任身．（氣交變大論篇）
	病証	其象夏．其經手少陰太陽．手厥陰少陽．……其病笑瘧瘡瘍血流狂妄目赤．……其病咳喘．……上臨少陰少陽．火燔焫．冰泉涸．物焦槁．心熱煩．嗌乾善渴．鼽衄．身熱骨痛．而為浸淫．（氣交變大論篇）炎烈沸騰．血溢血泄．下胅血溢泄不已．大淵絕者死不治．上熱（六元正紀大論篇）其病熱鬱．其變炎烈沸騰．皮灼．少陰之政疾何．歲戊辰戊戌．其運暑．其化暄囂鬱燠．其變炎烈沸騰．其病上熱鬱．血溢血泄．心痛．少陰之政奈何．戊申戊寅．太一天符．其運寒．皮一天符．其化暄曒炎暑．其病上熱血溢血泄．烈沸騰勝		伏明之紀．……其病昏惑悲忘．從水化也．少徵與少羽同．上商與正商同．邪傷心也．（五常政大論篇）歲火不及．寒乃大行．民病胸中痛．脅支滿．兩脅痛．膺背肩胛間痛．兩臂內痛．鬱冒矇昧．心痛暴瘖．胸腹大．脅下與腰背相引而痛．甚則屈不能伸．髖髀如別．咳下與愊滿腹痛．腸鳴注泄．腹痛．暴攣痿痺．足不任身．（氣交變大論篇）火不及．……其病內合膍脅．外在經絡．（氣交變大論篇）

土運の太過・不及・復気・発気の気象・病証

		太過	復氣	不及
土運	気候	敦阜之紀．是謂廣化．厚德清靜順長以盈．至陰內實．物化充成．煙埃朦鬱．見於厚土．雨時行．濕氣乃用．燥政廼辟．其眷靜．其德溽蒸．其化豐備．其政安靜．其令周備．其動濡積幷蓄．其變震驚飄驟崩潰．其災霖潰．歲土太過．雨濕流行．腎水受邪．雨濕廼行．涸澤生魚．風雨大至．土崩潰．鱗見于陸．（氣交變大論篇）	土鬱之發．巖谷震驚．雷殷氣交．埃昏黃黑．化爲白氣．飄驟高深．擊石飛空．洪水廼從．川流漫衍．田牧土駒．化氣廼敷．善爲時雨．始生始長．始化始成．故民病心腹脹．腸鳴而爲數後．甚則心痛脇䐜．嘔吐霍亂．飲發注下．胕腫身重．雲奔雨府．霞擁朝陽．山埃昏昏．其廼發也．以其四氣．雲橫天山．浮遊生滅．怫之先兆．	卑監之紀．是謂減化．化氣不令．生政獨彰．長氣整．雨廼愆．收氣平．風寒並興．草木榮美．秀而不實．成而秕也．其氣散．其用靜定．其化氣咽怒振發．其眷揚．其雷與正宮同．上宮與正角同．上宮與少角同．少宮與少角同．其主䑛拉飄揚．清氣廼用．生政廼辱．化氣不令．歲土不及．飄揚而甚．秀而不實．上應歲星．（五常政大論篇）風廼大行．化氣廼息．草木茂榮．飄揚而甚．秀而不實．名木茂榮．氣客於脾．䑛穀廼減．民食少附甘黃．蟲食早見．上應太白歲星．（氣交變大論篇）
	病症	其政長夏．其經足太陰陽明．其藏脾腎．其蟲倮毛．其物肌核．其病腹滿四支不擧．大風迅至．邪傷脾也．（五常政大論篇）腎病腹滿．溏泄腸鳴．反下甚．而太谿絶者．死不治．（六元正紀大論篇）甲戌歲會．甲辰歲會．其化柔潤重澤．少陽同候．少陰之政奈何．甲子．甲午．其運陰雨．其化溽蒸陰重澤．其變震驚飄驟．其病寒濕腹滿身重．（六元正紀大論篇）甲寅．甲申．其運體阜飄驟．甲辰．甲戌．其運陰埃．其化柔潤重澤．其變震驚飄驟．其病中滿身重．		卑監之紀．……其發濡滯．其動瘍湧分漬癰腫．從木化也．少宮與正宮同．上宮與正角同．上宮與正角同．歲土不及．民病飧泄．霍亂．體重腹痛．筋骨繇復．肌肉瞤痠．善怒．藏氣擧事．蟄蟲早附．胸脇暴痛．下引少腹．善太息．蟲食甘黃．氣客於脾．䑛穀廼減．民食少失味．蒼穀廼損．上應歲星．（氣交變大論篇）土不及．……其藏脾．外在肌肉四支．（氣交變大論篇）

金運の太過・不及・復気・発気の気象・病証

		太過	復氣	不及
金運	気候	堅成之紀. 是謂收引. 天氣潔. 地氣明. 陽氣隨陰治化. 燥行其政. 物以司成. 收氣繁布. 化洽不終. 其氣削. 其政肅. 其令銳切. 其動暴折瘍疰. 其德霧露蕭飋. 其變肅殺凋零. 其穀稻黍. ……收氣斂. 大火流. 政暴變. 則名木不榮. 柔脆焦首. 長氣斯救. 大火流. 炎爍且至. 蔓將槁偃. 邪傷肺也. (五常政大論篇) 歲金太過. 燥氣流行. …… 草木斂. 蒼乾凋隕. 生氣下. (氣交變大論篇)	金鬱之發. 天潔地明. 風清氣切. 大涼乃舉. 草樹浮煙. 燥氣以行. 霧數起. 殺氣來至. 草木蒼乾. 金廼有聲. 故民病欬逆. 心脇滿引少腹. 善暴痛. 不可反側. 嗌乾面塵. 色惡. 山澤焦枯. 土凝霜鹵. 怫廼發也. 其氣五. 夜零白露. 林莽聲悽. 怫之兆也.	從革之紀. 是謂折收. 收氣廼後. 生氣廼揚. 長化合德. 火政廼宣. 庶類以蕃. 其氣揚. 其用躁切. ……其主明曜炎爍. 其聲商微. 炎光赫烈. 曜歷勁肅. 上商與正商同. 上角與正角同. 邪傷肺也. 炎光赫烈. 則冰雪霜雹. 邪傷肺也. 歲金不及. 其臟伏鳴鼠. 廼生大寒. 上應熒惑星. 炎火乃行. 其氣惑星. 其味辛苦. 其穀堅芒. (五常政大論篇) 歲金不及. 炎火廼行. 生氣廼用. 長氣專勝. 庶物以茂. 燥爍以行. 上應熒惑太白星. ……收氣廼後. 上應太白星. 其主夷裔. 其穀堅芒. (氣交變大論篇) 收氣疑整霜露之復. 夏有先霜零. 復則寒雨暴至廼零. 即秋有霜有雹雪. 霜殺物. 陰厥且格陽. 反上行. 頭腦戶痛. 延及囟頂發熱. 上應辰星. 丹穀廼成. 民病口瘡. 甚則心痛. (氣交變大論篇) 歲金不及. 其病內舍膺脇肩背. 外在皮毛. (氣交變大論篇)
	病症	審平之紀. ……其經手太陰陽明. 其臟肺肝. 其病欬. 其臟肺也. 其主燥. ……其病燥背瞀胸滿. 仰息. 上徵與正商同. 其氣堅. 其味辛. 其蟲介. 其政勁. 其候清切. 其氣明. 邪傷肝也. (五常政大論篇) 歲金太過. 燥氣流行. 肝木受邪. 民病兩脇下少腹痛. 目赤痛. 眥瘍. 耳無所聞. 肅殺而甚. 則體重煩冤. 胸痛引背. 兩脇滿且痛引少腹. 上應太白星. 甚則喘咳逆氣. 肩背痛. 尻陰股膝髀腨胻足皆病. 上應熒惑星. 收氣峻. 生氣下. 草木斂. 蒼乾凋隕. 病反暴痛. 胠脇不可反側. 欬逆甚而血溢. 大衝絕者. 死不治. 上應太白星. (氣交變大論篇) 太陽之政. ……少陽之政. 庚辰. 庚戌. 其運涼. 其化露霧清切. 其變肅殺凋零. 其病燥. 背瞀胸滿. 庚寅. 庚申. 同正商. 其運涼勁. 其變肅殺凋零. ……庚子. 庚午. 其運涼勁. 其化霧露清切. 其變肅殺凋零. 其病肩背瞀重. 胸滿. 血溢. 其病下清. (六元正紀大論篇)		從革之紀. 其動鏗禁瞀厥. 其發咳喘. 其病欬. ……其動欬抃鳴眴. 從火化也. 少商與正商同. 上商與正角同. 從金化也. 歲金不及. 收氣廼後. 反上行. 其病喘咳. 陰厥且格陽. 血便注下. 頭腦戶痛. 延及囟頂發熱. 上應熒惑辰星. 丹穀廼成. 民病口瘡. 甚則心痛. (氣交變大論篇) 歲金不及. 其病內舍膺脇肩背. 外在皮毛. (氣藏大論篇)

水運の太過・不及・復気・発気の気象・病証

		太過	復氣	不及
水運	気候	流衍之紀、……是謂封藏、長令不揚、其政凜冽、其令流注、藏政以布、長令不揚、其動漂泄沃涌、其徳淒滄寒雰、其變氷雪霜雹、其令寒冷、政過則化氣大舉、而埃昏氣交、大雨時降、寒氣流行、邪害心火、（五常政大論篇）歳水太過、寒氣流行、邪害心火、……上羽與正徵同、上宮與正宮同、埃昏驟雨、則振拉摧拔、……大雨至、埃霧朦鬱、上應鎮星、寒雰結爲霜雪、甚則黄黒昏翳、流行氣交、乃爲霜殺、水氣見祥、乃反見之、上應鎮星、……上羽與正徵同、其政肅、其令寂、其穀豆、……黄黒昏翳、流行氣交、乃爲霜殺、水氣見祥、（氣交變大論篇）	水鬱之發、陽氣乃辟、陰氣暴舉、大寒乃至、川澤嚴凝、寒雰結爲霜雪、甚則黄黒昏翳、流行氣交、乃爲霜殺、水酒見祥、故民病寒客心痛、腰脽痛、大關節不利、屈伸不便、善厥逆、痞堅腹滿、陽光不治、空積沈陰、白埃昏瞑、其氣二火前後、皆玄而隠、候之先兆也。	涸流之紀、是謂反陽、藏令不政、化氣乃昌、長氣宣布、蟄蟲不藏、土潤水泉減、草木條茂、榮秀滿盛、其氣滯、其用滲泄、其動堅止、其發燥槁、其徳凝慘、其變氷雪霜雹、其穀豆、……從土化也、少羽與少宮同、上宮與正宮同、埃昏驟雨、則振拉摧拔、……大雨至、埃霧朦鬱、上應鎮星、寒雰結爲霜雪、甚則黄黒昏翳、……其毛羽顯狐貉、其主毛裘屠驟、氣之變也、故乘危而行、不速而至、暴虐無徳、災反及之、微則反復、暑雨時降、甚則大寒數至、蟄蟲早藏、地積堅氷、陽光不治、則大寒反至、草優木萎、生長不鮮、上應辰星、（氣交變大論篇）水不及、四維有湫潤埃雲之化、則不時有和風生發、萬物以榮、民氣乃康、其眚北、其藏腎、其病内舎於腰脊骨髓、其外合谿谷踹膝。（氣交變大論篇）
	病証	靜順之紀、（五常政大論篇）其病厥、其象冬、其經足少陰太陽、其藏腎、其蟲鱗、其物濡、……其病脹、上羽而長氣不化也、政過則化氣大舉、而埃昏氣交、大雨時降、寒氣流行、邪害心火、民病寒疾、下中寒、譫妄心痛、寒氣至、上應辰星、甚則腹大脛腫、喘欬寝汗出、憎風、大雨至、上應鎮星、（氣交變大論篇）埃霧朦鬱、神門絶、死不治、丙申、丙寅、其運冰雪霜雹、其病太寒、渇而妄冒、太陽上臨、寒氣頻至、其變氷雪凝慘、太陽司於辰巳、其變大寒凝冽、其病大寒留於谿谷、丙申、丙寅、其化凝慘慄冽、丙辰、丙戌、其化凝慘慄冽、丙子、丙午、其運寒、其病寒下、其變氷雪霜雹、		涸流之紀、從土化也、……其藏腎、……少羽與少宮同、（五常政大論篇）歲水不及、濕乃大行、……民病腹滿身重、濡泄、寒瘍流水、腰股痛發、膕踹股膝不便、煩冤、足痿清厥、腳下痛、甚則附腫、藏氣不政、腎氣不衡、民病寒疾於下、甚則腹大脛腫、上應鎮星、其病急、民氣鬱、病反腹満腸鳴、溏泄食不化、渇而妄冒、病反腹満腸鳴、溏泄食不化、渇而妄冒、病反腹満腸鳴、溏泄食不化、面色時變、筋骨并辟、氣并鬲中、痛於心腹、黄氣乃損、其病内舎（氣交變大論篇）外在谿谷踹膝。 ……其病痿厥堅下、上宮與正宮同、（五常政大論篇）歳水不及、濕乃大行、……民病腹滿身重、濡泄、寒瘍流水、腰股痛發、膕踹股膝不便、煩冤、足痿清厥、腳下痛、甚則附腫、藏氣不政、腎氣不衡、民病寒疾於下、甚則腹大脛腫、上應鎮星、其病急、民氣鬱、病反腹満腸鳴、溏泄食不化、渇而妄冒、病反腹満腸鳴、溏泄食不化、渇而妄冒、病反腹満腸鳴、溏泄食不化、面色時變、筋骨并辟、氣并鬲中、痛於心腹、黄氣乃損、其病内舎（氣交變大論篇）外在谿谷踹膝。

客主加臨の気候・病証一覧（1）

		客の気					
主気		初の気 厥陰風木	二の気 少陰君火	三の気 少陽相火	四の気 太陰湿土	四の気 陽明燥金	終の気 太陽寒水
厥陰風木		春の到来が早く、気温は通常よりも高く、強い東南風が大いに吹く。生物はな長繁栄する。人々は一見健康に見えるが、血症して、筋絡が外に出血し、関節は不利となり、身体が重く、筋は萎える。	陽気と風気が盛んとなり、春気は陽気の合わされ、万物はなかく成長するが、時に寒氣が到来する。人々は比較的健康だが、淋病を患うことなり、気が上部に鬱して熱を生じる。	風気が度々到来する。涙が出たり、耳鳴りしたり、眩暈が生じる。	風氣と湿気が争い、風は化して雨となる。して万物はよく成長し成熟する。人々は高熱を発し、呼吸困難となり、肌肉は痩せ衰え、足は痿え、赤白下痢をする。	秋なのに、春のような気候となり、草木はよく成長繁茂する。人々は健康に過ごす。	風気が到来して気温は上昇する。そのため、万物は反って成長し、霧や露が生じる。
少陰君火		立春となり、風木に客気の君火が同時に盛となる。気温は上昇し、草木は大いに成長繁栄する。	人々は比較的健康そうに見えるが、目が赤したり、気が上部に鬱して熱を生じる。	主客共に少陰君火となる為、煖気と湿気とをきため、万物化育される。湿気の蒸昇するため雨が時に降る。	蒸し暑い煖暑の気候である。	少陰君火が加臨するので陽気が盛んで暖かくなり、草木は成長して繁茂する。	寒冷の時期に気温が上昇するので養理は開きて発を蔵するのこで、心痛した咳嗽を生じる。
太陰湿土		温病が発病し、気が上部に上昇、このため口鼻から血が出血し、目は赤くなり、咳が出て頭が張り、皮膚には痛みが走る。	人々は一見健康そうに見えるが、いたるところで温病の病が大流行する。	人々は歛気の病となり、心痛し、驚駭の病になったり、咳嗽喘逆し、目赤する。	黄疸を発病したり、浮腫の病となる。	少陰君火が加臨するので陽気も暖かくなり、草木は成長して繁茂する。	人々は健康に過ごすと温病を発病する。
		立春となっても気温は低く、水は凍り、冷たい雨が降る。	土気が少陰君火を剋して、湿気が土に上昇し、四方に白い雲が湿する。風氣が湿に勝ってなければ雲の雨を降らせる。	太陰湿土が同天の気候として作用し、湿気は降臨する。地気は上昇し雨が降るかが、煖気も雨が時に降るに従って到来する。	多湿で煖暑に降る。大雨が時に降り、寒気と煖暑気が交互に到来する。	煖気と湿気が相い争う、煖気も湿気もゆき渡るので、陰雨が発生する。	客気の湿土が加臨して天気が広く湿気がゆき渡り、地面に陰気が凝集し凝り土埃が舞い上がり、視界は暗くかすむ。
		発熱して体が痛れ、面目も浮腫となり、眼が赤くなり、鼻つまり、鼻血、あくびし、くしゃみ、吐き気が起こる。身体の内部に熱が鬱しく腹が中にくくない。頭黄赤色となり、口に苦くしたり小便が出にくくなる（淋病）。	人々は少陰君火に鬱して、咳涎し、嘔吐したりする。身体の内部に熱が鬱して肘胸で身熱し、意識が不通となり、頭痛い、身熱し、意識が不通となり、しばり膿結を生じたりする。	寒湿の邪を感受してしまい、体は重くなり上部に湿が到来する。煖気は上昇し雨が降るかが、煖気も雨が時に降るに従って到来する。	人々は寒暑の病となり、喉が痛み、黄疸が発したり、鼻血となったり、水病となったりする。	煖気と湿気が相い争う、煖気も湿気もゆき渡るので、陰雨が発生する。	人々は湿気に犯され、寒風が到来し妊娠している者は死産となる。

客主加臨の気候・病証一覧（2）

主気\客気	初の気　厥陰風木	二の気　少陰君火	三の気　少陽相火	四の気　太陰湿土	四の気　陽明燥金	終の気　太陽寒水
少陰君火	気候が非常に高く、草花は早く成長する。	陽気が広くゆきわたり気候は非常に暑く、人々は一見健康そうで、万物は非常に成長が良くなる。	司天の気を司る時期であるとともに少陽相火が到来し、猛烈な炎暑が到来し、雨は降らなくなる。	相火の気が加臨を受けて暑されて湿気が上昇できずに、晩秋風が吹き湿と熱が交わさるって草木の間に溜まって風化するように、秋の時分を見ることができない。	火気が上に加臨するので、炎暑が反って到来し、万物は夏のように成長し熱する。	客主として少陽相火が加臨して、炎暑の気候が出現し、冬蟄せず、流水が凍らず、地虫が現われ、草木は成長する。
少陽相火	温厲病が起こり、身熱し、頭痛、嘔吐し、皮膚に瘡瘍が生じる。	温厲病伝染病が大いに流行し、人々は悉きする。	人々は熱が胸間に盛んになり、耳が開こえなくなったり、血肉が盛んになり目が見えなくなったり、喉腫脹や咽腫、鼻出血し、口部にマジン疹を発生し、嘔吐が現れ、目赤し、甚だしいと浮腫の病となる。	人々は腠理に熱が集まって、突然出血したり、種の病となったり、心腹が満ちて熱が響き、腹脹、甚だしいと浮腫の病となる。	人々は一見健康そうに見えますが病に罹ると温病を発死病となり早く色づいて落葉する。	気候が温かいので、人々は一見健康そうですが、温厲の病が生じる。
陽明燥金	陽明燥金の気が加臨して、寒気が加わり、秋の気候のようである。	厳しい涼気が至り、人々は涼気に犯され、草木は寒さに晒され、未来はずの火気の火気は抑鬱される。	暑き季節なのに反って涼気が交替し、燥気の気が盛りで、三の気の終わりに反って雨が降る。湿潤な気候となる。	まだ暑い季節なのに涼気が到来し、白露が降り、草木に色づいて落葉する。	主客共に燥気に至り、霜が早く降り、草木は早くに色づいて落葉する。	燥気が加臨し、寒気が発散することができずに身体の上部に瘡瘍が生じ、皮部の腫脹に到来したり、内に胸や脇部に病を生じ、内的に寒気が入ると胸膜部分から心腹部に寒を生じる。
太陽寒水	右半身の下部に寒病を起こす。	人々は気が涼しが胸が張る病に罹る。	人々は寒熱病にかかりやすくなる。	人々は比較的健康ですが、身体が腫れ来て重たくなるような病に罹る。	寒気が身体に及び、涼気から身体を守るが、霜が早く降り、人々は腠理の病に罹る者がある。	涼気が加臨し、寒冷の度が暗くなる、霧が立ち込み暗くなる。
	前年の在泉の少陽相火が退散するところが太陽寒水が加臨する。そのため暖かかった冬が逆に大寒や寒冷となったり、水が凍り、草木は光を縮めて、反って厥陰の風気が吹いてくるが、陽気はすぐに鬱される。	少陰君火の客気が到来するはずの客気は去らずに寒気がより、水が凍ったり、草木は先が萎んだり、霰が度々降り、少陽君火の時が明らかに戻ってくるが、陽気は次第に回復してくる。	三之気、天政布、雨過晴、未来暑いはずの季節に寒気が到来して雨が降る。	湿の季節に太陽寒水が加臨するので冷たい雨が降る。	陽気は去り、雨、霜が降る、陽光は早くに落ちる。	寒湿を感受すれば、関節は動かず不利になり、君子は腠理を密にして邪気の侵入をせぐ。
	気候に注意しなければ、関節は固くこわばり痛み、炎腎部の痛みが流行する頃に二之気、内火に瘡瘍が生じる。	太陽寒水の客の気のために陽気は内鬱して内熱を生じる。	外に寒に犯されるために内火は反って出てくるので熱が鬱し、熱病として頼痛として、治療すれば死となる。	突然寒を受けて身体が震え、意識が不明瞭となり、心が痛んだり、喉腫し、頷腫により、瘡瘍ができたり、目の大痙脱力により、骨痙が立たずに皮肉から漏れだり、血肉から漏れだり、。	人々は寒邪を受けるべきであるが、君子は腠理を密にして邪気の侵入をさせない。	人々は寒邪を受けるべきであるが、関節が不利になり、動かず、腰部や臀部が痛み、寒温が交わされた病を生じる。

司天勝気一覧

	厥陰風木	少陰君火	少陽相火	太陰湿土	陽明燥金	太陽寒水
至眞要大論篇第七十四．(六淫の勝気)	厥陰之勝．耳鳴頭眩．憒憒欲吐．胃鬲如寒．大風數擧．倮蟲不滋．胠脇氣并．化而為熱．小便黃赤．胃鬲當心而痛．上支兩脇．腸鳴飱泄．少腹痛．注下赤白．甚則嘔吐．鬲咽不通．	少陰之勝．熱客於胃．煩心心痛．目赤欲嘔．嘔酸善飢．耳痛溺赤．善驚譫妄．暴熱消滅．草萎水涸．介蟲乃屈．少腹痛．下沃赤白．	少陽之勝．熱客於胃．煩心心痛．目赤欲嘔．嘔酸善飢．耳痛溺赤．善驚譫妄．暴熱消滅．草萎水涸．介蟲乃屈．少腹痛．下沃赤白．（？）少陽之勝．熱在胃中．煩心心痛．目赤欲嘔．嘔酸善飢．耳痛溺赤．善驚譫妄．暴熱消滅．草萎水涸．介蟲乃屈．少腹痛．下沃赤白．傳爲赤沃．	太陰之勝．火氣內鬱．瘡瘍於中．流散於外．病在胠脇．甚則心痛熱格．頭痛喉痺項強．獨勝則濕氣內鬱．寒迫下焦．痛留頂．互引眉間．胃滿．雨數至．燥化乃見．少腹滿．腰脽重．强吐不便．善注泄．足下温．頭重．足脛胕腫．飮發於中．胕腫於上．	陽明之勝．清發於中．左胠脇痛．溏泄．內爲嗌塞．外發易似．大涼肅殺．華英改容．毛蟲乃殃．胸中不便．嗌塞而欬．	太陽之勝．凝凓且至．非時水冰．羽迺後化．痔瘧發．寒厥入胃．內生心痛．陰中迺瘍．隱曲不利．互引陰股．筋肉拘苛．血脉凝泣．絡滿色變．或爲血泄．皮膚否腫．腹滿食減．熱反上行．頭項囟頂腦戶中痛．目如脫．寒入下焦．傳爲濡寫．
六元正紀大論 (司天の気候・病証)	厥陰司天之政．氣化運行後天．諸同正歲．氣化運行同天．天氣擾迺氣迺．風生高遠．炎熱從之．雲趨雨府．濕化迺行．風火同德．上應歲星熒惑．其政撓．其令速．其穀蒼丹．間穀言太者．其耗文角品羽．風燥火熱．勝復更作．蟄蟲來見．流水不冰．熱病行於下．風燥勝復形於中．	少陰司天之政．氣化運行先天．地氣肅．天氣明．寒交暑．熱加燥．雲馳雨府．濕化迺行．時雨迺降．金火合德．上應熒惑太白．其政明．其令切．其穀丹白．水火寒熱．持於氣交．熱病生於上．清病生於下．寒熱凌犯而爭於中．民病欬喘．血溢血泄．鼽嚏．目赤眥瘍．寒厥入胃．心痛腰痛腹大．嗌乾腫上．	少陽司天之政．氣化運行先天．天氣正．地氣擾．風乃暴擧．木偃沙飛．炎火迺流．陰行陽化．雨迺時應．火火合德．上應熒惑歲星．其穀丹蒼．其政嚴．其令擾．故風熱參布．雲物沸騰．太陰橫流．寒迺時至．涼雨並起．民病寒中．外發瘡瘍．內爲泄滿．故聖人遇之．和而不爭．往復之作．民病寒熱瘧泄．聾瞑嘔吐．上怫腫色變．	太陰司天之政．氣化運行後天．陰專其政．陽氣退辟．大風時起．天氣下降．地氣上騰．原野昏霧．白埃四起．雲奔南極．寒雨數至．物成於差夏．民病寒濕腹滿．身䐜憤胕腫．痞逆寒厥拘急．濕寒合德．黃黑埃昏．流行氣交．上應鎭星辰星玄冥．其政肅．其令寂．其穀黅玄．故陰凝於上．寒積於下．寒水勝火．則爲冰雹．陽光不治．殺氣迺行．故有餘宜高．不及宜下．有餘宜晚．不及宜早．土之化也．民氣亦從之．間穀命其太也．	陽明司天之政．氣化運行後天．天氣急．地氣明．陽專其令．炎暑大行．物燥以堅．淳風迺治．風燥橫運．流於氣交．多陽少陰．雲趨雨府．濕化迺敷．燥極而澤．上應太白熒惑．其政切．其令暴．蟄蟲迺見．流水不冰．民病欬嗌．寒熱發暴．振慄癃閟．清先而勁．毛蟲迺死．熱後而暴．介蟲迺殃．其發燥．勝復之作．擾而大亂．清熱之氣．持於氣交．	太陽司天之政．氣化運行先天．天氣肅．地氣靜．寒臨太虛．陽氣不令．水土合德．上應辰星鎭星．其穀玄黅．其政肅．其令徐．寒政大擧．澤無陽焰．則火發待時．少陽中治．時雨迺涯．止極雨散．還於太陰．雲朝北極．濕化迺布．澤流萬物．寒敷于上．雷動于下．寒濕之氣．持於氣交．民病寒濕發．肌肉萎．足痿不收．濡寫血溢．
五常政大論篇第七十．(司天の気候・病証)	厥陰司天．風氣下臨．脾氣上從．而土且隆．黃起水迺眚．土用革．體重肌肉萎．食減口爽．風行太虛．雲物搖動．目轉耳鳴．火縱其暴．地迺暑．大熱消爍．赤沃下．蟄蟲數見．流水不冰．其發機速．	少陰司天．熱氣下臨．肺氣上從．白起金用．草木告．嘔嚔鼽衄鼻窒．曰瘍寒熱胕腫．地迺燥清．凄滄數至．脇痛善太息．肅殺行．草木變．	少陽司天．火氣下臨．肺氣上從．白起金用．草木告．驚嚔鼽衄鼻窒．大暑流行．甚則瘡瘍燔灼．金爍石流．地迺燥清．凄滄數至．脇痛善太息．肅殺行．草木變．	太陰司天．濕氣下臨．腎氣上從．黑起水變．埃冒雲雨．胸中不利．陰痿．氣大衰而不起不用．當其時．反腰脽痛．動轉不便也．厥陰．地迺藏陰．大寒且至．蟄蟲早附．心下否痛．地裂冰堅．少腹痛．時害於食．乘金則止水增．味迺鹹．行水減也．	陽明司天．燥氣下臨．肝氣上從．蒼起木用而立．土迺眚．凄滄數至．木伐草萎．脇痛目赤．掉振鼓慄．筋痿不能久立．暴熱至．土迺暑．陽氣鬱發．小便變．寒熱如瘧．甚則心痛．火行于槁．流水不冰．蟄蟲迺見．	太陽司天．寒氣下臨．心氣上從．而火且明．丹起．金迺告．寒清時擧．勝則水冰．火氣高明．心熱煩躁．嗌乾善渴鼽嚏．喜悲數欠．熱氣妄行．寒迺復．霜不時降．善忘．甚則心痛．土迺潤．水豐衍．寒客至．沈陰化．濕氣變物．水飲內積．中滿不食．皮䏭肉苛．筋脉不利．甚則胕腫．身後癰．

司天勝気・復気一覧

	厥陰風木	少陰君火	少陽相火	太陰湿土	陽明燥金	太陽寒水
至眞要大論篇第七十四．(司天の勝気)	厥陰司天．風淫所勝．則太虛埃昏．雲物以擾．寒生春氣．流水不冰．民病胃脘當心而痛．上支兩脇．膈咽不通．飮食不下．舌本強．食則嘔．冷泄腹脹．溏泄瘕水閉．蟄蟲不去．病本于脾．衝陽絕．死不治．	少陰司天．熱淫所勝．怫熱至．火行其政．民病胸中煩熱．嗌乾．右胠滿．皮膚痛．寒熱欬喘．唾血血泄．鼽嚏．溺色變．甚則瘡瘍胕腫．肩背臂臑及缺盆中痛．心痛肺䐜．腹大滿膨膨．而喘欬．病本于肺．天府絕．死不治．	少陽司天．火淫所勝．則溫氣流行．金政不平．民病頭痛發熱惡寒而瘧．熱上皮膚痛．色變黃赤．傳而爲水．身面胕腫．腹滿仰息．泄注赤白．瘡瘍．欬唾則有血．心痛．熱甚上肌．中熱．甚則鼽衄．病本于肺．天府絕．死不治．	太陰司天．濕淫所勝．則沈陰且布．雨變枯槁．胕腫骨痛陰痹．陰痹者．按之不得．腰脊頭項痛．時眩．大便難．陰氣不用．飢不欲食．欬唾則有血．心如懸．病本于腎．太谿絕．死不治．	陽明司天．燥淫所勝．則木廼晚榮．草廼晚生．筋骨內變．民病左胠脇痛．寒清于中．感而瘧．大涼革候．欬．腹中鳴．注泄鶩溏．名木斂．生菀于下．草焦上首．心脇暴痛．不可反側．嗌乾面塵．腰痛．丈夫㿗疝．婦人少腹痛．目眛眥瘍．瘡痤癰．蟄蟲來見．病本于肝．太衝絕．死不治．	太陽司天．寒淫所勝．則寒氣反至．水且冰．血變于中．發爲癰瘍．民病厥心痛．嘔血血泄鼽衄．善悲．時眩仆．運火炎烈．雨暴廼雹．胸腹滿．手熱肘攣掖腫．心澹澹大動．胸脇胃脘不安．面赤目黃．善噫嗌乾．甚則色㾓．渴而欲飮．病本于心．神門絕．死不治．所謂動氣知其藏也．
至眞要大論篇第七十四．(六淫の病機・病証)	諸風掉眩．皆屬於肝．諸暴強直．皆屬於風．	諸痛瘡瘍．皆屬於心．諸熱瞀瘈．皆屬於火．諸禁鼓慄．如喪神守．皆屬於火．諸逆衝上．皆屬於火．諸躁狂越．皆屬於火．諸病胕腫．疼痠驚駭．皆屬於火．諸轉反戾．水液渾濁．皆屬於熱．諸嘔吐酸．暴注下迫．皆屬於熱．	諸痛痒瘡．皆屬於心．	諸濕腫滿．皆屬於脾．諸痙項強．皆屬於濕．	諸氣膹鬱．皆屬於肺．	諸寒收引．皆屬於腎．諸病水液．澄澈清冷．皆屬於寒．
至眞要大論篇第七十四．(六気之復)	厥陰之復．少腹堅滿．裏急暴痛．偃木飛沙．倮蟲不榮．厥心動．汗發嘔吐．飲食不入．入而復出．筋骨掉眩．清厥．甚則入脾．食痹而吐．衝陽絕．死不治．	少陰之復．燠熱內作．煩躁鼽嚔．少腹絞痛．火見燔焫．嗌燥．分注時止．氣動於左．上行於右．欬．皮膚痛．暴瘖心痛．鬱冒不知人．洒淅浙惡寒．振慄譫妄．寒已而熱．渴而欲飲．少氣骨痿．隔腸不便．外爲浮腫．噦噫．赤氣後化．流水不冰．熱氣大行．介蟲不復．病痱胗瘍．癰疽痤痔．甚則入肺．欬而鼻淵．天府絕．死不治．	少陽之復．大熱將至．枯燥燔爇．介蟲廼耗．驚瘛欬衄．心熱煩躁．便數憎風．厥氣上行．面如浮埃．目乃瞤瘈．火氣內發．上爲口糜嘔逆．血溢血泄．發而爲瘧．惡寒鼓慄．寒極反熱．嗌絡焦槁．渴引水漿．色變黃赤．少氣脈萎．化而爲水．傳爲胕腫．甚則入肺．欬而血泄．尺澤絕．死不治．	太陰之復．濕變廼舉．體重中滿．食飮不化．陰氣上厥．胸中不便．飮發於中．欬喘有聲．大雨時行．鱗見於陸．頭頂痛重．而掉瘈尤甚．嘔而密默．唾吐清液．甚則入腎．竅寫無度．太谿絕．死不治．	陽明之復．清氣大擧．森木蒼乾．毛蟲廼厲．病生䐜脇．氣歸於左．善太息．甚則心痛否滿．腹脹而泄．嘔苦欬噦．煩心．病在鬲中．頭痛．甚則入肝．驚駭筋攣．太衝絕．死不治．	太陽之復．厥氣上行．水凝雨冰．羽蟲廼死．心胃生寒．胸腹不利．心痛否滿．頭痛善悲．時眩仆．食減．腰脽反痛．屈伸不便．地裂冰堅．陽光不治．少腹控睾引腰脊．上衝心．唾出清水．及爲噦噫．甚則入心．善忘善悲．神門絕．死不治．
至眞要大論篇第七十四．(司天客気の病証と主気の病証)	厥陰司天．客勝則耳鳴掉眩．甚則欬．主勝則胸脇痛．舌難以言．	少陰司天．客勝則鼽嚏．頸項強．肩背瞀熱．頭痛少氣．發熱．耳聾目瞑．甚則胕腫．血溢．瘡瘍欬喘．主勝則心熱煩躁．甚則脇痛支滿．	少陽司天．客勝則丹胗外發．及爲丹熛瘡瘍．嘔逆喉痹．頭痛嗌腫．耳聾血溢．內爲瘛瘲．	太陰司天．客勝則首面胕腫．呼吸氣喘．主勝則胸腹滿．食已而瞀．	陽明司天．清復內餘．則欬衄嗌塞．心鬲中熱．欬不止而白血出者死．主勝則胸滿．欬仰息．甚而有血手熱．	太陽司天．客勝則胸中不利．出清涕．感寒則欬．主勝則喉嗌中鳴．

332

在泉勝気一覧

	厥陰在泉	少陰在泉	太陰在泉	少陽在泉	陽明在泉	太陽在泉
至真要大論	歳厥陰在泉．風淫所勝．則地氣不明．平野昧．草廼早秀．民病洒洒振寒．善伸數欠．心痛支滿．兩脇裏急．飲食不下．鬲咽不通．食則嘔．腹脹善噫．得後與氣．則快然如衰．身體皆重．	歳少陰在泉．熱淫所勝．則焰浮川澤．陰處反明．民病腹中常鳴．氣上衝胸．喘不能久立．寒熱皮膚痛．目暝齒痛．䪼腫．惡寒發熱如瘧．少腹中痛．腹大．蟄蟲不藏．	歳太陰在泉．草乃早榮．濕淫所勝．則埃昏巖谷．黄反見黒．至陰之交．民病飲積心痛．耳聾渾渾焞焞．嗌腫喉痺．陰病血見．少腹痛腫．不得小便．病衝頭痛．目似脱．項似拔．腰似折．髀不可以回．膕如結．腨如別．	歳少陽在泉．火淫所勝．則焰明郊野．寒熱更至．民病注泄赤白．少腹痛．溺赤．甚則血便．少陰同候．	歳陽明在泉．燥淫所勝．則霧霧清瞑．民病喜嘔．嘔有苦．善大息．心脇痛．不能反側．甚則嗌乾面塵．身無膏澤．足外反熱．	歳太陽在泉．寒淫所勝．則凝肅慘慄．民病少腹控睾引腰脊．上衝心痛．血見．嗌痛頷腫．
	厥陰在泉．客勝則大關節不利．内爲痙強拘瘛．外爲不便．主勝則筋骨繇併．腰腹時痛．	少陰在泉．客勝則腰痛．尻股膝髀腨䯒足病瞀熱以酸．胕腫不能久立．溲便變．主勝則厥氣上行．心痛．發熱鬲中．衆痺皆作．發於胠脇．魄汗不藏．四逆而起．	太陰在泉．客勝則足痿下重．便溲不時．濕客下焦．發而濡寫．及爲腫．隠曲之疾．主勝則寒氣逆滿．食飲不下．甚則爲疝．	少陽在泉．客勝則腰腹痛．而反惡寒．甚則下白溺白．主勝則熱反上行而客於心．心痛發熱．格中而嘔．少陰同候．	陽明在泉．客勝則清氣動下．少腹堅滿．而數便寫．主勝則腰重腹痛．少腹生寒．下爲鶩溏．則寒厥於腸．上衝胸中．甚則喘不能久立．	太陽在泉．寒復内餘．則腰尻痛．屈伸不利．股脛足膝中痛．

333

運気記載用シート：六十年運気一覧表を参照して記載してみよう

	六　運					五　運			四季	月建	二十四節気
	交司時刻	客主加臨	主気	客気		交司時刻	主運	客運			
	年大寒日初から春分日初まで	初　気	厥陰風木	在泉の左間		年大寒日時初刻起	角	中運	孟春	十二月	大寒
										正月	立春
	春分日正から小満日初まで	二　気	少陰君火	司天の右間	司天	春分後十三日時正一刻起	徴		仲春	二月	雨水
											啓蟄
	小満日初から大暑日初まで	三　気	少陽相火	司天					季春	三月	春分
											晴明
	大暑日正から秋分日正まで	四　気	太陰湿土	司天の左間		芒種後十日時初二刻起	宮		孟夏	四月	穀雨
											立夏
	秋分日初から小雪日初まで	五　気	陽明燥金	在泉の右間	在泉				仲夏	五月	小満
											芒種
	小雪日正から大寒日正まで	六　気	太陽寒水	在泉		処暑後七日時正三刻起	商		季夏	六月	夏至
											小暑
						立冬後四日時初四刻起	羽		孟秋	七月	大暑
											立秋
									仲秋	八月	処暑
											白露
									季秋	九月	秋分
											寒露
									孟冬	十月	霜降
											立冬
									仲冬	十一月	小雪
											大雪
									季冬	十二月	冬至
											小寒
											大寒

4 内経気象学論集

(1) 六淫の成立の検証および風邪について

1．六淫の成立

現代中医学で用いられている六淫はいかなる過程を経て現在の内容になったのかを調べた。

①内経以前の六気

「六気」が初めて見えるのは『春秋左氏伝』—成立は，戦国中期（前四世紀）〜前漢末（紀元前後）など諸説がある。戦国期が一般的な見方—である。

「天に六気あり。……六気とは陰陽風雨晦明をいうなり。分かれて四時となり，序して五節となり，過ぐれば則ち蓄をなす。陰淫は寒疾，陽淫は熱疾，風淫は末疾，雨淫は腹疾，晦淫は惑疾，明淫は心疾なり。」（昭公元年伝）

原『素問』『霊枢』には「六気」の記述は『霊枢』に別な意味（決気第三十．精気津液血脉の六気）があるだけで，「天の六気」という意味では記述がない。『左伝』では，六気（陰陽風雨晦明）の気象変化が太過となると邪気として発病原因となると認識されている。ただし六気の内容は運気論の六淫と異なり，「晦淫・明淫」などは日の明さ暗さを精神的疾患の病因としているなど，内経以前のいまだ未熟な病因説である。

②原『素問』の六気・六淫

◆暑について　暑はすべて炎熱の夏の気象を表している。

『素問』

「春傷於風．邪氣留連．乃爲洞泄．夏傷於暑．秋爲痎瘧．」（生気通天論）

「春不病温．夏暑汗不出者．秋成風瘧．」（金匱真言論）

「天有四時五行．以生長收藏．以生寒暑燥濕風．」「冬傷於寒．春必温病．春傷於風．夏生飧泄．夏傷於暑．」（陰陽応象大論）

「天寒地凍．則經水凝泣．天暑地熱．則經水沸溢．」（離合真邪論）

「凡病傷寒而成温者．先夏至日者．爲病温．後夏至日者．爲病暑．」（熱論・

病因としての暑を冠した病名）

「此皆得之夏傷於暑．熱氣盛．」（瘧論）

「氣盛身寒．得之傷寒．氣虛身熱．得之傷暑．」（刺志論）

『霊枢』

「夫百病之始生也．皆生于風雨寒暑．」（口問）

「天暑衣厚．則腠理開．故汗出．」（五癃津液別）

「夫百病之所始生者．必起于燥濕寒暑風雨．」（順気一日分爲四時）

「百疾之始期也．必生于風雨寒暑．」（五変）

「夫百病之始生也．皆生于風雨寒暑清濕喜怒．」（百病始生）

「陰陽者．寒暑也．」（刺節真邪）

「二月丑不風．民多心腹病．三月戌不温．民多寒熱．四月巳不暑．民多癉病．十月申不寒．民多暴死．」（歳露論）

◆熱について

「熱」は発熱・身熱・内熱（陰虚而陽盛．陽盛則熱）・藏府熱・病熱・熱病など用例が多い。「寒熱」・「熱病」・「病熱」などは病名・病証である。

熱で気象を表しているのは『素問』陰陽応象大論の「南方生熱．熱生火．……其在天爲熱．在地爲火．」の「天にあっては熱と爲す」の部分だけである。

「寒極生熱．熱極生寒．寒氣生濁．熱氣生清．」「寒傷形．熱傷氣．」「南方生熱．熱生火．火生苦．苦生心．心生血．血生脾．心主舌．其在天爲熱．在地爲火．」「熱傷氣．寒勝熱．」（『素問』陰陽応象大論）

「熱中及熱病者．以日中死」（『素問』三部九候論）

「天暑地熱．則經水沸溢．」（『素問』離合真邪論）

◆火について

「水爲陰．火爲陽．陽爲氣．陰爲味．」火は陰陽の象徴

「壯火之氣衰．少火之氣壯．壯火食氣．氣食少火．壯火散氣．少火生氣．」

「夏脉者心也．南方火也．萬物之所以盛長也．」（『素問』玉機真蔵論）

「南方生熱．熱生火．火生苦．苦生心．心生血．血生脾．心主舌．其在天爲熱．在地爲火．」（『素問』陰陽応象大論・熱と同じく火が気象を表しているのはこの部分だけである）

◆温について

温病・温暖な気象・気温の高い状態・春の気象などの用例。その他，手足の

温など。

「冬傷於寒．春必温病．」(『素問』生気通天論)

「天温日明．」「是以天寒無刺．天温無疑．」「先知日之寒温．」(『素問』八正神明論)

「四時人寒温燥濕．」(『素問』針解篇)

「言寒温不適．」(『霊枢』小針解)　気温の高い状態。「寒温不時．腠理閉而不通．」(『霊枢』賊風)「必待天温冰釋凍解．」(『霊枢』刺節真邪)　温暖な気象

「歳多賊風邪氣．寒温不和．則民多病而死矣．」「二月丑不風．民多心腹病．三月戌不温．民多寒熱．四月巳不暑．民多癉病．十月申不寒．民多暴死．」(『霊枢』歳露論)

春二月は風，春三月は温，夏四月は暑，冬十月は寒で気象を表現している。

春の気象は風よりも多く温と表現されている。温病と命名されたのは春に多発するからだろう。

◆風について

「天有四時五行．以生長收藏．以生寒暑燥濕風．」「東方生風．」(『素問』陰陽応象大論)

春は風。これは風が春の気象をあらわす用例である。

◆涼について

原『素問』には涼の用例がない。

「少兪曰．春青風．夏陽風．秋涼風．冬寒風．凡此四時之風者．其所病各不同形．」(『霊枢』論勇)

霊枢ではこの一箇所のみ。

◆清について

清は乾燥した気象を示している。

「寒極生熱．熱極生寒．寒氣生濁．熱氣生清．清氣在下．則生飧泄．」(『素問』陰陽応象大論)

「夫氣之在脉也．邪氣在上．濁氣在中．清氣在下．」(『霊枢』九針十二原)

この清は寒気。

「夫百病之始生也．皆生于風雨寒暑清濕喜怒．喜怒不節則傷藏．風雨則傷上．清濕則傷下．」(『霊枢』百病始生)

原『素問』では，気象表現としては春は温もしくは風，夏は暑。秋は燥・

涼・清。冬は寒が用いられている。熱と火は陰陽応象大論で気象の表現があるだけで一般的な気象表現としては用いられていない。したがって原『素問』『霊枢』では六淫概念は形成されていないとしてよい。

③運気論篇の六気・六淫

◆天元紀大論

「寒暑燥濕風火．天之陰陽也．三陰三陽上奉之．木火土金水火．地之陰陽也．生長化收藏下應之．」

ここでは天の六気である三陰三陽に，熱でなく暑が配されている。この組み合わせは六淫である。

◆五運行大論

「上下相遘．寒暑相臨．氣相得則和．不相得則病．」

「上下相遘．寒暑相臨．」とは，主気の六気と客気の六淫が上下にあって相互に影響して気象を生じるということ。寒暑は陰陽を象徴して六気の別称として用いられてる。

「大氣擧之也．燥以乾之．暑以蒸之．風以動之．濕以潤之．寒以堅之．火以温之．故風寒在下．燥熱在上．濕氣在中．火遊行其間．寒暑六入．故令虛而生化也．故燥勝則地乾．暑勝則地熱．風勝則地動．濕勝則地泥．寒勝則地裂．火勝則地固矣．」

ここでの暑勝は六淫邪。「暑以蒸之」は暑は蒸し暑さ，すなわち暑湿であるとしている。「火勝則地固」は炎熱の気象で地面が乾燥して固くなること。火が気象として用いられている。この組み合わせは六淫である。

「南方生熱．熱生火．……其在天爲熱．在地爲火．……其性爲暑．其德爲顯．其用爲躁．……其令鬱蒸．其變炎爍(しゃく)．其眚燔焫．」

熱・火・暑について：特に暑が暑湿を示していない。天の熱と地の火が暑という気象状況を生じる。六気の熱と五行の火が暑を生じる。

◆ 性・徳・用・令・變・眚。(徳と化は気のもたらす幸いであり，政と令は気の働きの顕著なもの) 王冰注を参照のこと。

春：其性爲暄(けん)．其德爲和．其用爲動．……其令宣發．其變摧拉．其眚爲隕．

その性質は暖かく，その徳は陽気を敷き広げる働きがあり，その用は物を動かす働きであり，……その令は気を宣発させる働き，變は麗らかさを広く行き渡らせるという季節的特長，気候が異変を起こすと万物が砕き傷られます。

夏：其性爲暑．其德爲顯．其用爲躁．……其令鬱蒸．其變炎爍．其眚燔焫．
　性質は暑であり，德は物事を明らかにする働き，……鬱して蒸し，變は炎上して焼く作用，害をなすと更に焼き尽くす作用。
長夏：其性靜兼．其德爲濡．其用爲化．……其令雲雨．其變動注．其眚淫潰．
秋：其性爲涼．其德爲清．其用爲固．……其令霧露．其變肅殺．其眚蒼落．
冬：其性爲凛．其德爲寒．其用爲●．……其令●●．其變凝冽．其眚冰雹．
（●は欠語）

◆気交変大論

「五運更治．上應天期．陰陽往復．寒暑迎隨．」

「歲火太過．炎暑流行．金肺受邪．……上臨少陰少陽．火燔焫．冰泉涸．物焦槁．病反譫妄狂越．」

歲運の火運太過も少陽司天も炎暑・大暑として気象を表すのに暑を用いている。

「歲水不及．濕廼大行．長氣反用．其化廼速．暑雨數至．」

「木不及．……春有慘悽殘賊之勝．則夏有炎暑燔爍之復．」

◆五常政大論

「升明之紀．……其用燔灼．其化蕃茂．其類火．其政明曜．其候炎暑．其令熱．」

「赫曦之紀．是謂蕃茂．陰氣内化．陽氣外榮．炎暑施化．物得以昌．其化長．」

「少陽司天．火氣下臨．……火見燔焫．革金且耗．大暑以行．」

火気が加臨して大暑の気象をもたらす。

「少陰司天．熱氣下臨．……大暑流行．甚則瘡瘍燔灼．金爍石流．地廼燥清．凄滄數至．……草木變．」熱氣が加臨して大暑の気象をもたらす。

ここでは少陽燥火も少陰君火も同じような気象であるが，客気の気象を見ると少陽燥火のほうが炎熱の程度が強く記載されている。

◆六元正紀大論

「寒暑燥濕風火．」この組み合わせは六淫である。

「帝曰善．少陽之政奈何．……其運暑．其化暄囂鬱燠．其變炎烈沸騰．」
　暄：暖かい，囂(けんごう)：騒々しい。

「凡此少陽司天之政．…… 三之氣．天政布．炎暑至．少陽臨上．」

「帝曰善．少陰之政奈何．……其運炎暑．其化暄曜鬱燠．其變炎烈沸騰．」

「凡此少陰司天之政．……五之氣．畏火臨．暑反至．陽廼化．萬物廼生廼長榮．民廼康．其病温．終之氣．燥令行．餘火内格．腫於上．欬喘．甚則血溢．」
「凡此厥陰司天之政．……風生高遠．炎熱從之．雲趨雨府．濕化廼行．風火同德．上應歲星熒惑．……四之氣．溽暑濕熱相薄．爭於左之上．民病黄癉而爲胕腫．」黄癉：黄疸の病。

風と火は同徳とは風は陽気であることを示している。

◆涼・清について

「西方生燥．燥生金．……其在天爲燥．在地爲金．……其性爲涼．其德爲清．」五運行大論
「歲木不及．燥廼大行．……涼雨時至．」気交変大論
「木不及．春有鳴條律暢之化．則秋有霧露清涼之政．」気交変大論
「西北方陰也．陰者其精奉於上．故左寒而右涼．是以地有高下．氣有温涼．高者氣寒．下者氣熱．故適寒涼者脹之．」五常政大論
「此太陽司天之政．……二之氣．大涼反至．民廼慘．草廼遇寒．火氣遂抑．民病氣鬱中滿．寒廼始．」
「陽明司天之政．……三之氣．天政布．涼廼行．燥熱交合．燥極而澤．民病寒熱．」
「金鬱之發．天潔地明．風清氣切．大涼廼擧．草樹浮煙．燥氣以行．」六元正紀大論

◆至真要大論

「夫氣之生與其化．衰盛異也．寒暑温涼．盛衰之用．其在四維．故陽之動．始於温．盛於暑．陰之動．始於清．盛於寒．春夏秋冬．各差其分．故大要曰．彼春之暖．爲夏之暑．彼秋之忿．爲冬之怒．」

温・暑・清・寒が四季の気象を表している。

六淫の気象について

至真要大論の病機十九条は，外邪だけでなく内生病邪によるものも含む病機であることに注意すべきである。ここから，六淫は同時に内生病邪も包含する概念となったようだ。しかし，気象学の立場から言えば，明確に外邪としての六淫と内生邪気を分けておく観点が重要である。眼前の気象を六淫で表現するためである。

◆まとめ

○春の気象状態は多くは「温」と表現されて，五運では風，六気では厥陰風木の風および少陰君火の熱が用いられている。春は立春から立夏，夏は立夏から立秋であるが，少陰君火は立夏を含み，春の後半と夏の前半は少陰君火の主時となっているので，春の後半は少陰君火となる。

○気温の上昇は温→暑，気温の下降は清（涼・燥）→寒としている。熱と火でいえば，熱→火。

○歳運の火運太過も少陽司天も炎暑・大暑として気象を表すのに暑を用いている。

○火が気象表現として用いられているが，暑が暑湿・火が暑燥として用いられている。

○以上より，暑は主に気象状態を示すのに用いられ，五運では火，六気では少陰君火は熱，少陽相火は火と化すとされ，気象として表現するには原内経と同じく暑とされている。暑は「暑以蒸之」五運行大論として気温高く湿度も高い状態を示すとされている箇所もあるが，暑湿の意味でない箇所もある。

気象・五行五運・六気の関係

	気象表現		五行五運	六気	六気の化
	原素問・霊枢	運気論			
春	温・風	温	風	厥陰風木	風
初夏	温・暑	温・暑	風・火	少陰君火	熱
盛夏	暑	暑・火	火	少陽相火	火
長夏	湿	湿	湿	太陰湿土	湿
秋	涼・燥・清	涼・清	燥	陽明燥金	燥
冬	寒	寒	寒	太陽寒水	寒

　熱・火は天の六気・地の五運（五行）の作用であり，温・暑は現れた気象を示している。秋は清・涼などが気象表現であり，五運六気では燥。梅雨や冬の気象表現は五運六気と同じく湿・寒である。

④六淫が「風暑湿火燥寒」となった経緯

　原『素問』『霊枢』では外邪・気象気候において，六気・六淫としての認識はなく風・暑（熱）・湿・燥・寒の五気であった。

　運気論で少陰君火に熱が少陽相火に火が配され，天の六気である三陰三陽は，

至真要大論では司天の六淫が説かれ,「風熱湿火燥寒」とされている。天元紀大論・五運行大論では三陰三陽の天の六気を「風暑湿火燥寒」としている。これは夏の気象は暑で表されるので,あえて暑の表現がとられたのだろう。そして後者のほうが六淫として採用された。後世の医書では三陰極一病証方論が「寒暑燥湿風熱」としたのを除き,医学启源1186年張元素など以降は「風暑湿火燥寒」を六淫としている。

◆注意すべきは,暑は暑湿として湿の含意があることである。したがって夏に乾燥して気温が高い状態は「暑」で表現するのは不適切であり,「燥火」「燥熱」などと表現すべきである。

◆「温」は原内経・運気論とも春の暖かな気象を示しており,気温上昇の「風」の意味はないとしたほうがよい。また,気象表現の「温」には温熱病邪としての意味はない。温病は春に少陰君火・少陽燥火が加臨して気温が非常に高くなると多発することより,温病の名称になったと考える。

2．風邪（ふうじゃ）について

六淫の中でも「風邪」に関しては,内経以来諸説があり,あるものは陽邪といい,あるものは寒邪を兼ねると陰邪になる,というように現在でも混沌としている状況である。ここで「風邪」の意味が歴代医書によりどのように変遷しているかを見て,内経気象学における「風邪」の意義付けを試みたい。なお,風邪に関しては太陽傷寒中風証の病邪の「風邪」に対する考え方を見ることが最も理解しやすいと思われるので,内経および『傷寒論』と『傷寒論』関連の医書を中心に見ていきたい。

①原『素問』『霊枢』での風（八風・四季風と陽邪としての風の概念の混在）
「東風は春に生じて病は肝にあり」（『素問』金匱真言論）
「神は天にあっては風となり地にあっては木となり體にあっては筋となり藏にあっては肝となる」（『素問』陰陽応象大論）
「肝は風を悪む」（『素問』宣明五気篇）
「春は青風となす」「汗出でて身熱する者は風なり」（『霊枢』論勇）

ここでの「風」は春の主気である「風」についての記述である。この風は気温が上昇して温風なので陽邪の性質を持つ。

「帝曰．瘧先寒而後熱者．何也．岐伯曰．夏傷於大暑．其汗大出．腠理開發．因遇夏氣淒滄之水寒．藏於腠理皮膚之中．秋傷於風．則病成矣．夫寒者陰氣也．風者陽氣也．先傷於寒．而後傷於風．故先寒而後熱也．病以時作．名曰寒瘧．」（『素問』瘧論）

本来秋の風は涼風であるが，後熱を生じさせる病因としての風であるので季節はずれの温風と考えられる。「風は陽気」と説かれていることが後世引用される。

「此皆得之夏傷於暑．熱氣盛．藏於皮膚之内．腸胃之外．此榮氣之所舍也．此令人汗空疏．腠理開．因得秋氣．汗出遇風．」（『素問』瘧論）

この場合，秋気は涼風で風寒邪であるので寒性の風である。

「以春甲乙傷於風者．爲肝風．以夏丙丁傷於風者．爲心風．以季夏戊己傷於邪者．爲脾風．以秋庚辛中於邪者．爲肺風．以冬壬癸中於邪者．爲腎風．（五藏風について）」（『素問』風論）

「帝曰．<u>有病身熱汗出煩滿．煩滿不爲汗解．此爲何病．岐伯曰．汗出而身熱者．風也</u>．汗出而煩滿不解者．厥也．病名曰風厥」（『素問』評熱病論）

汗出而身熱者だけでは太陽中風とはいえない。温病の表熱でも同じ病証である。また厥なら陽明病腑証である。したがって「汗出而身熱者．風也」が太陽中風証を指しているとは言えず，風熱邪も含めた外感風邪の病である。

「岐伯曰．<u>此外傷于風．内開腠理．毛蒸理泄．衛氣走之．固不得循其道．此氣慓悍滑疾．見開而出．故不得從其道．故命曰漏泄．</u>」（『霊枢』營衛生会）

これが『傷寒論』の中風証の根拠となったのだろう。

「春青風．夏陽風．秋涼風．冬寒風．凡此四時之風者．」（『霊枢』論勇）

四季の風。

「風從南方來．名曰大弱風．其傷人也．内舍於心．外在於脉．氣主熱．風從北方來．名曰大剛風．其傷人也．内舍於腎．外在於骨與肩背之膂筋．其氣主爲寒也．」（『霊枢』九宮八風）

季節により方角により，吹いてくる風の性質は大きく異なる。これは四季の風である。

風を冠する意義について

「<u>故犯賊風虛邪者．陽受之</u>．食飲不節．起居不時者．陰受之．陽受之．則入

六府．陰受之．則入五藏．入六府．則身熱不時臥．上爲喘呼．入五藏．則䐜滿閉塞．下爲飱泄．久爲腸澼．故喉主天氣．咽主地氣．故陽受風氣．陰受濕氣．故陰氣從足上行至頭．而下行循臂至指端．陽氣從手上行至頭．而下行至足．故曰．陽病者．上行極而下．陰病者．下行極而上．<u>故傷於風者．上先受之</u>．傷於濕者．下先受之．」（『素問』太陰陽明論）

　ここでの風は虚邪賊風としての風であり，八風すべてを含む。六淫すべての外邪を兼ねることができる風である。この内容より「風を受ける」とは外感病の総称として用いられていることが分かる。外感病は八風・四季風など風（wind）によってもたらされることが多いので，風は外感病の別称としての意味も持っている。

「病在陽者．命曰風．」（『霊枢』壽夭剛柔第六）

　「命」は「甲乙経」や馬蒔注により「名」に変える。本来ここは，風痹に関するところであるが，上の文章を引用して病が陽に起こる，すなわち外感病（表証）は風が病因として起こるとして，風が外感病の象徴となった根拠だろうと思う。これは「夫邪之生也．或生於陰．或生於陽．其生於陽者．得之風雨寒暑．其生於陰者．得之飲食居處．陰陽喜怒．」（『素問』調経論の風雨寒暑）（外邪）を風に言い換えたものである。

　風邪は腠理を開き寒邪を導いて共に生体に風寒邪として侵入する。風邪が入ると脈浮・発熱を呈して外感表証となる。風寒邪なら悪寒悪風を生じる。正気弱く衛気虚なら中風証となる。

　風邪が温熱邪とともに入ると風熱表証となり，脈浮・発熱・そして悪寒でなく悪熱する。風邪も温熱邪も陽邪であるので陽熱症状が強い。温熱邪が非常に強いと表・衛分から入らず，直ちに裏位から発病して気分証・営血分証となる。これは温疫病が多く重篤な病証となりやすい。

　原内経では，四季風・八風としての風と陽邪としての風（春の正風）の2つの意味があった。

　風邪が入ると脈浮・発熱を呈する外感表証となる。

②運気論篇（風は厥陰風木で陽邪であるとした）

　運気論で「風邪」とは厥陰風木であり，客気として加臨する時風淫の外邪と

なり，その性質は温熱であり気象にあっては暖かく（急激な気温上昇を伴う）強い風が吹く気象状況と定義づけられた。

厥陰風木が客気として加臨した時の気象と病証の一覧

↓客気・主気→	初の気 厥陰風木	二の気 少陰君火	三の気 少陽相火	四の気 太陰湿土	五の気 陽明燥金	終の気 太陽寒水
厥陰風木	春の到来が早く，気温は通常よりも高く，強い東南風が大いに吹く。生物は成長繁栄する。	陽気と風気が盛んとなり，春気の時令が為される。万物は大いに成長するが，時に寒気が到来する。	風気が度々到来する。	風気と湿気が争い，風気は化して雨となります。かくして万物はよく成長し，成熟します。	秋なのに，春のような気候となり，草木はよく成長繁茂する。	風気が到来して気温は上昇します。そのため，万物は反って成長し，霧や露が生じます。
	人々は一見健康に見えるが，血溢し，筋絡が拘強し，関節が不利となり，身体が重く，筋は萎える。	人々は比較的健康だが，淋病を病んだり，目が見にくくなったり目赤したり，気が上部に鬱して熱を生じる。	涙が出たり，耳鳴りしたり，眩暈が生じる。	人々は高熱を発し，呼吸困難となり，肌肉はやせ衰え，足は萎え，赤白下痢をします。	人々は健康に過ごす。	寒冷の時期に気温が上昇するので腠理は開き陽気を蔵することができないで，心痛したり咳嗽を生じます。

③『傷寒論』

太陽中風，陽浮而陰弱，陽浮者，熱自發，陰弱者，汗自出。嗇嗇惡寒，淅淅惡風，翕翕發熱，鼻鳴乾嘔者，桂枝湯主之。（12）

太陽病，發熱汗出者，此為榮弱衛強，故使汗出，欲救邪風者，宜桂枝湯。（95）

病常自汗出者，此為榮氣和，榮氣和者，外不諧，以衛氣不共榮氣諧和故爾，以榮行脈中，衛行脈外，復發其汗，榮衛和則愈，宜桂枝湯。（53）

病人藏無他病，時發熱自汗出，而不愈者，此衛氣不合也，先其時發汗則愈，宜桂枝湯。（54）

弁脉法

寸口脉浮而緊．浮則爲風．緊則爲寒．風則傷衞．寒則傷榮．榮衞俱病．骨節煩疼．當發其汗也．

④歴代医書

『傷寒類証活人書』朱肱（1107年）

「問惡風」「惡風者，衛中四時之虚風，所以惡風也，其人当汗出而脈緩也。数与桂枝湯，……」

これは，九宮八風の虚風の吹く時は腠理が開いて邪気が中り，悪風するとの

考えである。春は涼風，夏は寒風，秋は温風，冬は熱風が虚風である。臨床的には，春夏は腠理が開いているので虚風により悪風する。秋冬は虚風により腠理が開き，其の後本来の気象に戻った時に悪風するだろう。

『**注解傷寒論**』成無已（1144年）最古の傷寒論注解書（中風証の風邪は陽邪であるとの初出，初めて運気論に基づいて傷寒論を解釈した書）

　冒頭に運気図所載（後世付与の説もあり）

　「<u>風は陽，寒は陰</u>。風は衛を傷り，発熱，汗出で，悪風。営病は発熱，無汗，不悪風にして悪寒。衛病は発熱。汗出で，不悪寒にして悪風。衛は陽で外をつかさどり，病は衛気が外を固められず皮腠は疏にして故に汗出で悪風する。傷寒は脈緊，傷風は脈緩，寒の性は勁急で風の性は解緩の故也。」

　衛気虚あって自汗なのか風邪により開泄して自汗なのか？　成無已は衛気虚により悪風すると考えていたようだ。

『**傷寒明理論**』成無已（1156年頃）

「自汗」

「発熱自汗出而不癒，此衛気不和，風邪干于衛也。」「惟寒邪傷人，独不汗出，寒傷営而不傷衛，衛無邪気所干，則皮_得以密，津液得以固，是以汗不出也，及其寒漸入裏，伝而為熱，則亦使自汗出也。」

　ところで『方論』本文での処方解説の特徴は，自序中にも強調される薬物の四気（寒熱温涼）と六味（酸苦辛鹹甘淡）の徹底した応用にある。その論法はやはり「至真要大論」など『素問』の運気七篇に依拠しているが，恣意的引用や字句の改変等が少なくない。例えば桂枝湯の説明では「内経」を引き，「風淫の勝つ所，平するに辛を以てす」と記す。ところが本来の「至真要大論」文は，「平するに辛涼を以てす」であり，成無已が「涼」を省略していることが分かる。つまり当文を引用して説明したい桂枝の気味は辛熱なので，原文どおりに「辛涼」と引用すると，熱と涼で矛盾するからに他ならない。（真柳誠「『傷寒明理論』『傷寒明理薬方論』解題」1988年12月）

　風邪を辛で治するとしたのは，風寒は辛温，風熱は辛涼であり，風邪は辛で発散解表により外泄して治するとしたからである。風邪は辛涼で治するとは風熱邪のことを指している。真柳氏は文献学的に評価されていて適切な評価であ

ると思うが，臨床医学的には，風邪はまさしく辛で治するとした成無己の見解は慧眼と言える。

「桂枝湯方」
「桂味辛熱，用以爲君，……。蓋発散風邪，必以辛爲主，故桂枝所以爲君也。〈内経〉所謂風淫于内，以甘緩之，以辛散之，……。」ここでは桂枝を辛熱としているが，風淫は辛甘で治するとしている。

『三因極一病証方論』陳無択（1174年）
「寒泣血，無汗悪寒，風散気，有汗悪風，爲不同」として風は陽邪として発汗させると論じている。

『傷寒補亡論』郭雍（1181年）
「悪寒悪風は傷寒中風の判別には用いず，有汗・無汗で分けるのである。中風は衛強営弱で傷寒は営衛共に強である。中風は衛に中るのであり，傷寒は衛を渉り営に中り営衛ともに病む。桂枝は解表，麻黄は発汗の治方である。」本書には運気論の影響は見られない。

『傷寒直格』劉完素（1186年）
傷寒表証「脈浮数而緊者，邪熱在表，皆麻黄湯発汗之証」傷風表証「此爲邪熱在表，皆桂枝湯解肌之証也。」
傷寒は寒邪によって発病するが，邪熱が表にあるので麻黄湯で熱を発汗により祛邪するのである。中風は陽邪である風によって表に邪熱を生じ解肌により発散させるとしている。火熱を重視した劉完素独自の認識であり，狭義の傷寒病でさえ寒邪が病因といっても祛邪すべき邪気は熱邪としている。また「黄帝素問宣明論方」でも述べているが，中風証は風熱病であると言い切っている。更に外感は寒熱を論じるまでもなく，すべて邪熱であると断じている。寒涼派の真骨頂であろう。

『黄帝素問宣明論方』劉完素（1172年）
論風熱湿燥寒「諸風。風本生熱，以熱爲本，風爲標，言風者，即風熱病也。」

「故経云，風熱火兼爲陽，寒濕燥同爲陰。……然燥雖属秋陰，而其性異於寒濕。燥陰盛於風熱也，故風熱甚而寒濕同於燥也。」

風は陽であり，風病とは風熱病であるとしている。

『医学正伝』倶伝（1515年）
「傷寒」「蓋寒邪之中人，無有定体，或中于陽，或中于陰，或但中于太陽，未及郁熱而即発，首尾只在本經して不伝變者，治宜麻黄桂枝等湯，駆散表邪而癒。」

桂枝湯も麻黄湯証も寒邪によって起こるとした。

『医学入門』李梴（1575年）
中風は傷風であり，「傷風初症，惟頭疼，口和，不悪食与傷寒同。縁寒乃陰邪，<u>風乃陽邪</u>，所以傷寒郁後能発熱，傷寒手足微厥，傷風手足背皆熱，傷寒鼻無涕，傷風鼻流涕，……」手足の暖という症候と病因を混同した論法。手足微厥→傷寒，手足皆熱→中風，とした。

『医方考』呉崑（1619年）
傷寒門「風之傷人也，頭先受之，故令頭痛。風在表則表実，故令汗出。其悪風者，衛気不能衛也。其脈緩者，衛気不能鼓也。上件皆太陽證，故曰太陽中風。桂枝味辛甘，辛則能解肌，甘則能実表，経曰：辛甘発散爲陽。故用之以治風。然恐其走泄陰気，故用勺藥之酸以収之。」桂枝の味は辛甘であるが，性温を記述せず。寒邪でなく風邪が中心と考えているのだろう。「甘則能実表」は甘味は表虚を実さしめるので，表虚の概念がある。

『医宗必読』李中梓（1637年）「傷風」「<u>風為陽邪，……治実之法，秋冬与之辛温，春夏与之辛涼，解其肌表，従汗而散。治虚之法，固其衛気，兼解風邪。</u>」

風は陽邪であり解肌すべきで辛味で発汗発散するのである。秋冬は風寒が多く辛温剤を用い，春夏は風熱が多く辛涼剤を用いる。正虚があれば衛気を固表して兼ねて風邪を解表する。これはなかなか臨床的であり優れた見解である。

『景岳全書』張景岳（1640年）

張景岳の風についての考え，「表証篇」より
「表証者，邪気之自外而入者也。凡風寒暑湿火燥，気有不正，皆是也。」
「然而六邪之感於外者，又惟風寒爲最，蓋風爲百病之長，寒爲殺癘之気。」
「寒邪在表者，必身熱無汗，以邪閉皮毛也」寒邪は表にあって身熱させる。

脉経：風は衛陽を傷り，寒は營陰を傷り，衛は風を得て熱し，營は寒を得て痛む（『傷寒論』の条文・麻黄湯証）。

傷風：風が外より内に入る。之を散じ，之を温める。温めるので，この風は風寒邪。

「發熱之類，本爲火証，但當分弁表裏。凡邪気在表發熱者。表熱而裏無熱也，此因寒邪，治宜解散。」

邪気が表にあって発熱するものは寒邪としている。

「傷風」

「有寒勝而受風者，身必無汗而多咳嗽，以陰邪閉鬱皮毛也。有熱勝而受風者，身必多汗，悪風而咳嗽，以陽邪開泄肌腠也。」

熱が勝って風邪を受ける。また，風の陽邪によって発汗するとしているので，悪風はあるがこれは風熱表証のようである。

『景岳全書』風寒辨五

凡病傷寒者，本由寒氣所傷，而風即寒之帥也。第以風寒分氣令，則風主春而東，寒主冬而北；以風寒分微甚，則風屬陽而淺，寒屬陰而深。然風送寒來，寒隨風入，透骨侵肌，本爲同氣，故凡寒之淺者，即爲傷風，風之深者，即爲傷寒；而不淺不深，半正半邪之間者，即爲瘧疾；其有留於經絡，而肢體疼痛者，則爲風痺。然則傷風也，傷寒也，瘧疾，風痺也，皆風寒之所爲也。觀［靈樞・九宮八風篇］及歲露論所載，俱甚言虚邪賊風之爲害，口問篇言風成爲寒熱，此皆指風爲寒邪也。即如冬傷於寒者，宜乎其爲傷寒也，若春夏秋三時之感冒，則孰非因寒，亦孰非因風而入之。故仲景曰：凡傷寒之病，多從風寒得之，始因表中風寒，人裏則不消矣，未有温覆而當，不消散者，豈非風寒本爲同氣乎。［内經］曰：謹候虚風而避之。故聖人日避虚邪之道，如避矢石然，邪弗能害，此之謂也，此杜漸防微之道也。

「故凡寒之淺者，即爲傷風，風之深者，即爲傷寒」傷風としているのは，既にこの時代には中風は卒中風を指していたため。

「凡病傷寒者，本由寒氣所傷，而風即寒之帥也。……然風送寒來，寒隨風入」
　これは虚風の風邪（冬に気温上昇）が腠理を開いて，続いて寒気至りて風邪と共に寒邪が入ると解釈できる。この場合，虚風の風邪が腠理を開き寒邪を入りやすくしている。景岳は風邪がなければ寒邪はどうして入ることができるだろうか，としているが虚風の病因論の立場からは非常に重要な見解である。

『傷寒論注』柯琴（1669年）
「太陽脈証」「風爲陽邪，風中太陽，兩陽相搏，而陰気衰少。陽浮故熱自発。陰弱故汗自出。」
　陽気盛んな太陽経絡に風邪が入ると重陽によって発熱する。陽強によって相対的に陰弱となり自汗出する，という解釈。

『広瘟疫論』戴天章（1722年）
弁時行疫癘与風寒異気
「風主疏泄，寒主凝泣，二気雖有不同，然皆冷而不熱，其中人也，郁而不宣，方其初受在表，均宜温散，麻黄湯，桂枝湯，葤芎，十神，神朮等方，皆散寒之剤。非解熱之剤。時行之気，属湿温二気合成，熱而不冷，其中人也，……」
「然皆冷而不熱」風邪寒邪共に冷気。温病学派では風寒邪は陰邪とされた。風の陽邪としての性質を勘案していない。

『傷寒温疫条弁』楊璿（1785年）
「風属陽，寒属陰，然風送寒来，寒随風入，本爲同気，故寒之浅者即爲傷風，風之深者即爲傷寒，故曰傷寒従風寒得之。」
　これは『景岳全書』の引用である。

『温病条弁』呉鞠通（1798年）
風論「桂枝湯在傷寒書内，所治之風，風兼寒者也。治風之変法也，若風之不兼寒者，則従＜内経＞風淫于内，治以辛涼，佐以苦甘，治風之正法也。以辛涼爲正而甘温爲変者何？風者木也。辛涼者金気，金能制木故也。風転化転熱。辛涼苦甘化涼気也。」
　太陽中風証の風は寒を兼ねた風であり，運気論篇の風淫の風とは陽邪であり

辛涼を以って治するものである，と述べている。治風には変法と正法があるとしている。陽邪としての風を治するのは正法，風寒邪の風を治するのは變法としている。

『**時病論**』雷豊（1882年）　風についての独自の見解を持つ。
傷風「脈浮主表，緩主風，故用解肌散表之法，……」
温病学派の考えと異なっている。「緩は風をつかさどる」としたのは，中風証の風邪を陽邪としている考え方である。「風寒」では春の傷寒中風は辛温剤を軽く用いる，冬は大いに辛温剤を用いるなど，季節ごとの薬量の配慮について述べている。冒風・傷風について論述。四季ごとの用薬の調整，風寒表証に湿・暑・燥などを兼ねる病証の治療について詳しい。

『**中国傷寒論解説**』劉渡舟：正気の弱りを考えず，太陽中風の身熱・悪風・脈浮は風邪によるとする。証候をみると風熱表証に近い。
現代中医学では，傷寒論学派は風を陽邪とし，温病学派は太陽中風証の風は寒を兼ねることで寒性の陰邪としているようだ。

⑤日本
『**医方規矩**』名古屋玄医：古方派の鼻祖とされる。
「仲景の『傷寒論』は傷寒病を論ずるに非ず。ただ百病は皆寒に傷られて生ずるが故に太陽経，寒に傷らるるときはすなわちかくのごとく証具わり，証具わるときはすなわちかくの如きの治を施すの例にして，治療の規範を示せり。」
太陽病は寒邪による。

『**傷寒広要**』丹波元堅（1825年）
要旨「悪風は悪寒の軽いもの。中風は表虚。自汗而悪寒は中風。無汗而悪風は傷寒。」
風の性質には論及しない。悪風と悪寒を程度の差であると論じている。

『傷寒論攷注』 森立之（1886年）
中風について
「太陽病．發熱汗出．惡風．脉緩者．名爲中風．」
「中風は，元来衛気の弱りがあるか労働によって腠理が開いているその虚に乗じて発病する。すなわち中風表虚証である。病邪は中風の邪と傷寒の邪であり，いずれの病邪によらず表虚の人が感受したものを中風となす。表実の人が感受すれば傷寒と為す。……表陽の虚は胃陽の虚に係わり，癒えるのは表実よりも遅く，陰証に伝変するのが早い。これらは陽虚によるのである。中風について，『中，當也。』に従う。傷風と言わず中風という。その人素より虚隙（衛気の虚）があるが故に中りて直ちに発病する。故に中風というのである。傷寒は，皮表緻密で寒邪が衛気の守りを傷って発病する故に傷寒という。」

風寒について
「風寒の二字は異なる意義なく故に往々にして風寒と総称される。これを分けて言うと，開発散漫の気を風と名づけ，閉密収斂の気を寒とするのである。」
風は陽邪，寒は陰邪。
〔集〕人の體気には虚実の異があり，邪を感受してその虚実にしたがって化する。虚にしたがって化するものは中風といい，実にしたがって化するものを傷寒という。
〔疏〕蓋し中風は表気が開疏するゆえに発熱は甚だ捷敏であり，傷寒は皮膚が閉密なので発熱しにくく遂に発熱するのである。

日本の古方派や考証学派が，風寒邪を感受して太陽中風証を呈するものは正気の虚があるからであると明確に論じたことは卓見である。

3．考察・結論

以上，六淫の成立と風邪に関して歴代医書を見てきた。六淫の萌芽は原『素問』『霊枢』にあるが，外邪を六淫として明確に位置付けたのは運気論篇である。

風邪に関しては，原『素問』『霊枢』では，春に吹く陽邪としての風と四季風・八風としての寒熱燥湿それぞれの性質を持つ風の二種類の風が混在して認識されている。

運気論篇の登場により，風邪は厥陰風木とされて陽邪（気温の上昇を伴う風）として定義づけられた。以降の論説は多く風は陽邪であるとする内容であったが，倶伝などは太陽中風の風は寒邪であるとの独自の考えを提出した。温病学派の登場により，傷寒中風の風寒邪は陰邪であり，風邪（春の風温邪）単独では陽邪であるとされた。本邦では考証学派によって太陽中風証の風邪に関して独自の考え（病邪を問わず病証を問う）が提出された。

　現在の中医学を見ると，劉渡舟など傷寒論学派は太陽中風証の風邪を陽邪としており，温病学派は陰邪としている場合が多い。運気論で明確に風邪が陽邪とされ，この学説を淵源として温病学が創設されたことを考えると，傷寒学派が風を陽邪として，温病学派が陰邪としていることは結果として非常に興味深い（傷寒論信奉派の考えは，成無己の『傷寒論』が運気論によって風を解釈したことに淵源を持つ）。

　成無己が，運気論では辛涼であるのに風邪は「辛」で治するとしたことは，臨床的に深い意味を持つ。風邪は寒邪を兼ねれば風寒邪で辛温で治する。熱邪を兼ねれば風熱邪で辛涼で治する。このように風邪は，他邪と兼ねることが多いので「辛」とするのが臨床的に正しい。風邪は単独で表に入ることのできる病邪であり，また他邪を表に導く邪気でもある。辛味は表においては肺の宣発を鼓舞し腠理を開き風邪を外出する働き（辛散）を持つ。

　ちなみに風は鳳から生じた漢字であるが，鳳の甲骨文字では「辛」字が上部にある。これは風邪を辛で治すとした内経医学から見て非常に興味深い。

○風寒表証が次第に裏熱によって風熱表証に変化したり，風熱表証で発したものが寒冷な気象によって寒邪をうけて風熱と風寒が混在することがある。ともに風邪が中心となり風寒や風熱に傾くということであり，風邪の特性を表している現象である。

4．内経気象学からみた「風」論

　内経気象学の立場から考えると，眼前の気象を正確に六淫に変換することが最も重要であり，六淫に変換されたなら，そのまま気象の陰陽・五行属性が決定し，陰陽＝寒熱弁証・五行＝臓腑弁証への応用は自在となる。したがって，原内経において未解決であった風気・風邪の矛盾する性質を運気論篇において「風は厥陰風木で陽邪であり，気温上昇を伴う風である」と定義づけたことは，

内経気象学にとって重要な意義がある。低気圧接近通過時などの南よりの暖気移流が「風」であると確定することで，内経気象学はあらゆる気象状況を説明できる方法を手に入れることができる。短時間での気温上昇という気象状況を熱・暑というだけでは，時間とともに気温が上昇していく動的変化が表現できない。**すなわち風とは時間とともに気温等が上昇変化していく動的変化を示す。**

5．風邪と火邪　～厥陰風木と少陽相火は内経に動的認識方法を導入した

　五行の木は季節の気としては風木であり，運気論で厥陰風木として明確に陽気陽邪として位置付けられた。また運気論では，風火は厥陰風木と少陽相火として風火相助の関係（「寒湿相遘．燥熱相臨．風火相値．」素問・六微旨大論「風火同徳．」素問・六元正紀大論）※にあるとされる。

　六気のうち風と火は動きが最も激しく，気象においても大きく天地万物を変化させる働きを示す。

　運気論において，五行（五季）は五運とされ，五気（風・暑・湿・燥・寒）は少陽相火を加えて六気とされた。五運の変化は定常的気候変化を示し，六気は急激な気象変化を示している。五運は静的であり，六気は動的である。五行論で言うと原内経は静的な五行であり，運気論は動的な五行となる。

　※風火相助の解説
　「寒湿相遘．燥熱相臨．風火相値．」『素問』六微旨大論「風火同徳．」『素問』六元正紀大論
　寒と湿は同じく陰気（陰邪）であり，燥と熱は陽気（陽邪）であり，風と火は陽である。同じ性質の六気を対にしている。
　「少陽司天．火氣下臨．……火見燔焫．革金且耗．大暑以行．……風行于地．塵沙飛揚．厥陰司天．風氣下臨．……風行太虚．雲物搖動．目轉耳鳴．火縱其暴．地廼暑．大熱消爍．」『素問』五常政大論
　少陽司天では炎熱の気象で風も大いに吹く。厥陰司天では気温高く風が強い。
　このように火の気象で風が生じ，風の気象でも気温高く火を生じるとされている。これが「風火相助」の関係であり，共に「雲物搖動」の風により，また火の「炎爍燔燎」により事物は変じることから，「動」の側面が非常に強い。これが「風火同徳」ということである。

(2) 五運六気と相火論
〜少陽相火から肝胆の働きを考察する

　内経気象医学の運気論の研究過程において，六気と相火学説に関して新しい知見を得たので報告したい。

1．各家の相火学説

　天の六気（厥陰風木・少陰君火・少陽相火・太陰湿土・陽明燥金・太陽寒水）は運気論篇が初出であるが，その内「少陽相火」「少陰君火」は五行の火が2つに分けられて創出された概念である。君火は『素問』の「心者．君主之官也．」より名づけられ，相火は君火に相対する火として位置付けられる。ところで，後世のいわゆる「相火論」[※1]にはさまざまな見解がある。おおよそ次のように分類できるだろう。

①下焦胞絡相火説

　李東垣「内外傷弁惑論・飲食勞倦論」相火は邪火・賊火である。虚労の病での脾胃気虚・脾気下陥により下焦肝腎胞絡に相火である陰火が生じるとした。

②肝腎相火説

　朱震亨（丹渓）「格致余論・相火論」相火は「肝腎之陰」に具わる。胆は肝の腑，膀胱は腎の腑，心包絡は腎の配，三焦において下焦は肝腎が司さどることより各々相火にかかわるとした。更に相火妄動説を唱え，変としての相火は邪火として病因として大きく働くとした。

③命門相火説

　劉河間「素問病機気宣保命集」「《仙教》曰．心爲君火．腎爲相火．‥‥是言命門相火也．」，張景岳「論君火相火」「相火当在命門」。

　景岳は李東垣・朱震亨の相火賊火説を誤りとした。相火は天の六気であり邪気ではなく，腎（坎卦）は陰中の陽である命門を含有してこれを相火とした。

④本邦の「鍼道秘訣集」では側腹部を「肝相火」としている。これは足少陽の流注部位であるが，肝胆の変動が現れる処とされる。これは肝（胆）相火説と考えてもよいだろう。

　運気論は金元時代を中心に大きな影響を歴代医家に与えた。五気は六気とさ

れ，火には君火と相火があり，天に相火があるように藏府にも相火があるはずであると，相火の重要性から藏府論（更に拡げて病邪説としても展開された）に位置付けようと各学説が考案されたと考えられる。<u>したがって相火論は運気論による藏府学説の新たな展開ともいえる。</u>

2．現代中医学の相火論

現代中医学では，歴代の相火説をすべて列挙もしくは丹渓説を主として，相火は肝，胆，腎，命門，三焦・心包にあるとしている。しかしここで大きな疑問が生じる。これらの藏府に陽気である相火があるのに心を除く肺，脾胃に相火がとかれないのは何故か？　すべての藏府は陰陽を内包しているのだから陽気が相火ならおかしいのではないか。逆に朱丹渓を除く医家がこれが相火だとするようにいずれかの一藏一府が相火であると考えるべきではないだろうか。

3．内経気象学で考える相火論

ここで相火という概念は運気論篇（「君火以明．相火以位．」天元紀大論）で初めて説かれ，少陽相火とされたことに着目してみよう。標本中気説[※2]では清末の唐容川が一部を明らかにし現代中医の楊力が明確にしたように，標気とは天の三陰三陽であるとともに人の三陰三陽であり，本気は六気（六淫）であり，中気は三陰三陽の表裏関係の陰陽であり同じく人の三陰三陽である。そうすると少陽は藏府経絡では少陽胆と少陽三焦である。相火の火邪は少陽胆と少陽三焦が初めに感受し，次に厥陰肝と厥陰心包に伝変するという考えである。以上より少陽相火論と標本中気説を根拠として，相火とは藏府経絡においては胆と三焦とすることができる。

少陽胆について

次に少陽胆についてみてみよう。胆の府は素問で「膽者．中正之官．決斷出焉．」（『素問』霊蘭秘典論），「凡十一藏．取決於膽也．」（『素問』六節藏象論）とされている。中正の官とは誤りを正すということで「將軍之官．謀慮出焉．」（『素問』霊蘭秘典論）の肝の藏とともに働く。「十一藏取決於膽」は各説[※3]があるが，心主は神明の府として五藏六府および五志を統括し，胆は「中正之官」として肝と共に五藏六府および全身の気機の調整をしていると考える。

風火の働き

　また，五行の木は季節の気としては風木であり，運気論で厥陰風木として明確に陽気陽邪として位置付けられた。また運気論では，風火は厥陰風木と少陽相火として風火相助の関係（「寒湿相遘．燥熱相臨．風火相值．」『素問』六微旨大論「風火同徳．」（『素問』六元正紀大論）にあるとされている。

　六気のうち風と火は動きが最も激しく気象においても大きく天地万物を変化させる働きを示す。同じように肝胆は，一身にあっては「将軍の官」「中正の官」として気血を大いにめぐらしていると考えられる。胆を肝胆同類として木性に属するとしている説が多いが，胆火の病証には内傷でも外感でも口苦があり（「有病口苦．取陽陵泉．口苦者．病名爲何．何以得之．岐伯曰．病名曰膽癉．」『素問』奇病論，「少陽之爲病．口苦咽乾目眩也．」傷寒論），胆木でなく胆火が焦がして苦味を生じると考えたほうが理にかなっている。

相火は「動」の性質を持つ

　運気論において，五行（五季）は五運とされ，五気（風・暑・湿・燥・寒）は少陽相火を加えて六気とされた。五運の変化は定常的気候変化を示し，六気は急激な気象変化を示している。[※4] 五運は静的であり，六気は動的である。五行論で言うと原『素問』は静的な五行であり，運気論は動的な五行となる。朱震亨が「恒動」[※5] という考えで相火を説明しているが，相火が五行の火の概念と異なるのはまさしく「動」という観点であり，運気の少陽相火を加えた六気説が急激な気象変化を説明するためのものであることを考え合わせると，腎中の陽を相火とするよりも少陽胆と肝の風火を相火とするほうが「動」をよく説明できると考える。

内経気象学での六気の概念図：風火の気象における動的働きを示す

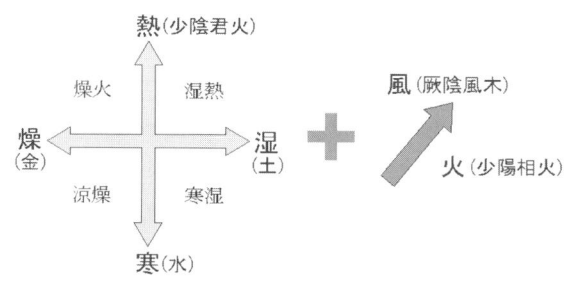

足少陽の流注

更に足少陽経は一身の側面を十二経絡に交会しながら複雑に流注していることより，十二経絡の気機の調整ができることにも着目したい。

少陽三焦と相火

少陽三焦については三焦概念に少陰君火の心を包含しているので君火に対する相火ではないと考える。三焦については，藤本代表が明らかにされたように[※6]，少陽相火の上位に位置する五藏六府全体を包括する概念であると考える。ただし，相火が相生相剋の五藏学説を超えた全体への影響を示しているという意味では少陽三焦も相火であるとできるだろう。

相火論と肝胆

以上の気象医学的観点からは，運気論篇で少陽相火の概念が誕生し，天にあっては少陽は火，藏府にあっては胆が相火であると考える。また肝胆は共に協力して働き，肝風・胆火として全身の気機を調整し，胆を通じて肝の蔵は一身の気機の調整作用を担っている。以下に示す症例は，少陽相火胆と考えることでよく理解することができるだろう。

この相火論の考え方では，<u>五行五藏説における相生相剋の位置付けを超えて肝胆は，一身および五藏六府全体に大きく影響を及ぼしていることを示している</u>。

このように考えると素問が胆を「中正之官」「十一藏取決於膽」としていることで，五藏六府・一身の気機を統括するものとしての「少陽相火胆」の概念は既に内包されていたとも考えられる。

4．肝胆が相生相剋関係を超えて五藏六府・衛気営血にまで影響していると考えられる症例

（相生相剋・相乗相侮では，肝脾不和・肝胃不和・心肝火旺・心肝血虚・肝腎両虚・肝火犯肺などが説明される）

○肝鬱が多尿や尿不利を悪化させる（腎膀胱への影響）。

○湿痰・瘀血・熱邪を気滞が結び付け癌などの積を形成。

○不安神経症などは心神の異常で肝胆の働きが失調して全身に複雑な病証を生じる（心が直接五藏六府を制御するというよりも心神不寧で肝胆がうまく働かないと考えられる）。

第4章　内経気象学詳論

○肝鬱があると衛気の動き悪く腠理の開閉不利で風寒邪を容易に受ける。また入った風寒邪を祛邪しにくい（肝胆の衛気への大きな影響を示す。内経では衛気への肝の関与は記述されない）。※7
○「鍼道秘訣集」では悪寒の病候ある時肝相火に邪あるとする。風市穴で風寒表証を治せる（風寒邪に対する肝胆の反応で悪寒生じるのだろう）。
○胆石や腎石疝痛の時に強い悪寒が生じるのは，痛みに対しての肝胆の反応と考える。同じく温病の病邪が温熱毒邪などで非常に強い時，初期に激しい悪寒が起こるのは胆相火の働きである。猛烈な病邪に対する肝胆の防御反応であり傷寒と診断して辛温剤を用いると危険である。
○大八木敏弘先生の筋痛繊維症の症例（2007年12月本部会）は，入浴すると悪寒が生じるが，これは肝鬱により少陽胆が異常を起こし，寒暖の正常な反応ができないことを示していると考えられる。
○著しい正気虚があっても肝胆の働きで正気を支えている側面がある（肝は疲極の本）。例えば癌末期で正気が著しくても，治りたいという意志が強ければ余命は伸びることが多く，逆にもう助からないと落胆すると一気に邪実は正気を傷り，予測される予後よりも早く死に至ることはよく見られる。※8 診察する上で患家に希望を与えることは肝胆の五藏六府に対する影響を考えると大事であり，天の風火が天地の気を大きく動かしていくように肝胆を動かすことは非常に重要であることが理解される。

5．結論

①元来の運気論・六気の思想に立ち返り気象学としての相火の「動」という観点から相火論を見直し，素問の示す肝胆の働きと照合することで新たな相火説を示すことができたと考える。
②相生相剋関係の肝胆の働きを踏まえた上で，五藏六府全体を肝胆は大きく外包して藏府・営衛気血に直接的に影響を及ぼしていると考えるのが少陽胆相火論である。肝胆で協同して働くことより肝胆相火説と考えてよいだろう。
③七情の不和は肝胆に最も大きな影響を与えるが，そう考えるとストレスが非常に多い現代社会では，少陽相火論が示す肝胆の働きが病因病理を考える上で更に重要となるだろう。
④この相火論は，藤本先生の難病治療の臨床実践から導き出された気滞病理学

説に繋がる理論であると考える。

※1 相火論について
　　運気論篇で初めて火は天の六気として君火相火の二火に分けられ，相火の概念が呈示された。劉河間は六気の内，火は君火相火の二気があり火の重要性に着目して，「六気はすべて火に化する」「五志は火に化する」として火邪を寒涼剤で治することが重要であると火熱論を唱えた。また相火論としては「素問病機気宣保命集」で命門相火とした。
　　李東垣は，張元素に師事し藏府弁証を重視してその中でも脾胃を五藏の中心とした。元気の升降浮沈は脾胃がつかさどり，脾気が昇らないと下焦に陰火が生じて病因となるとした。
　　朱震亨は，相火には常と変があり，七情不和，房労，飲食不節などがあると相火は妄動して陰火となり真陰を傷り病を生じると考えた。即ち有名な「陽有余，陰不足」の考えである。相火の常においては肝腎の二藏に相火は具わるとしている。また六鬱の概念を呈示して気鬱化火の考えも示し，この火も相火妄動の火とした。
　　張景岳は朱震亨の考えを更に発展させて「陽非有余，陰常不足」の考えを示した。また朱震亨の相火妄動説を，天の六気である相火が邪火とはならないとして相火妄動説を誤りとした。
　　歴代の相火論を見ると多くは，腎・命門などに相火はあり，東垣の賊火相火論も邪火ではあるが下焦・腎にあるとする考えである。各医家による相火学説によって病因学説・藏府陰陽学説は大きく発展することができたが，君火である心火に相対する火は何か？という観点からの考察であるため，腎の陰中の陽（水中の火）を相火とする説が多くなったと考える。<u>本稿では，相火を含む六気説が気象の変・動を重視して出現した概念であることに着目して相火を論じている。</u>

※2 標本中気学説
　　標本中気学説とは，六気と一身の三陰三陽藏府の親和性・相応性および邪気侵入後の伝変規律について説かれた学説である。

※3 「十一藏取決胆」の各家学説
　　李東垣：脾胃の病の原因を胆気不昇とした。沈金鰲：少陽は嬌陽（弱い陽気）として気が生じ始める気であり三陰三陽の初めで重要であるとした。張志聡：胆は甲子であり，五運六気の初首で胆気が昇れば十一藏の気が皆昇るので胆に決をとる，とした。これは非常に思弁的な見解である。
　　少陽相火胆の考えでは，精神情緒も含めて五藏六府，衛気営血津液など一身の気機の統括調整を胆が肝と協力して行うことを「十一藏取決胆」としたと考える。各医家の説は藏府の中で胆が非常に重要であることの理由としては弱く，少陽胆の働きの認識が明確であるといえないだろう。

※4 運気論における六気の気象学
　　運気論における気象学説の最たる特徴は，季節はずれの気象変化・太過不及の気象変化に対する認識・分析方法にある。例えば，客主加臨説では，定常的気候変動である六節季ごとに，年毎に異なる六気の性質をもつ気象状態が加わって，気象に変化が生じるとする考えである。原内経における気象学は定常的気候変化を中心とするものであり，季節と異なる気象変化は九宮八風論による虚風論で解釈する。運気論においては例えば一年中高温で推移する気候など，更に大きな気候気象変動の理論となっている。
※5 格致余論・相火論「天主生物．故恒于動．人有此生．亦恒于動．其所以恒于動．皆相火之爲也．」
※6 北辰会の三焦論
　　藤本蓮風他主編：『臓腑経絡学』三焦論P219-222，アルテミシア，2003年
※7 『臓腑経絡学』P253 R2
※8 『臓腑経絡学』P253 R1
　　（本稿はほくと43号所載の論考を一部改変して転載したものである）

参考文献
小野沢精一他編：『気の思想　中国における自然観と人間観の展開』前川捷三「甲骨文・金文に見える気」澤田多喜男『「荀子」と「呂氏春秋」における気』，東京大学出版会，1980年
石田秀実：『中国医学思想史』，東京大学出版会，1992年
井上聡：『古代中国陰陽五行の研究』，翰林書房，1996年
今井宇三郎：『新釈漢文大系.23』易経，明治書院，1987年
馬継興：『『黄帝内経』の成書年代と原始傳本』東洋医学善本叢書第29冊，オリエント出版社，1996年
劉安編，楠山春樹訳注：『中国古典新書・淮南子』，明徳出版社，1984年
平岡禎吉：『淮南子に現われた気の研究』，理想社，改定版，1968年
岡本光生：『中国古典』，日本実業出版社，1997年
白川静：『甲骨金文学論集』，朋友書店，1974年
白川静：『甲骨文の世界』，平凡社，1972年
白川静：『漢字の世界1　中国文化の原点』，平凡社，1977年
【傷寒論】【難経】【温病】
劉渡舟主編：『傷寒論語釈』，人民衛生出版社，1990年
沈済蒼編著：『傷寒論析疑』，上海科学技術出版社，1990年
戸川芳郎監訳：『難経解説』，東洋学術出版社，1987年
孟澍江他主編：『温病学』，上海科学技術出版社，第5版，1989年
曹東義主編：『中医外感熱病学史』，中医古籍出版社，2004年

薄維康主編：『中国医学史』，上海科学技術出版社，1990年
小曽戸洋：『中国医学古典と日本　書誌と伝承』，塙書房，1996年
真柳誠：「『小品方』に見る疾病背景の分析と服薬指示－治療と養生の接点について－」，
　　　『日本医史学雑誌』33巻4号425-476頁，1987年
高文柱輯校：『小品方輯校』，天津科学技術出版社，1983年
薄維康著　川合正久編訳：『中国医学の歴史』，東洋学術出版社，1997年
岡田研吉他：『宋以前傷寒論考』，東洋学術出版社，2007年

【按時配穴】
魏稼主編　監訳佐藤実：『中国鍼灸各家学説』，東洋学術出版社，2003年
川井正久，王永鋅：『鍼灸時間治療学』，谷口書店，1989年
呉謙：『医宗金鑑』，人民衛生出版社，1963年
王森他編：『鍼灸歌賦集注』，中国医薬科技出版社，1989年
李梃：『医学入門』，広西科技出版社，1988年
黄龍祥主編：『鍼灸名著集成』（『扁鵲神応鍼灸玉龍経』『鍼灸大全』），華夏出版社，1997
　　　年
『子午流注鍼経　鍼灸指南合注』，上海科学技術出版社，1998年
高武：『鍼灸聚英』，中医古籍出版社，1999年
楊継洲：『鍼灸大成』，天津科学技術出版社，1999年
張廷枢：『中医気象学』，四川科学技術出版社，1991年
劉炳権・唐玉蘭編著：『中医気象学』，広東科技出版社，2005年
任応秋：『運気学説』，上海科学技術出版社，1992年（初版は1960年）
徐振林編著：『内経五運六気学』，上海科学技術文献出版社，1990年
黄天錫・劉含堂主編：『実用運気学説』，学苑出版社，第三次，2006年
張介賓著：『中医与易学』（類経図翼），学苑出版社
方葯中・許家松：『黄帝内経素問運気七篇講解』，人民衛生出版社
楊力：『周易与中医学』，北京科学技術，1989年
楊力：『中医運気学』，北京科学技術出版社，1995年
李今庸：『新編黄帝内経綱目』，上海科学技術出版社
丸山敏秋：『黄帝内経と中国古代医学』，東京美術，1988年
竜伯堅著　丸山敏秋訳：『黄帝内経概論』，東洋学術出版社，1985年
石田秀実監訳：『黄帝内経素問（下）』，東洋学術出版社
張介賓：『類経』，上海古籍出版社，1991年
林憶等編：『重廣補注黄帝内経素問』，商務印書院
藤本蓮風他主編：『臓腑経絡学』三焦論，アルテミシア，2003年
藤本蓮風：『弁釈鍼道秘訣集』，改訂第3版，緑書房，1983年
朱震亨：『格致余論』中医臨床必読叢書，人民衛生出版社，2005年
劉完素：『素問病機気宣保命集』中医臨床必読叢書，人民衛生出版社，2005年

楊力：『中医運気学』，北京科学技術出版社，1995年
唐容川：『傷寒論浅注補正序』明清名医全書大成，中国中医薬出版社，1999年
張景岳：『類経』伝世蔵書，海南国際新聞出版中心，1995年
張景岳：『景岳全書』伝世蔵書，海南国際新聞出版中心，1995年
李東垣：『内外傷弁惑論』伝世蔵書，海南国際新聞出版中心，1995年
張隠庵：『黄帝内経素問集注』，上海科学技術出版社，第4版，1991年
傳維康：『中国医学史』，上海中医学院出版社，1990年
小曽戸洋監修：『日本腹診の源流』，六然社，2003年

図表

張介賓著：「中医与易学」（類経図翼），学苑出版社
任応秋：「運気学説」，上海科学技術出版社，第9版，1992年〜運気図参照

結 語

　内経気象学の内容は非常に多岐にわたり臨床を通じての一貫性・法則性のある解釈はかなりの時間がかかる作業ではあったが，本書で黄帝内経による気象医学の枠組みをまずは明確にできたと考えている。

　特に気象状態を六淫に正確に変換することが重要であり，風邪が陽邪であり気温上昇局面を示すという解釈によって低気圧との関係などが明らかになり，気象医学として可能性が大きく広がったと考えている。また，気候と気象を分けて認識する方法は五運六気学説の解析によって着想されたが，この方法によって蔵気法時論の気候の影響と六淫による影響を分けて認識することが可能になった。

　更に五運六気説については単に気象学説としてだけでなく，火と風による動的な認識方法を内経に組み入れた点で医学思想としても重要であるという新たな観点を提示できた。運気論の帰納的運用方法は端緒についたばかりであるが，応用方法を更に研究していきたい。

　気象変化と舌診・脈診・腹診・経穴反応などの気候・気象と体表情報の関連は内容を深めて今後まとめたいと考えている。

　今後の課題として，
①詳細な因地制宜：さまざまな地域・国の気候や六淫の検証
②痺病など弁証類型に基づく気候・気象の影響の統計調査
③内経医学独自の概念である風邪による病証の研究
④帰納的運用法を含めた五運六気学説の更なる研究

　などを検討していくことになる。更に近い将来，弁証類型に基づく気象病予報の研究にも挑戦したい。

本書の執筆過程において，北辰会学術部長の奥村裕一先生には蔵気法時に関する貴重な意見と臨床古典学の具体的な考え方について教授頂き，堀内齊毉龍先生には，弁証論治論理学を通じて気候・気象の影響の証明方法で貴重な啓示を頂いた。医易学の研究をされている神野英明先生や堀宏行先生には執筆に行き詰まっていた時に陰に陽にありがたい励ましを，『経穴解説』の出版に尽力された浅野理子先生には弁証配穴の選穴で貴重なアドバイスを頂いた。村上比呂子先生には難度の高い運気論篇の校正をしていただき，妹実千代にはできるだけ理解しやすい表現にするなど内容全般に対するアドバイスをもらった。緑書房の真名子漢氏には出版形態・構成・校正などにおいて特段の配慮を頂いた。各位に心より感謝申し上げたい。

　最後に本書の完成を心待ちにしていた亡き母和に報恩の想いを込めて本書を捧げたい。

2009年9月30日
瀬戸内と六甲を望む西宮の地にて

索引

あ	A群溶血性レンサ球菌咽頭炎……243			関節リウマチ……235
	アトピー性皮膚炎……226			寒痹……235
い	胃腸炎……244			感冒……243
	移動性高気圧……10			顔面麻痹……212
	陰虚痹……237			寒冷前線……181
	因地制宜……43		き	気分証……245
	咽頭結膜炎……243			客運……299
	インフルエンザ……241			客気……301
う	ウイルス性胃腸炎			客主加臨……303
	（感染性胃腸炎）……245			逆転層……33
	ウイルス性髄膜炎……199			虚風……116
	鬱気……315			筋肉痙攣……240
	鬱病・鬱症状……221		く	九宮……117
	運気相合……306		け	厥陰風木……300
	温熱疫……246			血分証……245
	温病……245			眩暈……219
	温厲病……98		こ	行痹……235
え	衛気……46			五気……37
	営血……47			五歩……298
	衛分証……245		さ	サーズ（SARS）……25
	営分証……245			歳運……292
お	O-157……244			細菌性胃腸炎……244
	温帯低気圧……180			細菌性髄膜炎……199
	温暖化……25			歳露……123
	温暖前線……181			在泉……302
か	火邪……95			三虚・三実……123
	かぜ症候群……243		し	四維……38
	花粉症……228			湿温……246
	加臨……303			湿邪……100
	癌（悪性腫瘍）……169, 199			湿熱疫……246
	干支……285			湿熱邪……98, 101
	寒湿邪……107			湿熱痹……235
	寒邪……104			実風……117
				司天……302

索引

	主運	296
	主気	300
	秋燥	246
	春温	246
	暑温	246
	暑邪	95
	勝気	314
	勝復	314
	少陰君火	300
	少陽相火	300
	食中毒	244
	津液	48
	新型インフルエンザ	248
せ	生気象学	25
	西高東低	10
	精神疾患	222
	喘息	224
そ	燥邪	102
	躁病	222
	腠理	46
た	太陰湿土	300
ち	中暑	195
	著痺	235
つ	痛痺	235
て	低気圧	130
	停滞前線	188
と	冬温	246
な	南高北低	8
に	二十四節気	71
ね	熱邪	95
	熱中症	195

	熱痺	236
の	脳血管障害	233
	脳梗塞	233
	脳出血	233
は	発気	315
	八風	116
ひ	痺病	235
	標本中気	110
ふ	風温	246
	風寒邪	106
	風湿邪	100
	風湿熱邪	197
	風邪	92
	風熱邪	244
	風痺	235
	プール熱	243
	フェーン	172, 194
	伏邪	60
	伏暑	246
	復気	315
	不眠	223
へ	ヘルパンギーナ	246
	変形性関節症	235
ほ	北東気流	192
ま	麻疹	243
よ	腰痛・腰腿痛	229
	陽明燥金	300
	溶連菌感染症	169
ろ	六淫	90
	六歩	302

〈著者紹介〉 橋本 浩一(はしもと こういち)

昭和36年	大阪市城東区生まれ。祖父栗崎正明は福島県で鍼灸を生業とし、母和、父正博も鍼灸家。
昭和54年	兵庫県立鳴尾高校卒業
昭和58年	創価大学経済学部卒業
昭和61年	明治東洋医学院鍼灸科卒業・同年鍼灸師免許取得
平成63年	北辰会入会、以降藤本蓮風先生に師事
平成6年	北辰会講師
平成10年より気象医学関係のプログラム化の為にVisualBasicを学び始める	
平成11年	「内経気象学リアルタイム」発表（PC上での五運六気等表示計算ソフト）
平成15年	「電子版十二経絡図譜」（アルテミシア）制作出版　監修：藤本蓮風
平成15年	北辰会理事講師（IT担当）

発表論文

日本伝統鍼灸学会1997年大会「症例より内経気象学の必要性を考える」
日本伝統鍼灸学会1998年大会「秋に発症した小児の咳嗽の症例　内経気象学試論」
日本伝統鍼灸学会1999年大会「喘息の弁証類型と発症を誘引する気象気候の関係について」
2002年12月「中国伝統医学における藏府図および内景図に関する考察」十二経絡図譜電子版の添付論文
日本伝統鍼灸学会2007年大会「虚風の病因論～九宮八風から運気論への継承と発展」
日本伝統鍼灸学会2008年大会「蔵気法時と脾病・長夏についての考察～中国の長夏と日本の雨季について」
北辰会機関誌「ほくと」に内経気象学関連論文多数掲載

鍼灸治療(しんきゅうちりょう)
内経気象学入門(だいけいきしょうがくにゅうもん)
～現代に甦る黄帝内経による気象医学(げんだいによみがえるこうていだいけいによるきしょういがく)

Midori Shobo Co.,Ltd
Pet Life Sha & Chikusan Publishing

2009年11月10日　第1刷発行

■著　者／橋本浩一(はしもとこういち)
■発行者／森田　猛(もりたたけし)
■発行所／株式会社　緑書房(みどりしょぼう)
　　　　　〒103-0004
　　　　　東京都中央区東日本橋2丁目8番3号
　　　　　TEL03-6833-0560
　　　　　http://www.pet-honpo.com
■カバー・本文デザイン／株式会社メルシング
■印刷・製本／三美印刷株式会社

落丁・乱丁本は、弊社送料負担にてお取り替えいたします。
©Kouichi Hashimoto
ISBN978-4-89531-844-0

本書の複写にかかる複製、上映、譲渡、公衆送信（送信可能化を含む）の各権利は株式会社緑書房が管理の委託を受けています。

JCOPY ＜(社)出版者著作権管理機構 委託出版物＞

本書の無断複写は著作権法上での例外を除き禁じられています。複写される場合は、そのつど事前に、(社)出版者著作権管理機構（電話 03-3513-6969、FAX 03-3513-6979、e-mail：info@jcopy.or.jp）の許諾を得てください。